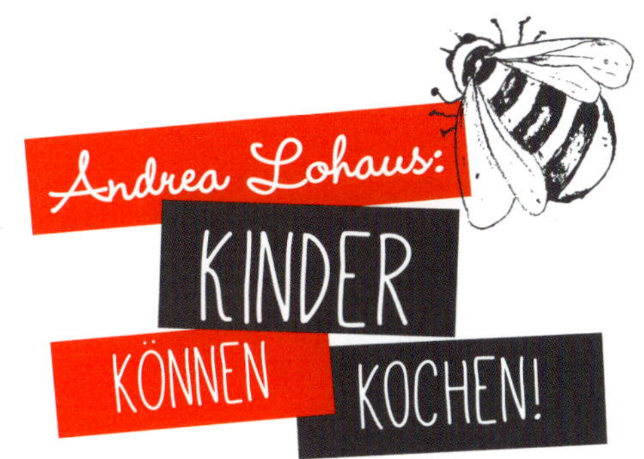
Andrea Lohaus:
KINDER
KÖNNEN
KOCHEN!

AF547412

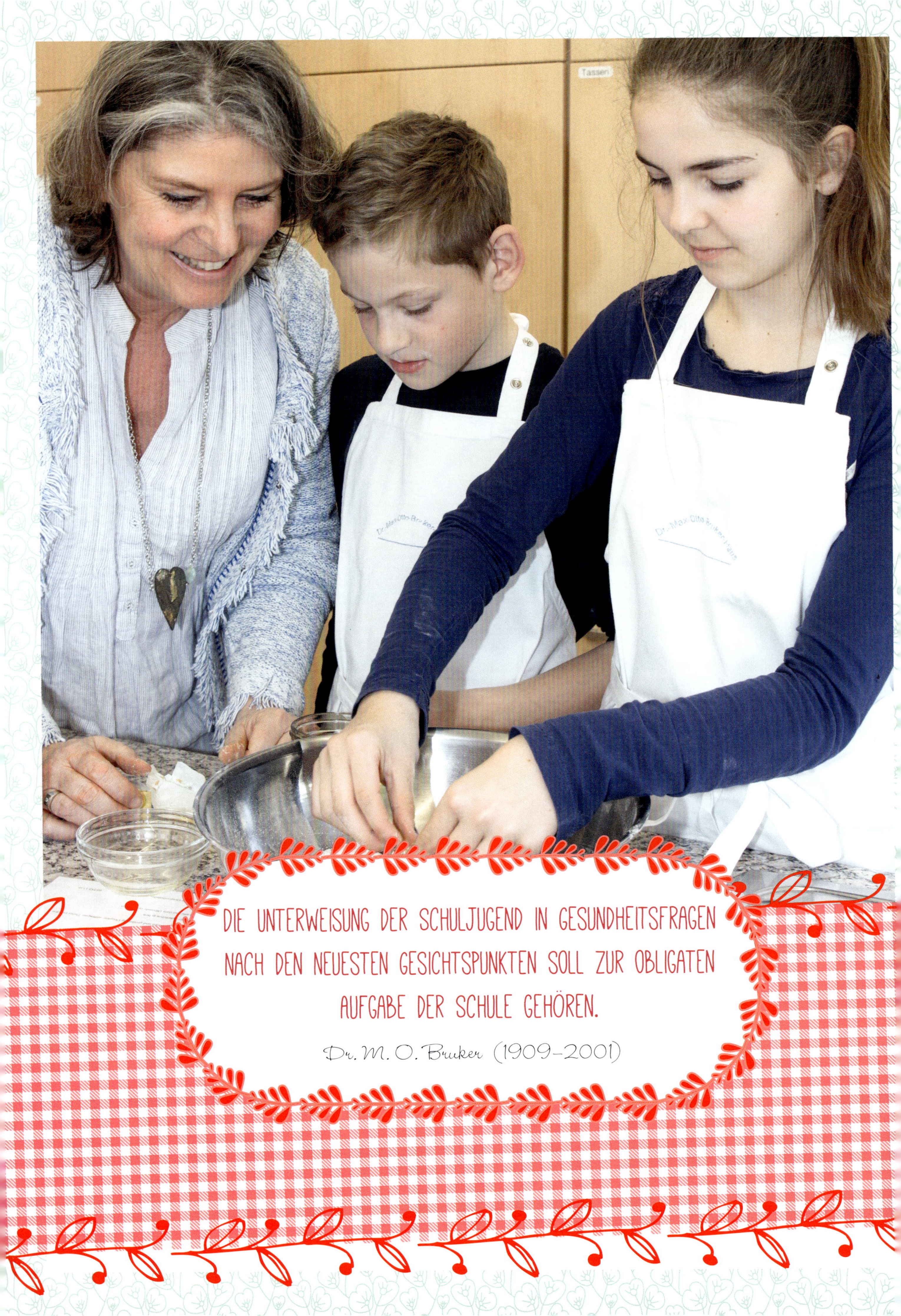
Tassen
DIE UNTERWEISUNG DER SCHULJUGEND IN GESUNDHEITSFRAGEN NACH DEN NEUESTEN GESICHTSPUNKTEN SOLL ZUR OBLIGATEN AUFGABE DER SCHULE GEHÖREN.
Dr. M. O. Bruker (1909–2001)

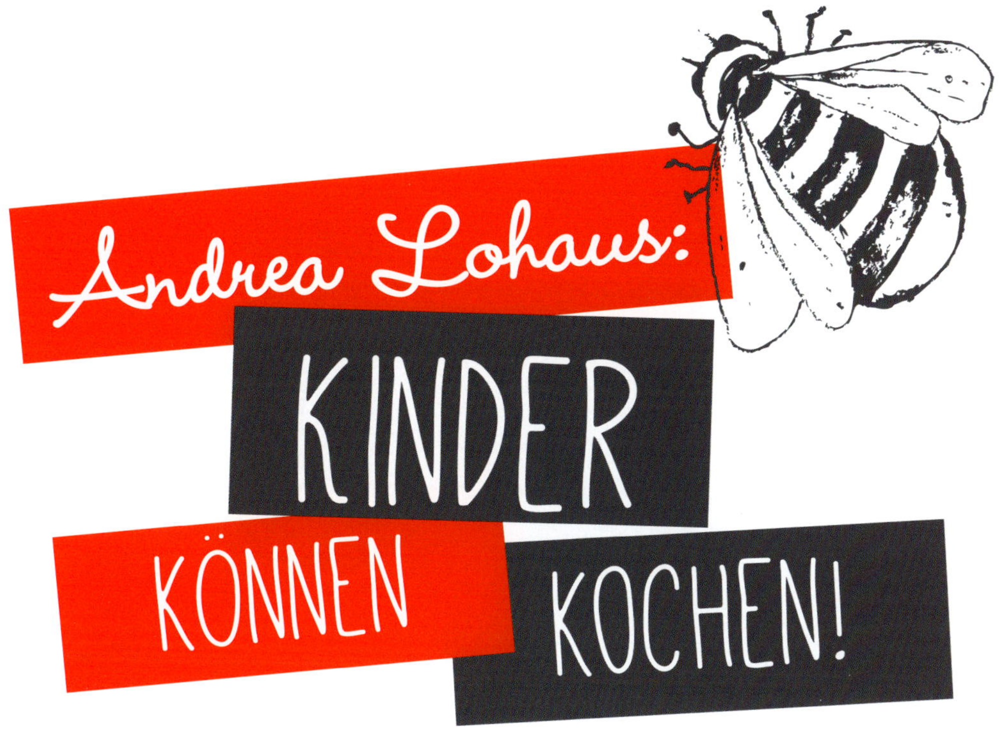
Andrea Lohaus:
KINDER
KÖNNEN
KOCHEN!

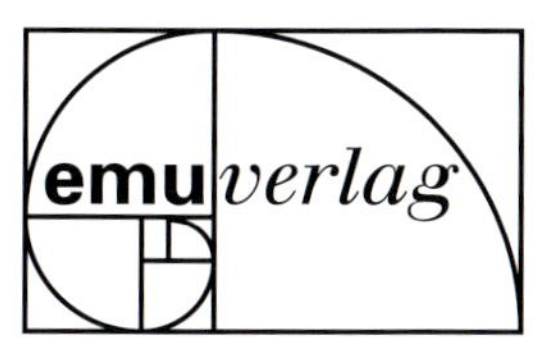
emuverlag

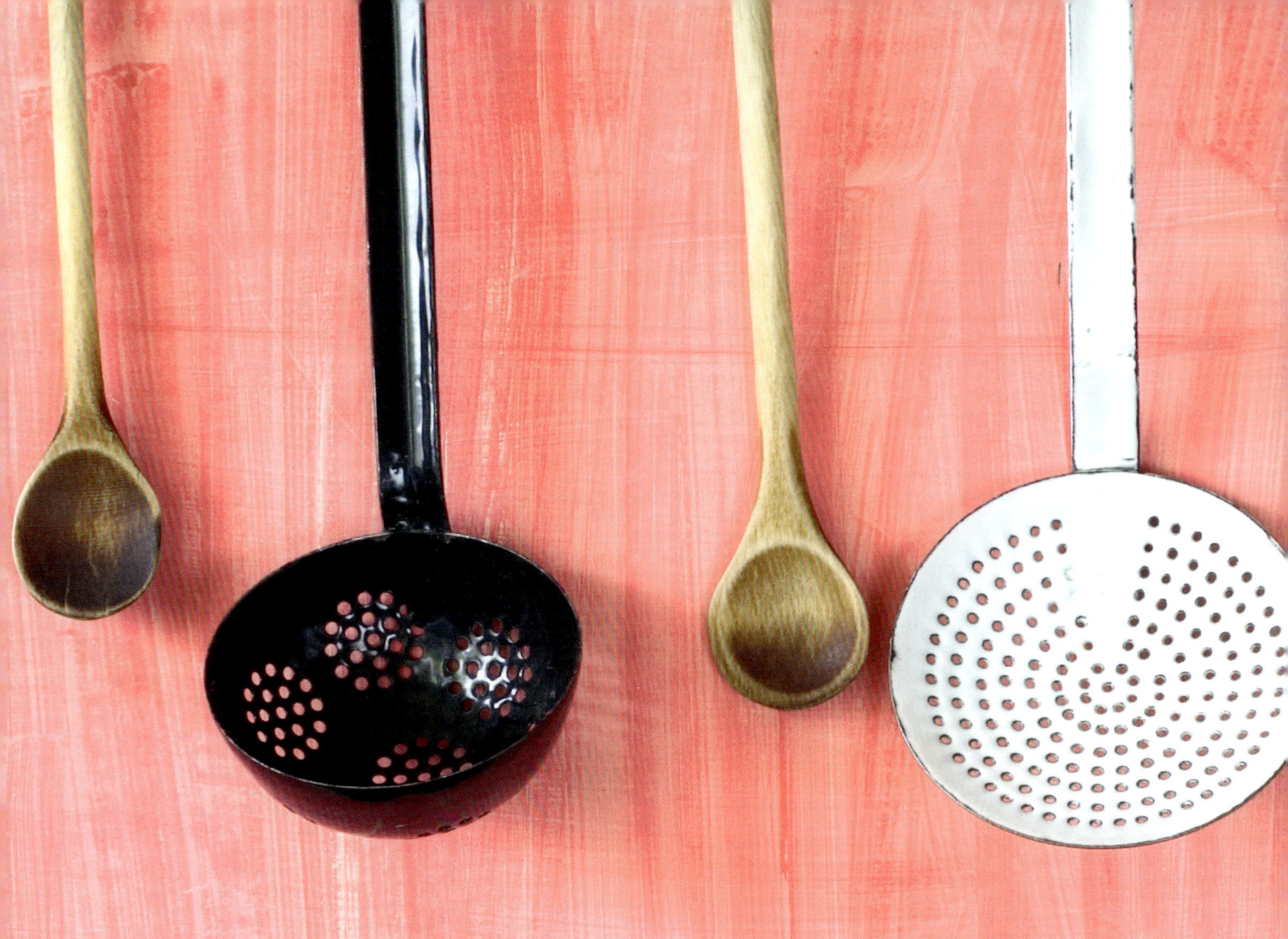

Gedruckt auf umweltfreundlich hergestelltem Papier
(chlor- und säurefrei gebleicht)
ISBN 978-3-89189-219-0
3. Auflage 2019

Fotos: Christine Krieger
Bildnachweis Titelbilder: Christine Krieger,
Thomas Bethge – fotolia.com, kolinko_tanya – fotolia.com
Illustrationen: Andrea Lohaus
Satz & Gestaltung: Simone Kerschbaum, www.creatixmarketing.de
Druck: Kösel, Krugzell

DANK

Unser Dank geht an alle, die unseren „Arbeitskreis Schule" im Dr.-Max-Otto-Bruker-Haus in Lahnstein besuchen und uns an ihren Erfahrungen mit Kindern zu Hause, an Schulen und anderen Einrichtungen teilnehmen lassen.

Besonders danken wir Andrea Lohaus, die den Arbeitskreis leitet, die Teilnehmer fürsorglich betreut und immer wieder motiviert.

Sie ist GGB-Vorstandsmitglied und begleitet alle Ausbildungsseminare im Gesundheitszentrum „Dr.-Max-Otto-Bruker-Haus".

Aus ihrer erfolgreichen Tätigkeit an mehreren Schulen und dem Gedankenaustausch im „Arbeitskreis" entstand nun dieser praktische Leitfaden.

Kinder können kochen, wenn ihnen das nötige Wissen mit Geduld, Freude und guter Laune vermittelt wird.

Ilse Gutjahr
1. Vorsitzende der GGB e.V.

Dr. Mathias Jung
Vorstandsmitglied der GGB e.V.

Leiter des Dr.-Max-Otto-Bruker-Hauses und der Dr.-Max-Otto-Bruker-Stiftung

WER WAR DR. MED. M. O. BRUKER?

Dr. med. M. O. Bruker (1909 – 2001) war der erste Arzt, der in der Bundesrepublik in mehreren von ihm geleiteten Kliniken mit großem Erfolg eine vitalstoffreiche Vollwerternährung als Basistherapie einführte – zuletzt im Krankenhaus Lahnhöhe in Lahnstein.

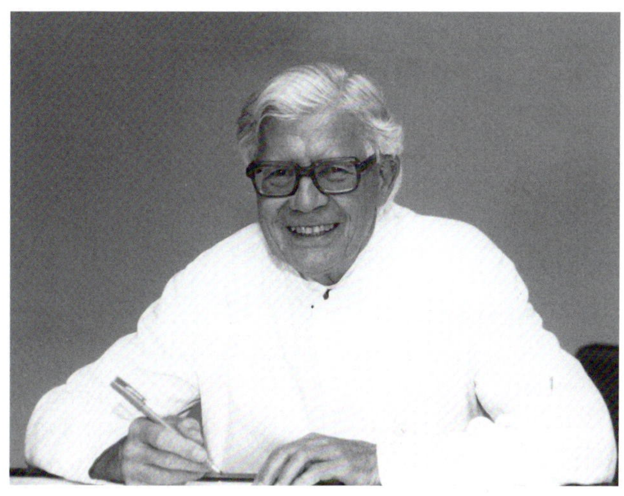

Sein großes medizinisches Wissen, seine exakten Diagnosen und erfolgreichen Therapien verschafften ihm bei zahlreichen Kolleginnen und Kollegen, vor allem aber bei seinen Patienten, großes Ansehen.

Unermüdlich klärte er in Vorträgen, Büchern, Rundfunk- und Fernsehsendungen über Krankheitsursachen auf. Die Zuckerindustrie versuchte erfolglos, ihn durch Prozessandrohungen daran zu hindern. Auch andere Lobbyisten erschwerten ihm seine Aufklärungsarbeit.

Deshalb setzen die von ihm 1978 gegründete gemeinnützige Gesellschaft für Gesundheitsberatung GGB e.V. und die von ihm und Ilse Gutjahr 1989 geschaffene Dr.-Max-Otto-Bruker-Stiftung in Lahnstein bei Koblenz sein Werk fort.

Gesellschaft für Gesundheitsberatung GGB e.V.
Dr.-Max-Otto-Bruker-Straße 3, 56112 Lahnstein
Internet: www.ggb-lahnstein.de
E-Mail: info@ggb-lahnstein.de
Tel. 02621 / 9170-17 / -18
Fax: 02621 / 9170-33

Einleitung

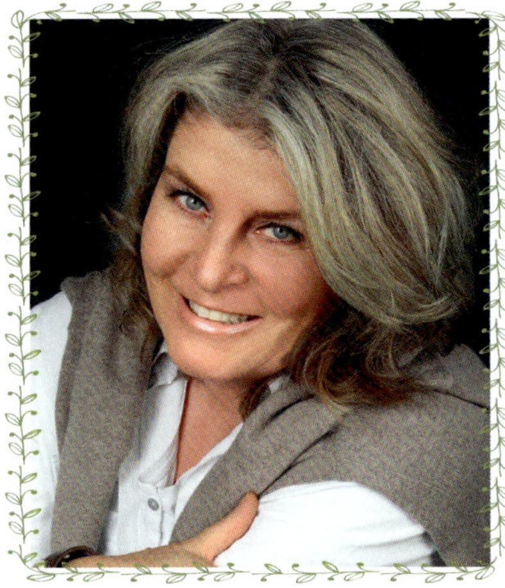

Andrea Lohaus, Gesundheitsberaterin GGB

Im Jahr 2007 erlebte ich im Dr.-Max-Otto-Bruker-Haus in Lahnstein die Lehrerin Eleonore Koschwitz aus Reutlingen. Sie referierte zum Thema „Vollwertkost in der Schule“ so lebendig, so ansteckend, dass ich sofort Feuer und Flamme war. Wieder zu Hause angekommen, begann ich gleich mit einer Koch-AG (Arbeitsgemeinschaft) – und zwar ehrenamtlich, nebenberuflich, ohne Bezahlung! Aus verschiedenen Büchern des emu-Verlages stellte ich mir ein Konzept zusammen.

Aus diesem Einsatz im Ehrenamt ist mittlerweile eine Arbeit auf selbstständiger Basis an einer Realschule, einer Grundschule und wechselnd an verschiedenen Schulen im offenen Ganztag geworden.

Ich leite den GGB-Arbeitskreis Schule in Lahnstein, der zweimal im Jahr im Dr.-Max-Otto-Bruker-Haus stattfindet. Dort treffen sich Gesundheitsberater/innen GGB, Lehrer, an Schulen Tätige und daran Interessierte zum Austausch. Der Arbeitskreis Schule motiviert, gibt Hilfestellung, macht Mut. Ich danke den Teilnehmern für ihre wertvolle Mitarbeit, ihre Anregungen und den Gedankenaustausch.
Ist das nur ein Tropfen auf dem heißen Stein? Nein! Wirft man ein Steinchen ins Wasser, sieht man, dass es große Kreise zieht.

Unsere GGB-Arbeit ist erfolgreich, deshalb richtet sich dieses Handbuch an:

- Gesundheitsberater/innen GGB, die an einer Schule arbeiten (möchten) oder anderweitig Kurse anbieten wollen (z. B. Kindergärten, VHS, Firmen, Vereine usw.)
- Lehrer/Pädagogen, die das Thema vitalstoffreiche Vollwertkost als Unterrichtsfach planen
- Eltern, die sich zum Thema Ernährung an der Schule engagieren wollen
- Menschen, die mit Kindern kochen möchten
- andere Interessierte

In Schulen wurde in den letzten Jahren zum Thema Gesundheit viel unternommen und ausprobiert, hauptsächlich im Bereich „Sport und Bewegung“. Die Ernährung spielt auch eine Rolle, doch leider tummeln sich dort auf den ersten Plätzen die Giganten der Nahrungsmittelindustrie.

Die Schulen in unserem Land haben sich seit März 2013 durch eine Gesetzesänderung unter der damaligen Gesundheitsministerin Ilse Aigner (CSU) für die Industrie und deren Werbung (Sponsoring) geöffnet.
Das ist katastrophal, denn Schülern ist nicht klar, dass sie auf diese Art zu Kunden/Käufern bestimmter Produkte erzogen werden.

Die Informationen für Lehrkräfte zum Thema „Gesunde Ernährung“ stammen von der Industrie. Aufwendig hergestellte Schulprojekte werden von Funny Frisch, Capri-Sonne, Kellog’s, Dr. Oetker, Kerry-Gold-Butter, McDonald’s und anderen kostenlos angeboten.

McDonald’s unterstützt zum Beispiel den Fußballsport an Schulen in Zusammenarbeit mit dem Deutschen Sportbund. Dr. Oetker bietet Schulmaterial an mit Abbildungen eigener Produkte. Beraten werden die großen Konzerne von Internetfirmen und Rechtsanwälten, damit dieses Schul-Sponsoring nicht angreifbar ist. Selbstverständlich enthalten diese Aktionen immer Hinweise darauf, wie gesundheitsbewusst die jeweiligen Firmen arbeiten.

Fazit:

- Wir klären Sie über eine natürliche, vollwertige Ernährung auf.
- Wir motivieren Schüler zu einer kritischen Reflexion ihres Essverhaltens.
- Wir sprechen in einer Koch-AG (Arbeitsgemeinschaft) alle Sinne an: Fühlen, Riechen, Sehen, Hören und Schmecken.
- Wir erleben und entdecken das gemeinsame Essen.
- Letztendlich soll Essen gesund erhalten, gut schmecken, aber auch Spaß machen.

Gehen Sie an Schulen und andere Einrichtungen. Klären Sie dort auf!

Mit diesen Unterlagen halten Sie ein Werk in der Hand, das garantiert ohne Einflussnahme wirtschaftlicher Interessengruppen informiert.

Das Arbeiten mit jungen Menschen (natürlich auch Erwachsenen) ist sinnvoll, macht Spaß und ist ein kostbares Geschenk. Dadurch wird unser Leben bunter und vielseitiger.

Ihre

Andrea Lohaus

Andrea Lohaus
Ärztlich geprüfte Gesundheitsberaterin GGB

WICHTIGE INFORMATIONEN VOR DEM START

1. Wie bewerbe ich mich an einer Schule oder anderen Einrichtungen?

Informieren Sie sich zunächst über die Schulen vor Ort. An welcher möchten Sie am liebsten arbeiten? Der Internetauftritt der Schule ist dabei sehr aufschlussreich. Welches Motto hat die Schule? Welche Schwerpunkte setzen Sie?

Machen Sie ein Brainstorming: Sammeln Sie Ihre Ideen. Was könnte für die Schule interessant an Ihrem Angebot sein?

Beispiele:

- Gesundheits-Management wird an der Schule berücksichtigt.
- Die Kinder sind für 2 – 4 Unterrichtsstunden sinnvoll beschäftigt.
- Die Mitarbeit in der Koch-AG fördert Toleranz und soziales Verhalten der Schüler.
- Die Schule wird positiv in der Öffentlichkeit wahrgenommen („Die unternehmen etwas!“).
- Die Schule kann mit Ihrer Tätigkeit für sich werben.

Erstellen Sie eine Bewerbungsmappe.
Darin sollten folgende Unterlagen enthalten sein:

- Ausbildungs-Urkunden
- Ausbildungszeit-Nachweis
- Infomaterialien der Gesellschaft für Gesundheitsberatung GGB e.V.
- Hygiene-Nachweis (Bescheinigung nach § 43, Abs. 1, Infektionsschutzgesetz, erhältlich im Gesundheitsamt Ihres Kreises)
- Beruflicher Werdegang
- Rezeptbeispiele
- Unterrichtsbeispiele
- Artikel aus der unabhängigen Zeitschrift „Der Gesundheitsberater“ zum Thema Kinder, Schule, Fastfood usw.
- Eigener Flyer
- Ihre Kontaktdaten

Schreiben Sie vor dem Bewerbungsgespräch an der Schule Ihre Vorstellungen nach gesammelten Stichworten auf und üben Sie diese im Vorfeld, idealerweise mit Personen Ihres Vertrauens.
Anschließend machen Sie einen Termin mit dem Schulleiter. Ansprechpartner ist immer das Sekretariat.

In dem Gespräch nutzen Sie aktiv und positiv besetzte Aussagen. Also nicht: „Ich bin nicht staatlich anerkannt“, „Ich komme mit der Zeit nie zurecht“, „Ich kann kein Fleisch zubereiten …“, sondern: „Ich arbeite selbstständig“ … „Ich bin zeitlich flexibel“… „Ich habe viele vollwertige Alternativen zu Fleischgerichten“. Eine positive Stimmung und Offenheit sind beste Voraussetzungen für ein gutes Vorstellungsgespräch.

Wenn Sie dem Schulleiter, den Lehrern oder den Eltern mitteilen, dass Sie ohne Auszugsmehl und Fabrikzucker kochen und backen, sind diese immer ganz begeistert. Wenn Sie aber nur sagen, Sie kochen und backen vitalstoffreich vollwertig „nach Dr. Max Otto Bruker“, werden Sie verständnislose Blicke ernten, denn die meisten wissen darüber nichts.

Zunächst schildern Sie also positiv Ihre praktische Umsetzung, anschließend erwähnen Sie, dass Sie ärztlich geprüfte/geprüfter Gesundheitsberater/in GGB sind und nach neuesten wissenschaftlichen Erkenntnissen arbeiten. Sie basieren auf den Forschungsergebnissen der Ärzte und Ernährungsforscher Bircher-Benner, Kollath, Bruker. Sie sind die Pioniere der modernen Ernährungslehre.

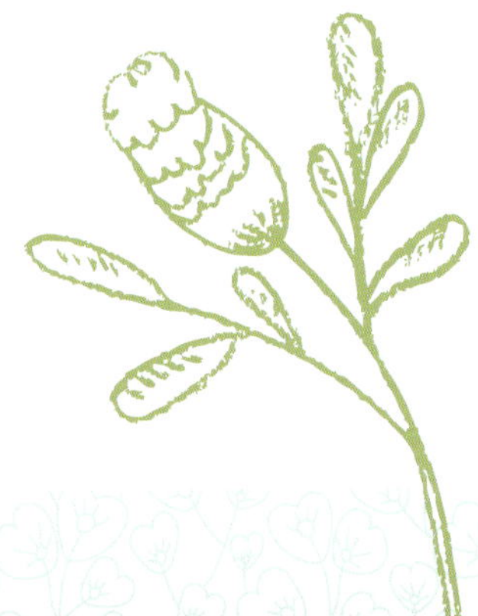

2. Welche Vorteile bietet eine Koch-AG Schülern?

- Aufeinander Rücksicht nehmen
- Gemeinsam kochen
- Gemeinsam fühlen, schmecken, riechen
- Erfahrungen sammeln
- Küchengeräte kennenlernen
- Miteinander ein Menü herstellen
- Die AG fördert das „WIR-Gefühl"
- Sie stärkt die Klassengemeinschaften
- Motorik und Geschicklichkeit werden gefördert
- Die AG stärkt die Verantwortlichkeit und das Selbstbewusstsein
- Schüler und Lehrer lernen sich auf einer anderen Ebene kennen
- Speisen und Tische schön herzurichten, schafft eine gute Atmosphäre
- Tischgespräche während der Mahlzeiten fördern sinnvolle Kommunikation.

3. Wie sieht die Unterstützung von Seiten der Schule aus?

Werben Sie um die Schule, also Schulleiter, Lehrer, Eltern, denn in den seltensten Fällen sind die Schulen „vollwertig infiziert"!

Hier ein Beispiel aus meiner Praxis: Unser Schulleiter ist sehr offen und sympathisch (kein Vollwertköstler). Während des ersten Vorgesprächs zur Koch-AG sagte er zu mir: „Frau Lohaus, es ist mir egal, was und wie Sie kochen. Sie machen das bestimmt gut und gewissenhaft. Von vitalstoffreicher Vollwertkost habe ich keine Ahnung, da sind Sie Expertin!"

Ich antwortete: „Wir werden in der Koch-AG ohne Auszugsmehl und Fabrikzucker arbeiten. Wir stellen alles so natürlich wie möglich her". Er war begeistert und gab es auch allen Lehrern und Eltern so weiter. Seitdem sprechen mich Lehrer oft an und bitten um Unterstützung bei verschiedenen Schulprojekten. Die Arbeit an der Schule macht mir Spaß. Störfaktoren sind immer wieder Schulmilch, Schulkiosk, Getränke- und Süßwaren-Automaten und vieles mehr.

Wie geht man mit diesen Problemen um?

Beispiel: Ursprünglich wollte ich an einer Gesamtschule tätig werden und stellte mich bei dem Schulleiter vor. Im Gespräch über gesunde Ernährung erwähnte ich den Süßigkeiten-Automaten und den Cola-Getränke-Automaten. Das brachte ihn sichtlich in Verlegenheit, denn es ist ein heißes Thema. Damals wusste ich noch nicht, dass die Schule oder/und die Hausmeister am Umsatz dieser Nahrungsmittel beteiligt sind. Wenn daran etwas geändert werden soll (es wäre wünschenswert), muss dieser Wunsch von den Schülern, der Schulleitung, den Lehrern und Eltern ausgehen.

Versuchen Sie, Eltern, Lehrer und Schüler dabei zu unterstützen. Vermitteln Sie genügend Wissen über die Lebensmittel, mit denen Sie arbeiten. Warten Sie den richtigen Zeitpunkt für ein Gespräch ab. Dies gelingt am besten, wenn Sie sich auf die AG-Arbeit konzentrieren und Schülern immer wieder Denkanstöße geben.

Fazit: Jeder, der in einer Schule in diesem Sinne tätig werden will, muss einen langen Atem haben und Geduld sowie Toleranz mitbringen, manchmal auch Kompromisse machen. Die Erfolgserlebnisse stellen sich dann mit Sicherheit ein.

4. Wie machen Sie in der Schule auf sich aufmerksam?

Hierzu ein Beispiel aus meiner Praxis:

Der Schuldirektor fragte mich eines Tages, ob ich kurzfristig in die 6. und 7. Klasse gehen könne, um die Kinder zu motivieren, bei meiner Koch-AG mitzumachen. Gesagt getan! Während der 3. Unterrichtsstunde nahm ich die Gelegenheit wahr.

Alle Lehrer waren vorab vom Schulleiter informiert worden. Ich klärte also die Klassen 6a, 6b, 6c und 7a, 7b, 7c, 7d über meine geplante Koch-AG auf. Dabei vermied ich den Ausdruck „gesund" (das kommt bei den Schülern eher negativ an).

Wenn ich den Jungen sage: „Vollwertkost gibt Kraft und Stärke, ihr könnt dann schneller laufen!", sind sie begeistert. Bei Mädchen fruchtet „Vollwertkost macht schön, verhindert Pickel, lässt die Haare und Nägel wachsen".

Ich erklärte, dass wir ohne Fabrikzucker und Auszugsmehl kochen und backen, dafür das Mehl für unsere Brote und Brötchen selber mahlen. Ich zählte einige Speisen auf, die die Kinder gerne mögen und die wir auch zubereiten würden, zum Beispiel Pommes, Ketchup, Nudeln, Eis etc. Dann verabredeten wir einen Termin, um Einzelheiten zu besprechen. Diese Info-Besuche in den Klassen waren kurz, da nur wenig Zeit zur Verfügung stand. In einer Unterrichtsstunde (45 Minuten) musste ich 7 Klassen informieren. Ich erhielt nach meiner Werbung 67 unverbindliche Anmeldungen.

Danach lud ich die Schüler zum Kennenlernen ein. Meine schriftliche Einladung wurde nach meinem Besuch in jedem Klassenzimmer am „schwarzen Brett" ausgehängt.

Zwei Wochen später kamen zum angekündigten „Probekochen" 48 Schüler. Mit ihnen bereitete ich etwas Einfaches zu: Obstsalat mit Haferflocken. Zwanzig Schüler aus dieser Gruppe nahmen dann am 1. verbindlichen Termin der Koch-AG teil. Der „Rest" hatte andere feste Termine wie Sport, Reiten, Musik-Unterricht oder Ähnliches.

Inzwischen ist es so, dass das „Probekochen" entfällt, weil die Lehrer an „meiner" Schule die Schüler direkt für die Koch-AG einteilen. Das ist für mich eine große Erleichterung, denn die Koch-AG ist sehr gefragt. Die Teilnehmer/innen wechseln immer wieder. Aber das ist normal, denn in dem Alter sind alle möglichen anderen Hobbys beliebt.

Nachfolgend finden Sie Mustertexte und Musterbriefe, wie Sie die Koch-AG ankündigen können, zum Beispiel am „schwarzen Brett" aushängen oder/ und über die Lehrer der entsprechenden Klassen verteilen lassen.

Vegetarisch kochen

Was haben Albert Einstein, Wilhelm Busch,
Paul McCartney, Whitney Houston,
Jean Claude van Damme und Lisa Simpson
gemeinsam? Sie sind (waren) Vegetarier!

Ob aus ideologischen, ethischen oder gesundheitlichen Gründen, hier könnt ihr gemeinsam den Kochlöffel schwingen und Gerichte zaubern. Die moderne vegetarische Küche ist frisch, jung, raffiniert und immer ein Genuss. Immer mehr Gourmets kommen auf den Geschmack. Lasst euch überraschen.
Wir kochen ohne Fabrikzucker und Auszugsmehl.

Ihr geht mit einem prall gefüllten Rezeptordner am Ende der Koch-AG nach Hause.

Bitte mitbringen:
Haargummis bei langem Haar
Vorratsbehälter
wenn vorhanden, eine Schürze

Koch-AG
Vegetarisch kochen

Vegetarisch kochen

Wir kochen gemeinsam verschiedene vegetarische Gerichte und dekorieren den Tisch auf einfache, unterschiedliche Weise, so dass wir anschließend gemeinsam gemütlich essen können.

Euer Vorteil:
Kochen macht Spaß!
Ihr erfahrt viel Wissenswertes über Lebensmittel.
Ihr lernt, selbstständig in der Küche zu arbeiten und erhaltet einen Eintrag in euer Zeugnis.

Wir treffen uns am .... um ...... Uhr

im Klassenraum Nr. ....

Dort besprechen wir alles Weitere!
Bitte Block und Stift mitbringen.

DIE MUSTERTEXTE FINDEN SIE ALS
PRAKTISCHE KOPIERVORLAGEN
AUF SEITE 125/126

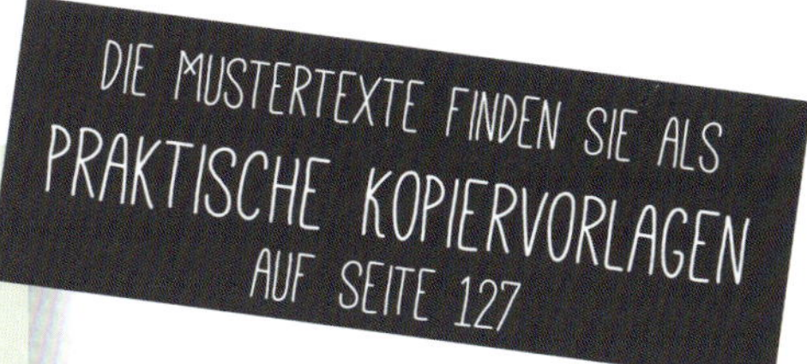

Termine Koch-AG:

Wir kochen immer von 13.20 Uhr – 15.45 Uhr in der Schulküche.

Am:
25.02.
12.03.
19.03.
26.03.
09.04.
30.04.
07.05.
21.05.
04.06.
18.06.

Vorherige Anmeldung im Sekretariat ist erforderlich!

Klassenliste

Diese Liste führen Sie, um den Überblick zu behalten. Wenn ein Eintrag in das Zeugnis erfolgen soll, muss dafür diese Liste vorgelegt werden. Noten können hier nicht vergeben werden.

Als Eintrag erfolgt:

teilgenommen
mit Erfolg teilgenommen
mit besonderem Erfolg teilgenommen
√ = anwesend
k = krank
f = fehlt

Name	Klasse	Datum	teil-genommen	mit Erfolg teilgenommen	mit besonderem Erfolg teilgenommen	anwesend	k	f

DIE KLASSENLISTE FINDEN SIE ALS PRAKTISCHE KOPIERVORLAGE AUF SEITE 129

5. Wie viel Geld steht zur Verfügung?

In der Koch-AG hatte ich schon die Variante, dass Schüler die Lebensmittel selber bezahlen mussten. So habe ich zu jedem Termin 2,00 € bis 2,50 € eingesammelt.

Der Nachteil: Viele Schüler vergessen das Geld. Manchen Schülern ist es nicht möglich, diesen Betrag zu zahlen. Hier springt dann der Förderverein der Schule ein und übernimmt die Kosten. Bei 12 Schülern stehen dann 24 € oder 30 € zur Verfügung. Dafür kaufe ich ein und plane.

Der Nachteil: Wenn 2 – 4 Schüler fehlen und sich nicht rechtzeitig abgemeldet haben (was trotz eingehender Information oft vergessen wird), bleibe ich auf den Kosten sitzen.

In meiner derzeitigen Schul-AG trägt die Schule die Lebensmittelkosten. Mir stehen pro AG 15 – 25 € zur Verfügung. Die Schule bezahlt mich auch über einen Träger für meine Arbeit. Das macht es für mich natürlich wesentlich angenehmer. Ich habe kein Risiko.

Klären Sie diese Punkte vorher unbedingt mit der Schulleitung ab.

Mustertext Brief an die Eltern

DIE MUSTERTEXTE FINDEN SIE ALS PRAKTISCHE KOPIERVORLAGEN AUF SEITE 128

Liebe Eltern der Koch-AG-Kinder!

die Koch-AG findet jeden .... von .... bis .... Uhr statt.

An manchen Tagen kochen wir etwas aufwendigere Gerichte, die mehr Zeit in Anspruch nehmen. Da wir immer gemeinsam und in Ruhe essen, wäre ich dankbar, wenn einige Kinder dann etwas länger bleiben dürften, um noch beim Spülen und Abtrocknen zu helfen.

Wir kochen und backen mit Bio-Lebensmitteln, ohne Fabrikzucker und ohne Auszugsmehl. Ich möchte erreichen, dass Ihr Kind Spaß und Freude am Zubereiten von Speisen gewinnt, mindestens ein Mal in der Stunde lacht und mindestens ein Mal etwas Neues probiert. Sie können Ihr Kind unterstützen, indem Sie es ermutigen, die gelernten Gerichte zu Hause auszuprobieren.

Lassen Sie sich doch am Wochenende einmal eine Mahlzeit servieren.
Sparen Sie nicht mit Lob für die Köchin, den Koch!
Jedes Kind sammelt die Rezepte in einem Schnellhefter.

Bitte geben Sie Ihrem Kind zu jedem Kochen .... € für Lebensmittel mit.

Die Termine für die Koch-AG:

- ....
- ....
- ....
- ....
- ....

Ich freue mich auf eine schöne Koch-AG-Zeit.

Liebe Grüße

....

6. Wie viele Schüler/Kinder trauen Sie sich zu?

Es ist äußerst wichtig, sich hierbei nicht zu überfordern. Arbeit in der Schulküche ist immer laut und unruhig. Die Kinder sitzen in der Küche nicht an Stühlen und Tischen. Das verleitet sie, Fangen oder Verstecken zu spielen. Man beachte auch die Tageszeit! Sechs Stunden anstrengender Schulunterricht liegen hinter ihnen. Um 13.20 Uhr startet die Koch-AG.

Wie viele Schüler „vertragen" Sie persönlich, um immer noch ruhig, tolerant, gut gelaunt und jederzeit ansprechbar zu sein?

Wenn ich eine Koch-AG einmal wöchentlich mit 3 – 4 Unterrichtsstunden leite, bin ich glücklich, wenn nur 16 Schüler teilnehmen. Das ist die Gruppengröße, die gut überschaubar ist, so dass der Einzelne nicht zu kurz kommt. Für Festanmeldungen rate ich, zunächst 20 – 25 Schüler anzunehmen, da erfahrungsgemäß meistens nicht alle teilnehmen werden (Krankheit, Klassenausflüge, Praktika usw.).

Hygiene:

- Am Kurs sollten nur gesunde Schüler teilnehmen. Bei Husten, Niesen oder Naseputzen von der Arbeitsfläche abwenden und im Anschluss die Hände waschen, bevor es wieder an die Arbeit geht.
- Bei kleinen Verletzungen an den Händen ein wasserdichtes Pflaster anlegen.
- Händewaschen: Vor dem Arbeiten wäscht jeder seine Hände gründlich mit Wasser und Seife und trocknet sie anschließend ab.

TIPP:

Wenn jemand zur Toilette möchte, dürfen nur maximal 2 Kinder die Räumlichkeiten verlassen, weil sie sonst Möglichkeiten nutzen, sich auf dem Schulhof die Zeit zu vertreiben (z. B. Fußball oder Fangen spielen).

- Haare: Lange Haare müssen zusammengebunden werden, damit sie nicht in das Essen fallen oder an eine heiße Herdplatte geraten und auch nicht in die Küchengeräte gelangen.
- Erklären Sie, warum und wie der Müll getrennt und entsorgt wird.

Aus meinen Koch-AGs kann ich berichten, dass mir heute noch Punkte auffallen, über die ich nie dachte, sie erklären zu müssen. Dazu gehört zum Beispiel, nicht mit Lebensmitteln zu spielen oder zu werfen! Nicht in der Küche Fangen oder Verstecken zu spielen, nicht mit Geschirrhandtüchern zu schlagen und mit Wasser zu spritzen!

Wie gehen Sie mit der Aufteilung der Zutaten um?

Wenn Sie die Lebensmittel an einem Platz deponieren, so dass die Schüler die Zutaten selber nehmen und abwiegen, bedeutet es ca. 10 Minuten Arbeit für Sie.

Nachteil: Die Schüler wiegen eventuell nicht exakt ab, und am Ende reichen die Zutaten nicht für einige Rezepte, weil die Selbstbedienung zu großzügig ausfiel.

Wenn Sie die Zutaten für die jeweilige Kochkoje aufteilen und abwiegen, ist das – je nach Rezept – für Sie eine Mehrarbeit von ca. 30 – 40 Minuten, jedoch eine Zeitersparnis für die Gruppe.

Wer kann Ihnen helfen?
Arbeiten Sie alleine oder steht Ihnen eine Lehrerin/Lehrer oder eine andere Hilfsperson zur Verfügung? Wenn ja, ist es gut möglich, mit Hilfe einer Klassenlehrerin bis zu 30 Schüler zu unterrichten. In mehreren Projekten habe ich das umgesetzt und immer sehr gute Erfahrungen damit gemacht. Die Pädagogen kennen ihre Schüler und wissen, wie sie bei ihnen das Interesse für den Lehrstoff wecken können. Manchmal helfen auch Eltern mit.

Ämterplan

In der AG mit jüngeren Kindern, Klassen 3 – 8, hat es sich bewährt, mit einem Ämterplan zu arbeiten, er erleichtert mir die Arbeit ungemein.

1. Schritt: Tragen Sie die Schüler in den Ämterplan während des 1. Kochtermins ein.

2. Schritt: Erklären Sie die Ämter.
   Spülamt bedeutet, das Geschirr richtig zu spülen. Vorab geben Sie eine Einweisung, zum Beispiel erklären Sie, wie viel Spülmittel verwendet werden sollte, in welchem Becken gespült wird, wo das saubere, aber noch nasse Geschirr hingestellt wird usw.
   Trockenamt bedeutet, dass der Schüler das nasse Geschirr abtrocknet.
   Herdamt bedeutet, dass der Schüler den Herd und die Kochplatten bedient und die Verantwortung dafür übernimmt. Sie erklären den Herd und seine Funktionen.
   Geschirramt bedeutet, dass der Schüler das trockene Geschirr in die Schränke zurückräumt.

3. Schritt: Machen Sie den Schülern die Verantwortung bewusst, die sie mit ihrem Amt übernehmen.

4. Schritt: Bei Bedarf wiederhole ich noch einmal wichtige Dinge. Nun rutschen die Namen der Schüler in den jeweiligen Gruppen um eine Stelle nach unten. Das heißt: Hatte Mara z. B. am ersten Kochtermin das Spülamt, hat sie beim zweiten Termin das Trockenamt, beim dritten Termin das Herdamt usw.

Vorteil: Ich weiß immer, wer welchen Dienst hat und wofür sie/er verantwortlich ist. Kein Schüler kann sagen: „Das war nicht meine Aufgabe“. Die Kinder übernehmen ihren Aufgabenbereich meistens sehr gerne und gewissenhaft.

Tipp:
Ein Ämterplan hilft bei der Organisation!

DIE MUSTERTEXTE FINDEN SIE ALS PRAKTISCHE KOPIERVORLAGEN AUF SEITE 130

	Gruppe 1	Gruppe 2	Gruppe 3
Spülamt			
Trockenamt			
Herdamt			
Geschirramt			
	Gruppe 1	Gruppe 2	Gruppe 3
Spülamt			
Trockenamt			
Herdamt			
Geschirramt			
	Gruppe 1	Gruppe 2	Gruppe 3
Spülamt			
Trockenamt			
Herdamt			
Geschirramt			

7. Wie viele Kochkojen stehen zur Verfügung?

Anhand der Küchensituation können Sie die Rezepte und Menüs auswählen. Wenn 4 Kochkojen in einer Schulküche zur Verfügung stehen, ist es ideal.

Bei 16 Schülern teile ich 4 Personen pro Kochkoje ein. Hier können Sie ausprobieren, wie es am besten läuft. Zuerst lassen Sie die Kinder die Einteilung selber vornehmen. Meistens klappt das sehr gut. Freunde und Freundinnen finden immer schnell zusammen. Bei „Übrigbleibern" vermitteln Sie.

Nach der ersten Unterrichtseinheit merken Sie, ob die Zusammenstellung günstig ist. Falls nicht, nehmen Sie bei dem nächsten Kochtermin die Einteilung vor. Das ist dann leicht, denn Sie haben die Kinder schon kennengelernt.

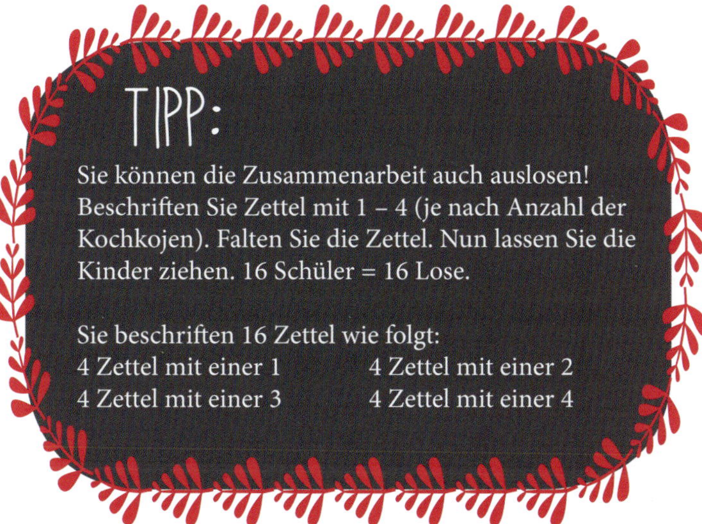

8. Koch-AG ohne Schulküche. Wie geht das?

Die Rezepte richten sich nach dem Alter der Schüler. Ohne Schulküche wählen Sie Rezepte aus, die ohne Herd und Ofen hergestellt werden. Zum Beispiel Frischkorngericht, Obst mit frisch gequetschten Haferflocken, Nudelsalat, Kartoffelsalat, Aufstriche mit Vollkornbrot, Nachspeisen, Brötchen mit Schokoaufstrich, Frischkost, Stippgemüse mit Dip, Schokocreme mit Bananen und andere Speisen. Stellen Sie die Schreibtische der Schüler für 3 – 4 Gruppen zusammen. So können sie als Arbeitsflächen dienen.
Einige fertige Zutaten müssen Sie dann mitbringen, zum Beispiel die gekochten Vollkornnudeln für den Nudelsalat (ebenso gekochte Kartoffeln oder Vollkornbrötchen usw.). Der Rest wird dann von den Schülern zubereitet und abgeschmeckt.
Wenn kein Geschirr in der Schule vorhanden ist, lassen Sie die Kinder ihr eigenes Geschirr mitbringen. Am Ende einer jeden Unterrichtseinheit nimmt jeder sein schmutziges Geschirr wieder mit nach Hause und reinigt es dort selber. In jeder Klasse befindet sich zwar ein kleines Waschbecken, leider oft nur mit einem Kaltwasseranschluss.
Die Arbeit ohne Schulküche erfordert mehr Vorplanung und Zeit, ist aber gut möglich.

9. Wie viel Zeit steht Ihnen zur Verfügung?

Für alle „Nicht-Lehrer":
Eine Unterrichtsstunde ist immer 45 Minuten lang. Bei zwei Unterrichtsstunden haben Sie nicht viel Zeit, umfassend Theorie zu vermitteln. Das müssen Sie dann während des Kochens so „nebenbei" erledigen. Wenn Sie mehr Zeit haben, läuft alles viel entspannter ab.

Beispiel: Habe ich 4 – 5 Unterrichtsstunden, setzen wir uns für den theoretischen Teil immer an den Tisch, und ich bespreche/diskutiere mit den Schülern ein bestimmtes Thema, welches ich zu Hause vorbereitet habe.

Kochbesprechung heißt, dass jedes Rezept detailliert besprochen wird. Meistens lesen die Schüler vor, und ich erkläre Besonderheiten, beantworte Fragen. Sind die Schüler eingearbeitet, kennen sie die Küche und die Küchenabläufe genau. Dann können diese Rezeptbesprechungen auch kürzer ausfallen. Am Ende des Halbjahres laufen die Koch-Arbeitsgemeinschaften erfahrungsgemäß sehr gut.
Bleiben Sie am Ball, lassen Sie sich durch kleine Probleme nicht entmutigen!

Übung macht den Meister – oder:
Mit der Zeit kommt der Erfolg! Garantiert!

10. Wie treffen Sie die Rezeptauswahl?

Suchen Sie die Rezepte nach dem Zeitaufwand aus. Kochen Sie vorab „Probe“ und rechnen Sie noch Zeit dazu, ca. 15 Minuten, da Kinder immer etwas länger brauchen. Ich habe bewusst keine Kochzeiten angegeben, da der Zeitaufwand individuell ist und von den Köchinnen und Köchen abhängt.

In der Koch-AG hören/lernen die Schüler (meistens) das erste Mal etwas über eine vollwertige Ernährung. Sie kennen die üblichen Produkte mit Geschmacksverstärkern, Zusatzstoffen, künstlichen Farben, Fabrikzuckerarten, Auszugsmehlen und minderwertigen Fabrikfetten.

Es ist eine große Umstellung für sie, wenn es diese „Stoffe“ in der AG nicht gibt. Daher verwende ich in manchen Rezepten noch Käse und Eier. Wenn ich Tiereiweiß im vollen Umfang vom Speiseplan verschwinden ließe, wäre es schwierig, ihre „Geschmacksknospen“ zu begeistern. Sie sind von der üblichen Zivilisationskost oft allzu stark geprägt.
Alle Rezepte sind vegetarisch vollwertig. Fleisch, Wurst, Fisch, Quark vermeide ich gänzlich. Wenn ich Eier verwende, dann nicht im Übermaß. Ich kaufe Bio-Eier vom Bauernhof. Honig kaufe ich direkt vom Imker. Wenn Milch im Rezept angegeben ist, verwende ich Rohmilch oder eine Mischung aus Wasser/Sahne, halb und halb. Käse nehme ich nur in Rohmilch-Qualität.

Ich gehe davon aus, dass Sie mit gesunden Kindern kochen. Bei so genannten „Allergie-Kindern“ nehme ich, wenn möglich, Rücksicht und wähle Rezepte ohne Tiereiweiß. Erfahrungsgemäß sind diese Schüler schon sehr sensibilisiert und gehen mit dem Allergieproblem eigenverantwortlich um. Zu Beginn einer AG kläre ich dieses Thema ab. Das ist wichtig, denn manchmal passiert es, dass Kinder behaupten, sie hätten eine Allergie, aber in Wirklichkeit mögen sie bestimmte Speisen nicht. Wenn man diesen Punkt vor Beginn einer AG klärt, hat man diese Situation später wahrscheinlich nicht mehr.

Ich hatte ein Mädchen in meiner Gruppe, die keine Walnüsse vertrug. Also ersetzte ich diese in den Rezepten durch andere Nusssorten. Je nach Alter deute ich dann vorsichtig an, dass bei einer richtig zusammengesetzten vitalstoffreichen Vollwertkost (ohne Tiereiweiß) Walnüsse nach kurzer Zeit vertragen werden.

TIPP:

Probieren Sie unbedingt jedes Rezept vor dem Unterricht aus, damit es sicher gelingt. Außerdem erkennen Sie dann, ob die Schüler/Teilnehmer bei der Zubereitung der Speisen alles richtig machen.

Einige Süßspeisen in meinem Kurs sind etwas süßer als üblich. Die Kinder sind durch den übermäßig süßen Geschmack der „Zivilisationskost“ geprägt und müssen sich erst an die vitalstoffreiche Vollwertkost gewöhnen. Ich lasse sie immer selber abschmecken und würzen.

11. Arbeitsgeräte in der Schulküche

Messer

Geben Sie den Kindern keine stumpfen Messer! Hier ist die Verletzungsgefahr zu groß. Mit einem stumpfen Messer muss man beim Schneiden mehr Druck und Kraft einsetzen, dabei kann man abrutschen und sich schlimm verletzen.

Ein stumpfes Messer ist sehr demotivierend und verdirbt die Kochfreude. Mit einem scharfen Messer kann man gut schneiden. Gutes Handwerk braucht gute Handwerksgeräte.

Erklären Sie den Schülern den Krallengriff: Dabei legen sie nicht die flache Hand auf das zu schneidende Lebensmittel, sondern formen mit der Hand eine Kralle. Somit sind die Fingerspitzen geschützt und können vom Messer nicht verletzt werden.

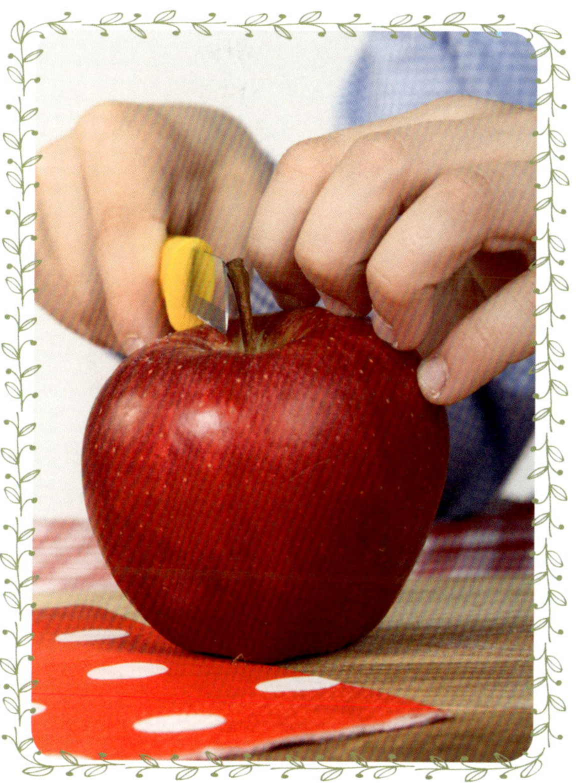

Herd und Backofen

a) Herdplatten
Immer darauf achten, dass die Herdplatte nach dem Benutzen ausgeschaltet wird.

b) Töpfe
Die Stiele der Pfannen und Töpfe so zur Seite stellen, dass sie nicht heiß werden können, wenn sie auf dem Herd stehen. Heiße Pfannen und Töpfe niemals ohne Untersatz auf die Arbeitsplatte stellen.
Man stellt sie auch niemals an den Rand der Arbeitsfläche.

c) Ofen
Topflappen oder Ofenhandschuhe verwenden, wenn etwas aus dem heißen Backofen geholt wird. Backformen sind sehr heiß! Wenn der Ofen geöffnet wird, geht man einen Schritt zurück, damit die erste Hitze entweichen kann. Immer darauf achten, den Ofen auszustellen, wenn er nicht mehr gebraucht wird.

d) Backblech einfetten
Butter oder geschmolzene Butter zum Einfetten eines Backbleches benutzen. Das Gebackene (Pizza, Kuchen, Brot usw.) lässt sich besser lösen (und säubern!) als von Blechen, die mit Öl eingefettet wurden.

12. Arbeitsabläufe in der Küche

Kostprobe

Dies bedeutet, dass man die Speisen abschmeckt (Verkostung), denn nur so kann festgestellt werden, ob noch nachgewürzt werden muss.

Damit niemand mit seinem abgeleckten Löffel in die Speise geht, machen wir die Kostprobe mit einem Esslöffel und einem Teelöffel. Mit dem Esslöffel wird die zu verkostende Speise aus dem Topf geholt, anschließend eine kleine Menge auf den Teelöffel gegeben, mit dem probiert wird.

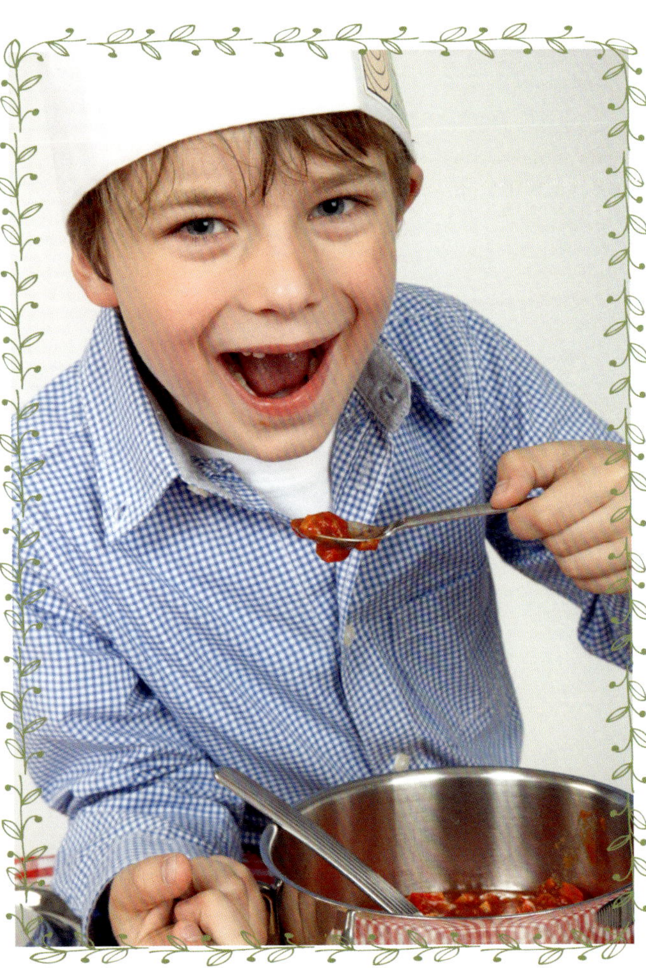

Geschirrspülen von Hand

1. Schritt: Sortieren
Zuallererst das Geschirr nach dem Verschmutzungsgrad sortieren. Dann geht es leichter!

2. Schritt: Heißes Wasser (circa 45 Grad) ins Spülbecken einlassen. Je heißer das Wasser ist, desto

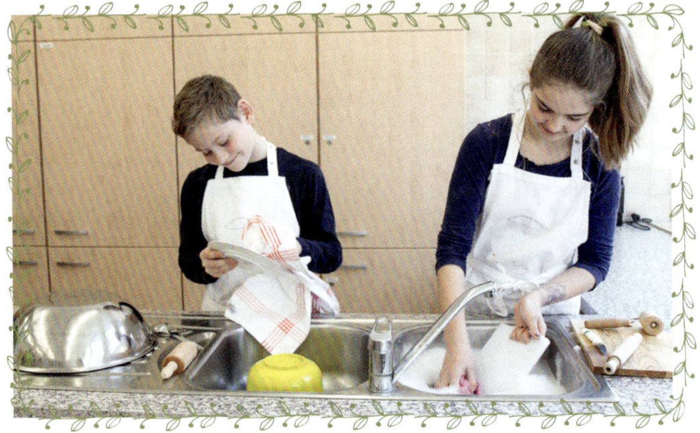

besser löst sich das Fett vom Geschirr. Das Wasser sollte nur so heiß sein, dass es für die Hände angenehm ist. Spülmittel immer sehr sparsam verwenden. Es reichen mitunter 5 – 10 Tropfen. Wird zu viel Spülmittel genommen, ist es anschließend schwierig, den Schaum wieder zu entfernen.

3. Schritt: Geschirr abwaschen
Fett-/Essensreste vor dem Spülen mit Papier entfernen.
Die Reihenfolge, in der man das Geschirr abwäscht, richtet sich nach dem Verschmutzungsgrad und dem Material des Geschirrs. Man fängt mit den Gläsern an, weil sie meistens nur leicht verschmutzt sind. Spült man Gläser nach dem fettigen Geschirr, bilden sich Fettschlieren am Glas. Diese sind später schwer zu entfernen. Nach den Gläsern folgen Teller und Tassen aus Porzellan, Kunststoff- und Holzteile, Bestecke sowie zum Schluss Pfannen, Töpfe und Auflaufformen.

4. Schritt: Wasser wechseln
Das Wasser wird gewechselt, wenn es stark verschmutzt ist oder der Spülschaum zusammenfällt. Letzteres ist ein Zeichen dafür, dass die Reinigungskraft des Wassers nachlässt.

5. Schritt: Nachspülen
Nach dem Abwaschen wird jedes Teil noch einmal mit klarem, kaltem Wasser gespült, um letzte Essens- und Spülmittelreste zu entfernen. Dafür benutzt man das zweite Spülbecken, wenn eins zur Verfügung steht, oder eine große Schale bzw. einen Eimer.

6. Schritt: Geschirr trocknen
Anschließend wird das Geschirr mit Geschirrtüchern abgetrocknet und in die richtigen Schränke eingeräumt.

Weitere Praxistipps: Lebensmittel

a) Zitronen
Zitronenschale auf einer feinen Reibe abreiben: Wenn ein Zitronenzester zur Verfügung steht, diesen verwenden. Die weiße innere Schale nicht abreiben, sie schmeckt bitter.
Zitrone auspressen: Die Frucht mit dem Handballen kräftig über den Tisch rollen, dann löst sich das Fruchtfleisch besser, und die Zitrone gibt mehr Saft ab.

b) Äpfel, Birnen, Pflaumen, Pfirsiche und andere Obstsorten
nur waschen, nicht schälen, denn wichtige Vitalstoffe, die dem Organismus helfen, mit Giften besser fertig zu werden, befinden sich in und unter der Schale.

c) Salat
mehrmals spülen, bis das Wasser sauber aussieht, und in der Salatschleuder trocknen.

d) Gurken
nicht schälen oder die Kerne entfernen. Wichtige Vitalstoffe befinden sich in und unter der Schale.

e) Möhren
nicht schälen, sondern im Ganzen mit der Gemüsebürste und Wasser säubern. Das gilt auch für die meisten anderen Gemüsesorten.

f) Zwiebeln
schälen und längs halbieren. Das Wurzelende wird nicht entfernt. Die Hälften mit der Schnittfläche auf das Schneidebrett legen und sie längs in feine Streifen schneiden. Nun quer in kleine oder größere Würfel schneiden.

g) Paprika
Die Paprikaschote waschen, am Stiel anfassen und mit einem scharfen Messer in 4 Teile schneiden. Stiel und Kerngehäuse entfernen. Die Viertel flach auf das Brett legen, Schoten in die gewünschte Größe schneiden.

h) Kräuter
abspülen. Die harten Stiele abschneiden. Je nach Größe der Blätter mit dem Messer, einer Schere oder einer Kräuterrolle in die gewünschte Größe bringen.

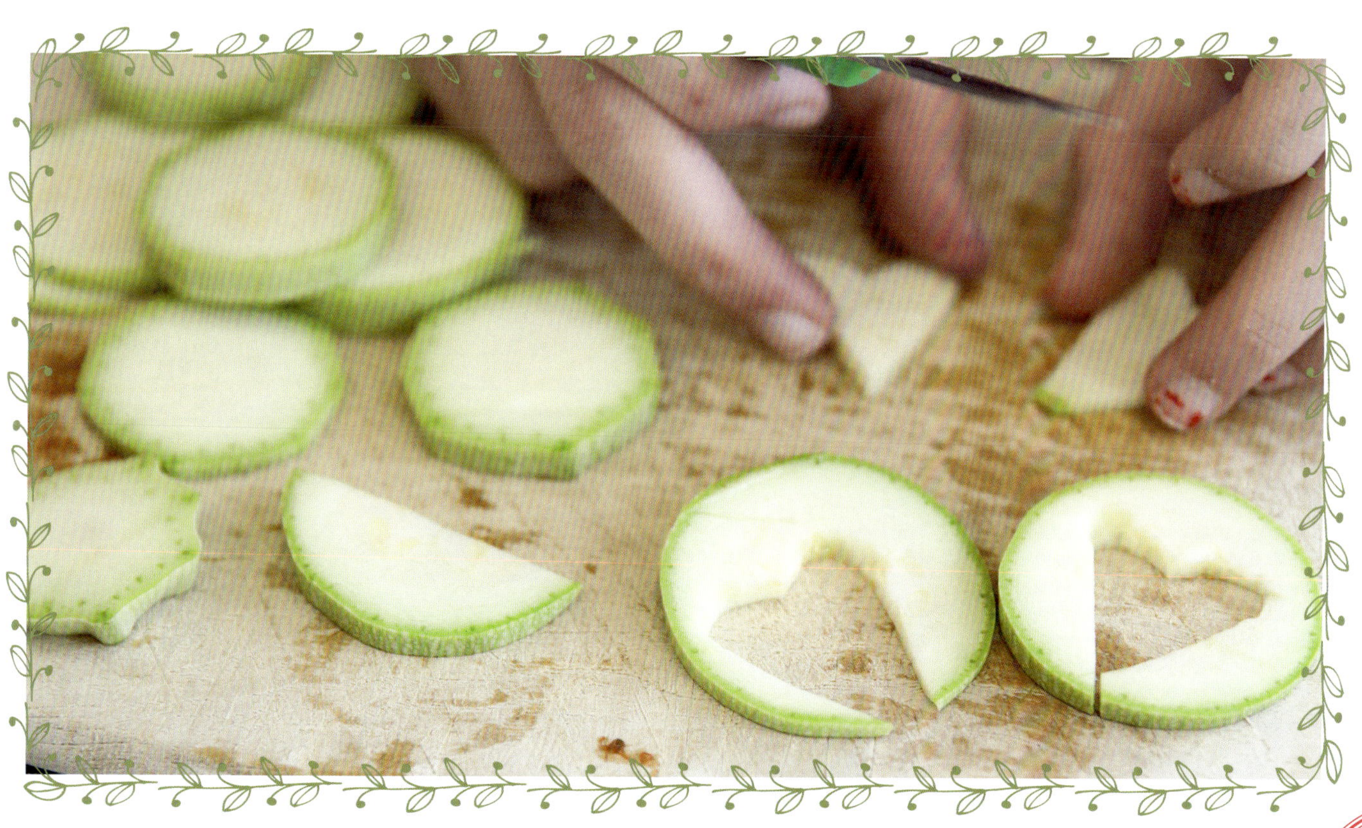

SCHÜLER- UND ELTERNINFORMATIONEN VOR DER ERSTEN VEGGI-KOCH-AG

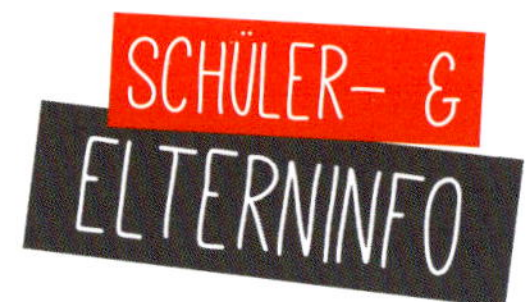

1. Wir kochen und backen ohne Fabrikzuckerarten!

Damit ist jeglicher Zucker gemeint, der in der Fabrik hergestellt wird!

Zum Beispiel Rohrzucker, Traubenzucker, weißer und brauner Zucker, Fruchtzucker, Rapadura, Milch- und Malzzucker, Ahornsirup, Agavendicksaft, Rübensirup, Birnendicksaft, Ur-Süße, Ur-Zucker, Melasse, Maltodextrin, Frutilose u. a. m.

Raffinierte Kohlenhydrate sind Hauptverursacher der ernährungsbedingten Zivilisationskrankheiten. Fabrikzucker kann zusammen mit anderen Speisen/Getränken nachweislich Unverträglichkeiten hervorrufen.

Zum Süßen werden süße Früchte und Honig verwendet!

2. Wir kochen und backen ohne Auszugsmehl!

Wir ersetzen es durch vitalstoffreiches, frisch gemahlenes Vollkornmehl!
Vollkornbrot, Vollkorngebäck, Vollkornnudeln stellen wir aus keimfähigem Getreide her!
Dadurch wird die lebenswichtige Vitalstoffversorgung, speziell der B-Vitamine, garantiert.

3. Wir kochen und backen ohne Fabriknahrungsmittel!

Damit sind Konserven, Fertigprodukte, Präparate gemeint. Diese Nahrungsmittel sind durch industrielle Fertigung stark verändert, durch Zusatzstoffe „veredelt“ und mit Konservierungsstoffen haltbar gemacht! Dazu kommt die Gefahr durch Genmanipulation und toxische Substanzen.

4. Täglicher Verzehr von Frischkost (Gemüse und Obst) ist eine Selbstverständlichkeit!

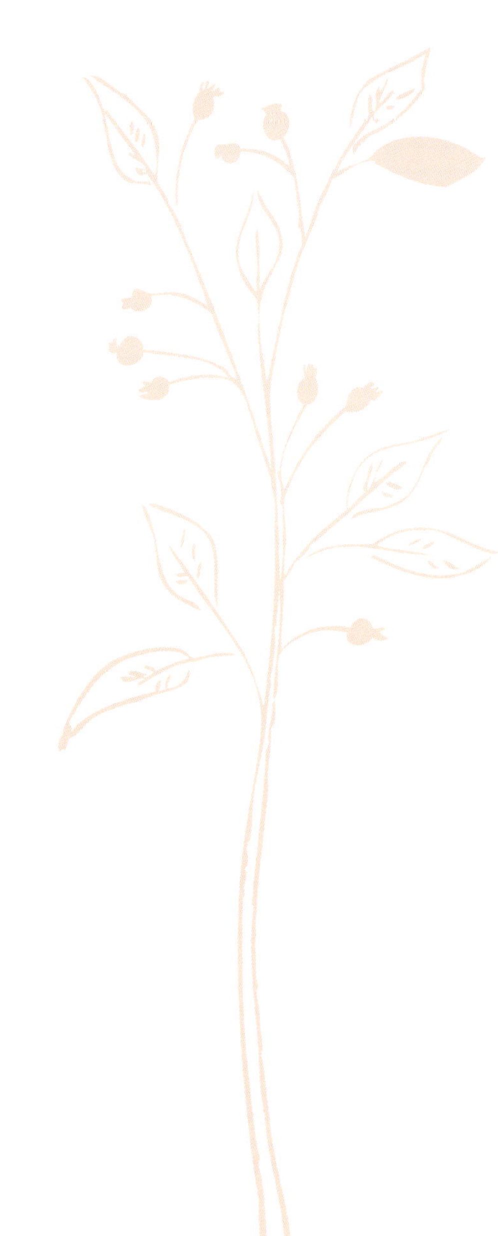

WAS BEDEUTET VOLLWERTERNÄHRUNG?

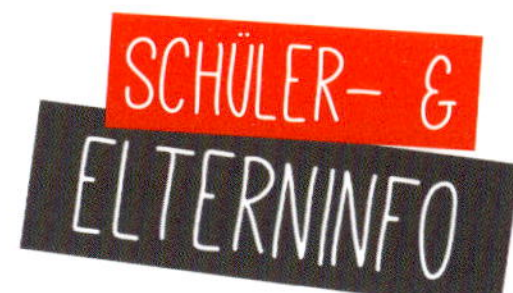

Das, was wir täglich essen, sollte einen vollen Wert haben, um uns gesund und fit zu halten.

Die meisten Produkte in den Supermärkten und manchen Bioläden haben keinen vollen Wert mehr. Es sind haltbar gemachte Fabriknahrungsmittel, die durch Mangel an Vitalstoffen krank machen können.

Deshalb: Augen auf beim Einkauf! Nur weil Bio draufsteht, ist nicht immer Bio drin.

Vollwerternährung enthält alle lebensnotwendigen Nährstoffe und biologischen Wirkstoffe (Vitalstoffe).

Hauptnährstoffe:
- Eiweiß (auch Protein genannt)
- Fett
- Kohlenhydrate

Vitalstoffe:
- Vitamine
- Mineralstoffe
- Spurenelemente
- Enzyme / Fermente
- ungesättigte Fettsäuren
- Aromastoffe
- Faserstoffe (sog. Ballaststoffe)

Vitalstoffe werden auch biologische Wirkstoffe genannt.

MERKE:

UNSERE NAHRUNG IST DANN VOLLWERTIG, WENN ALLE NÄHR- UND VITALSTOFFE ENTHALTEN SIND. SIE WIRD DANN VOLLWERTERNÄHRUNG ODER VITALSTOFFREICHE VOLLWERTKOST GENANNT.

Fotoerlaubnis

Hiermit erkläre ich mich ....

Erziehungsberechtigte/er

O einverstanden,
O nicht einverstanden,

dass meine Tochter/mein Sohn ....

Name

während der Koch-AG fotografiert werden darf bzw. im Zusammenhang mit diesem Kurs auf einem Foto erscheint.

Es wird von der AG-Leitung versichert, dass diese Fotos ausschließlich verwendet werden, um auf die Koch-AG hinzuweisen (z. B. PR-Artikel, Arbeitsmappe für die Schüler, Aushang am „schwarzen Brett“).

....

Ort, Datum Unterschrift AG-Leitung

....

Ort, Datum Unterschrift Erziehungsberechtigte

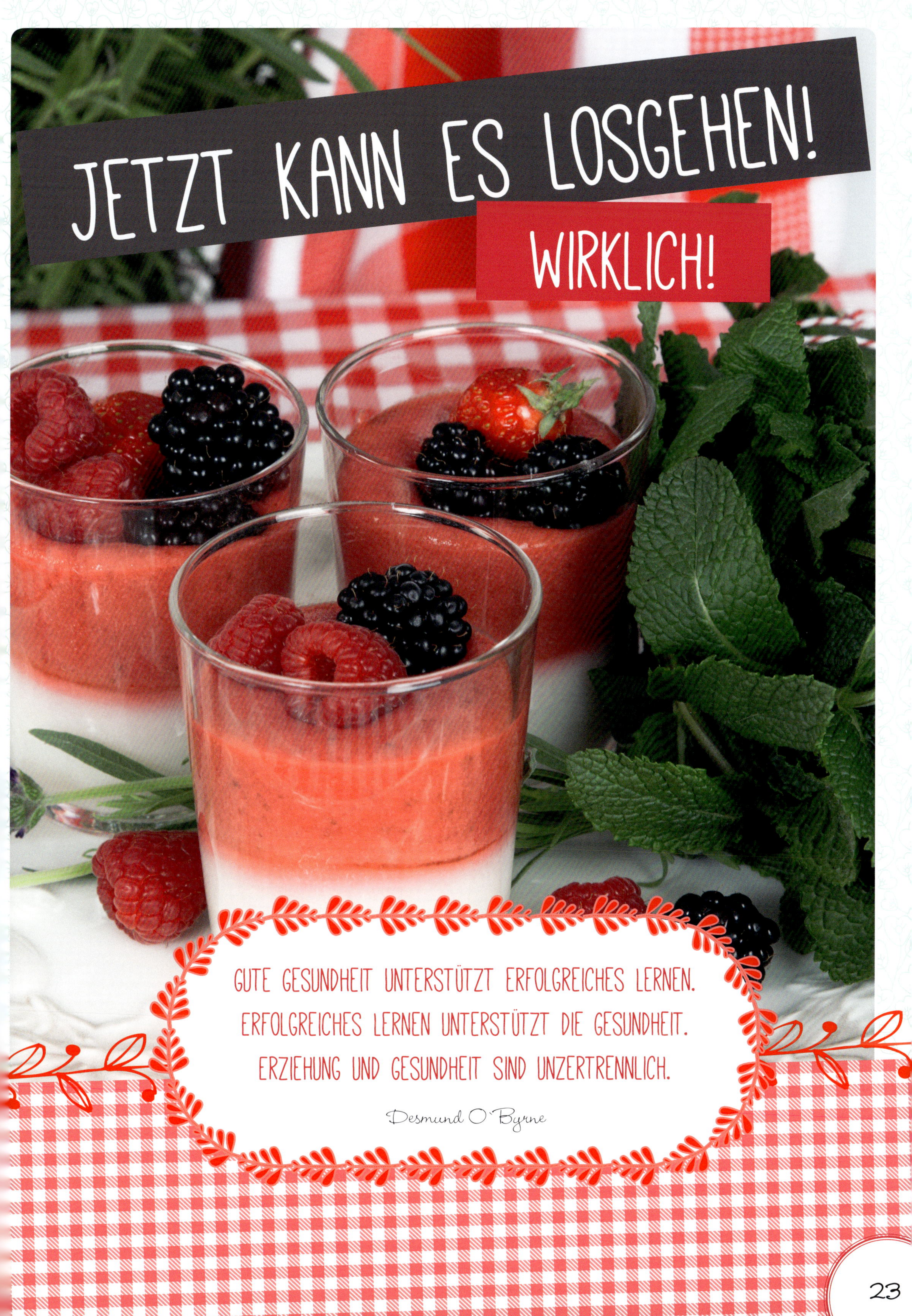
JETZT KANN ES LOSGEHEN!
WIRKLICH!
GUTE GESUNDHEIT UNTERSTÜTZT ERFOLGREICHES LERNEN.
ERFOLGREICHES LERNEN UNTERSTÜTZT DIE GESUNDHEIT.
ERZIEHUNG UND GESUNDHEIT SIND UNZERTRENNLICH.
Desmund O'Byrne

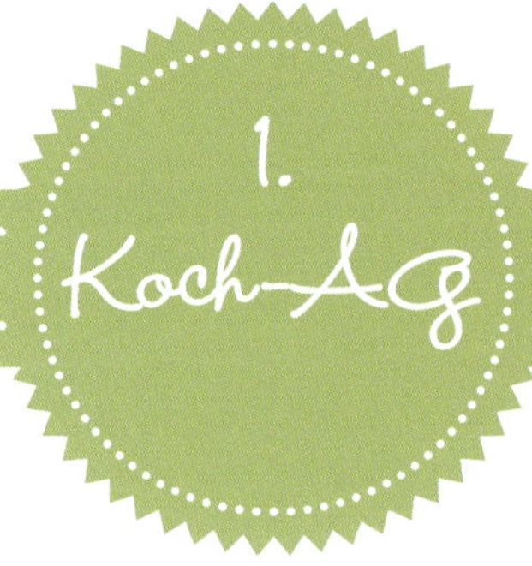

THEMA: GETRÄNKE

Zeit: 3 Unterrichtsstunden = 135 Minuten (+ Pausen)
Tipp: Für die Theorie ca. 45 Minuten = eine Unterrichtsstunde einplanen.

Fragen/Aufgaben/Themen:

1. **Was trinkt ihr gerne? (aufschreiben lassen, diskutieren und besprechen)**

   Zum ersten AG-Termin packen die Schüler ihre eigenen Getränke aus. Sie ziehen Fanta, Hohes C, Energy-Drinks (z. B. Red Bull), Wasser, aber auch Müller-Milch und Anderes aus dem Tornister. Sie müssen auf alles gefasst sein. Informieren Sie sich vorab über die heute üblichen Trendgetränke der Kids (Fabrikzuckergehalt, schädliche Inhaltsstoffe, Geschmacksverstärker und so weiter). Je mehr Sie wissen, desto besser können Sie mit ihnen diskutieren (siehe Seite 26). In der 11. Unterrichtseinheit (siehe Seite 102) befassen wir uns mit dem Thema Energy-Drinks noch konkret.

2. **Wollt ihr mal ausprobieren, wie eine selbstgemachte Apfelschorle schmeckt?**

   2/3 Mineralwasser mit 1/3 natürlichem Apfelsaft anbieten. Kaufen Sie dafür einen Bioapfel-Direktsaft aus dem Bioladen. Mineralwasser kaufe ich nur in Glasflaschen, nicht in Plastikflaschen (Umwelt- und Gesundheitsaspekt). Ich wähle Mineralwasser aus der Region, in diesem Fall mit Kohlensäure. Es reicht, wenn Sie eine Flasche Apfelsaft und eine Flasche Mineralwasser kaufen. Jedes Kind bekommt nur eine kleine Portion zum Probieren.

3. Zum Vergleich: Mit Fabrikzucker gesüßte fertige Apfelschorle probieren lassen.

   Kaufen Sie eine fertige Apfelschorle aus dem Supermarkt. Ich nehme in diesem Fall ausnahmsweise die in Plastikflaschen, dann können wir auch über die umweltschädlichen Verpackungen reden (s. Zeitschrift „Der Gesundheitsberater“ Artikel über Plastikmüll, Mai 2016)*[1]. Den Schülern wird dadurch klar, dass sie Produkte bewusst kaufen sollten und immer eine Wahl haben.

4. **Könnt ihr euch vorstellen, warum die gekaufte Apfelschorle aus dem Supermarkt so süß ist?**

   Das wissen die Schüler meistens nicht, weil auf dem Etikett der irreführende Vermerk steht „Ohne Zuckerzusatz laut Gesetz“.

5. **Was bedeutet „Ohne Zuckerzusatz laut Gesetz“?**

   Diese künstlich hergestellten Apfelschorlen haben oft den Aufdruck „Ohne Zuckerzusatz laut Gesetz“. Das bedeutet, dass Fabrikzucker nicht zugesetzt wurde. Oftmals enthalten diese Getränke Zuckerersatzstoffe (Süßstoffe) und Enzyme, die nicht deklariert werden müssen. Es ist möglich, bei der Fruchtsaftherstellung mit Hilfe von Enzymen eine höhere Ausbeute der Früchte zu erzielen. Deklariert werden müssen diese Enzyme nicht.*[2]

6. Arbeitsblatt „Fabrikzucker in Getränken“ austeilen und bearbeiten.

* Quellenangabe s. S. 156

7. **Warum fertigen wir heute Obstsalat und bleiben bei Wasser und natürlichem Apfelsaft?**

   Weil ihr dann wisst, was darin enthalten ist. Nach dieser Unterrichtseinheit bringen die Schüler in Zukunft keine Industriegetränke mehr mit. Meistens achten sie aufeinander, falls jemand einmal etwas „Verkehrtes" mitbringt.

   Oft biete ich ihnen Getränke an, die der Jahreszeit entsprechen. Im Herbst: Falläpfel in Wasser auskochen, mit etwas Honig süßen = ein herrliches Heißgetränk.

   Oder im Sommer Leitungswasser mit einigen Zitronenscheiben durchziehen lassen = erfrischendes Kaltgetränk. Diese Getränke kosten wenig und erstaunen die Schüler – sie schmecken ihnen!

8. Rezeptbesprechung

Unterrichtsmaterialien:

- 1 Flasche Mineralwasser und 1 Flasche natürlicher Bioapfel-Direktsaft
- 1 Flasche übliche Apfelschorle aus dem Supermarkt
- 1 Dose Energy-Drink
- Arbeitsblatt „Fabrikzucker in Getränken"
- Rezepte:
  Obstsalat mit Hafer (Frischkornbrei)
  Apfelschorle

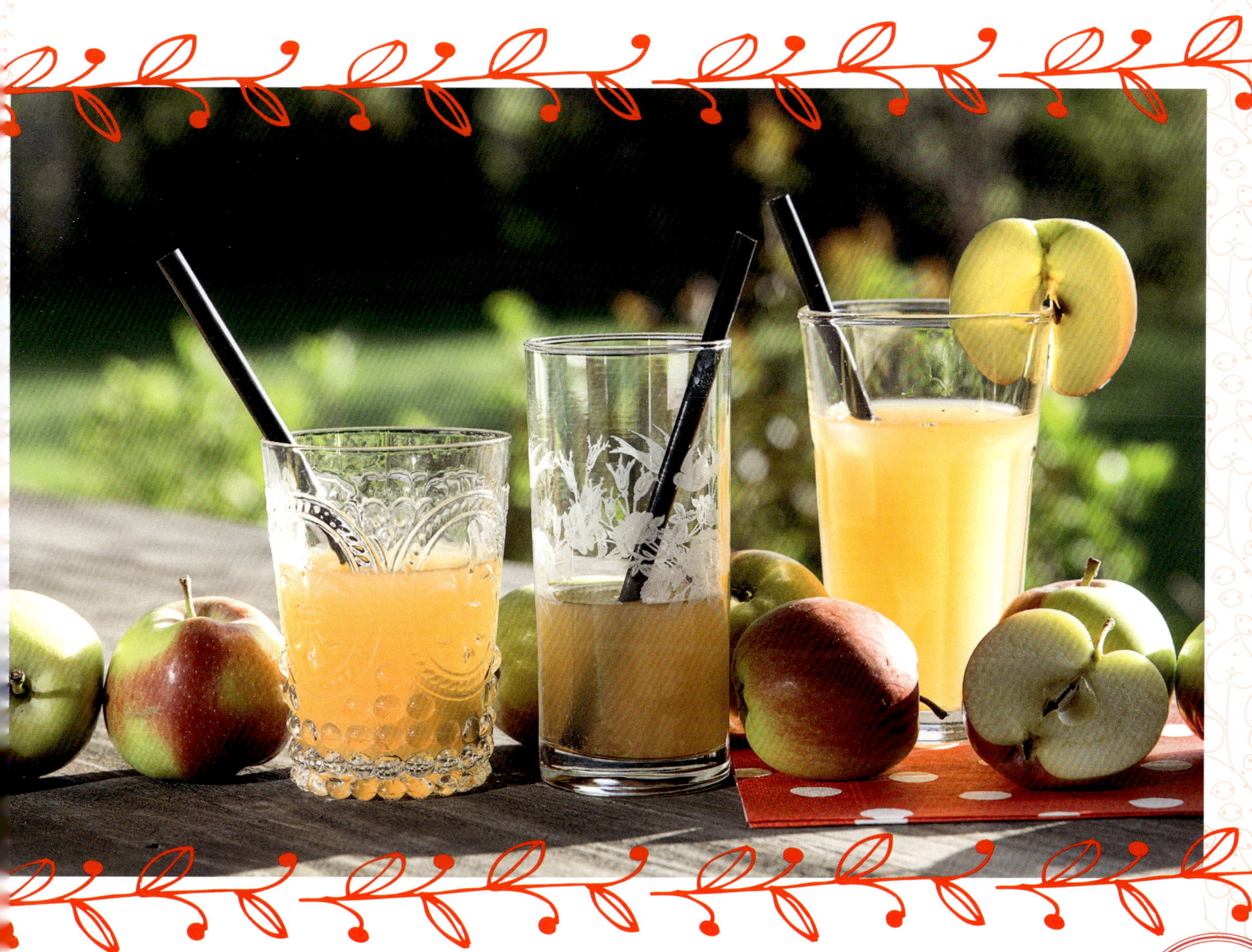

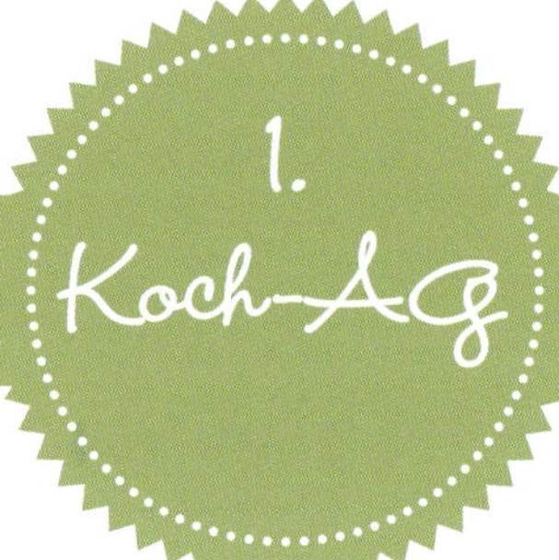

FÜR LEHRER

Fabrikzucker in Getränken

Fabrikzucker ist ein in den Zuckerfabriken hergestelltes Präparat. Würde dieses künstliche Produkt wie vor 100 Jahren konsumiert, als Gewürz und nur in kleinen Mengen, bestünde kaum eine gesundheitliche Gefährdung.

Da der durchschnittliche Zuckerverbrauch in der Bundesrepublik bei ca. 150 g pro Kopf/Tag liegt (= 4,5 kg im Monat), ist Fabrikzucker zu einem gesundheitsschädlichen Produkt geworden, das als Schadstoff bezeichnet werden darf.*3
In den USA liegt der Durchschnittsverbrauch bei 200 g pro Kopf/Tag = 6 kg im Monat.

Zu den Fabrikzuckerarten gehören:

- Rohrzucker
- Haushaltszucker
- Fruktose/Fruchtzucker/ Laevulose
- Maissirup
- Rapadura
- Malzzucker
- Maltodextrin
- Lactose/Milchzucker
- Glucose/Dextrose/ Traubenzucker
- Apfeldicksaft
- Ahornsirup
- Birnendicksaft
- Demerara
- Panelista
- Sucanat
- Ur-Süße
- Ur-Zucker
- Melasse
- Agavendicksaft
- Rübensirup
- und viele andere Sorten.

Sicher tragen wir nicht jeden Monat 4,5 kg Zucker ins Haus! Wie aber kann es zu diesen Mengen kommen? Wo ist der Zucker versteckt?
In sogenannten Erfrischungsgetränken wie Cola, Limonaden sind bis zu 40 Würfelzucker-Stückchen (1 Zuckerwürfel = ca. 3 g) in einem Liter. Diese Getränke unterliegen den Leitsätzen für Erfrischungsgetränke des deutschen Lebensmittelbuchs.*4

In Apfelschorle und Fruchtsäften dürfen (laut Fruchtsaftverordnung) pro Liter 250 g = 25% Fabrikzucker enthalten sein. (Quelle: Fruchtsaftverordnung)*5
Wer also jeden Tag 1 Liter mit dieser zugelassenen Zuckermenge trinkt, hat in 30 Tagen 7500 g Fabrikzucker geschluckt.

Inhaltsangabe Arizona Iced Tea Pfirsich 500 ml (eine Art Energie-Drink auf Schwarzteebasis):

1. Wasser
2. Zucker
3. Antioxidationsmittel: Ascorbinsäure
4. Säuerungsmittel: Citronensäure
5. Schwarztee-Extrakt (0,14%)
6. Natürliches Pfirsicharoma (0,06%)
7. Mindestens haltbar: ca. 1 Jahr

Wichtig:
Die Reihenfolge der oben angeführten Zutaten richtet sich nach deren Menge. An erster Stelle steht die Zutat, die am meisten enthalten ist.

1. Wasser: billig
2. Fabrikzucker: Schadstoff Fabrikzucker.
   In Tierfütterungsversuchen mit Kaninchen konnte der japanische Ernährungsforscher Dr. A. Katase belegen, dass eine Fabrikzuckermenge von 6 g für ca. 5 – 6 Jahre alte Kinder (Körpergewicht ca. 20 kg) schädlich ist.*6
3. Ascorbinsäure = Vitamin C. Mehr als 1000 mg täglich können zu Durchfall, blutigem Stuhl, Nierensteinen führen sowie weitere gesundheitliche Nachteile verursachen.*7 Ascorbinsäure wird biotechnologisch produziert.
4. Säuerungsmittel = Citronensäure ist enthalten in Softdrinks, Gummibärchen, Margarine, Tütensuppen, Bonbons, Babygläschen und anderem mehr. Das Bundesinstitut für Risikobewertung (BfR) fordert Warnhinweise auf Produkten, die Citronensäure enthalten, weil Gesundheitsschäden durch deren massenhaften Verzehr hervorgerufen werden können.
5. Tein, entspricht in der Wirkung dem Coffein.
6. Natürliches Pfirsicharoma kann von Hefe- und Schimmelpilzen hergestellt werden. Die Ausgangsstoffe sind Baumrinden und Sägespäne.

* Quellenangabe s. S. 156

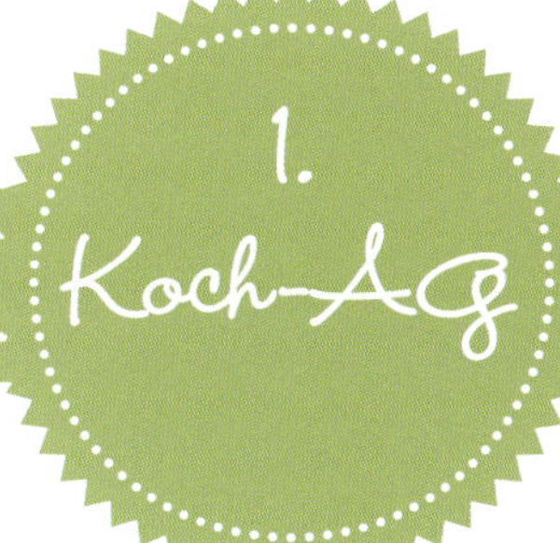

FÜR SCHÜLER

Fabrikzucker in Getränken

Fabrikzucker ist ein in den Zuckerfabriken hergestelltes Präparat. Würde dieses künstliche Produkt wie vor 100 Jahren konsumiert, als Gewürz und nur in kleinen Mengen, bestünde kaum eine gesundheitliche Gefährdung.

Da der durchschnittliche Zuckerverbrauch in der Bundesrepublik bei ca. 150 g pro Kopf/Tag liegt (= 4,5 kg im Monat), ist Fabrikzucker zu einem gesundheitsschädlichen Produkt geworden, das als Schadstoff bezeichnet werden darf.
In den USA liegt der Durchschnittsverbrauch bei 200 g pro Kopf/Tag = 6 kg im Monat.

Zu den Fabrikzuckerarten gehören:

....

....

....

....

....

Sicher tragen wir nicht jeden Monat 4,5 kg Zucker ins Haus! Wie aber kann es zu diesen Mengen kommen? Wo ist der Zucker versteckt?
In sogenannten Erfrischungsgetränken wie Cola, Limonaden sind bis zu 40 Würfelzucker-Stückchen (1 Zuckerwürfel = ca. 3 g) in einem Liter enthalten. Diese Getränke unterliegen den Leitsätzen für Erfrischungsgetränke des deutschen Lebensmittelbuchs.

In Apfelschorle und Fruchtsäften dürfen pro Liter 250 g = 25% Fabrikzucker enthalten sein.

Wer also jeden Tag 1 Liter mit dieser erlaubten Zuckermenge trinkt, hat in 30 Tagen 7500 g Fabrikzucker geschluckt.

Inhaltsangabe Arizona Iced Tea Pfirsich 500 ml (eine Art Energie-Drink auf Schwarzteebasis):

1. ....
2. ....
3. ....
4. ....
5. ....
6. ....

Wichtig: Die Reihenfolge der oben angeführten Zutaten richtet sich nach deren Menge. An erster Stelle steht die Zutat, die am meisten enthalten ist.

1. ....
2. ....
3. ....
4. ....
5. ....
6. ....

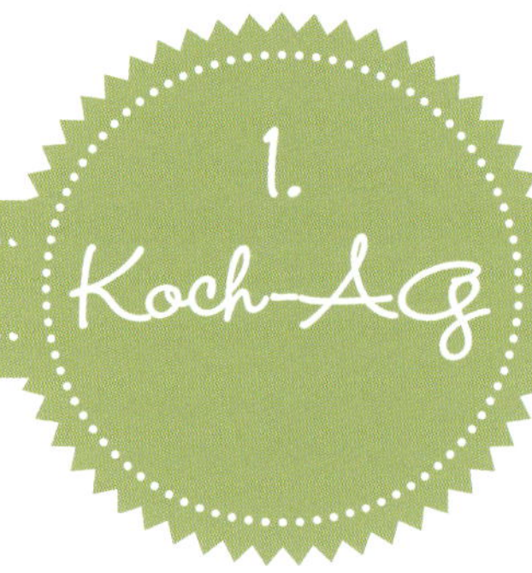

OBSTSALAT MIT FRISCH GEFLOCKTEM HAFER

Zutaten pro Schüler:

- 2 EL Hafer und 1 EL Hirse
- ½ Apfel
- ½ Banane
- 1 TL Zitronensaft
- Nüsse
- Obst der Saison zum Garnieren
- 1–2 EL Sahne

Zubereitung:

1. Die Kinder in der Kochkoje machen das Gericht gemeinsam für ihre Gruppe.
   Sie rechnen die passende Menge selber aus.
2. Den Hafer und die Hirse durch die Flockenquetsche geben.
3. Die Zitrone pressen und den Saft in eine Schüssel geben.
4. Den Apfel mit der Schale fein reiben und die reife Banane mit einer Gabel zerquetschen. Schnell in die Schüssel zum Zitronensaft geben und vermengen, damit die Früchte nicht braun werden.
5. Die Sahne schlagen. Das Getreide und die halbe Sahnemenge dazugeben und alles vermischen. In Schälchen anrichten.
6. Obst waschen, zerkleinern und das Frischkorngericht damit garnieren.
7. Mit dem Rest Sahne verzieren.

Tipp:

In vielen Kochbüchern ist im Rezept noch Fabrikzucker angegeben.

Obstsalat aus Konserven ist von gesundheitlichem Nachteil. Alle Früchte schwimmen im selben Zuckerwasser und oft sind unerwünschte Stoffe zugesetzt, z. B. Cochenillerot. Anteile des Dosenmaterials können in die Früchte übergehen und den Geschmack verändern.

Konserven sind im Verhältnis zu ihrem Inhalt teurer als der frisch zubereitete Obstsalat.
Dosen oder anderes Verpackungsmaterialien sind aus ökologischen Gründen nicht vertretbar.

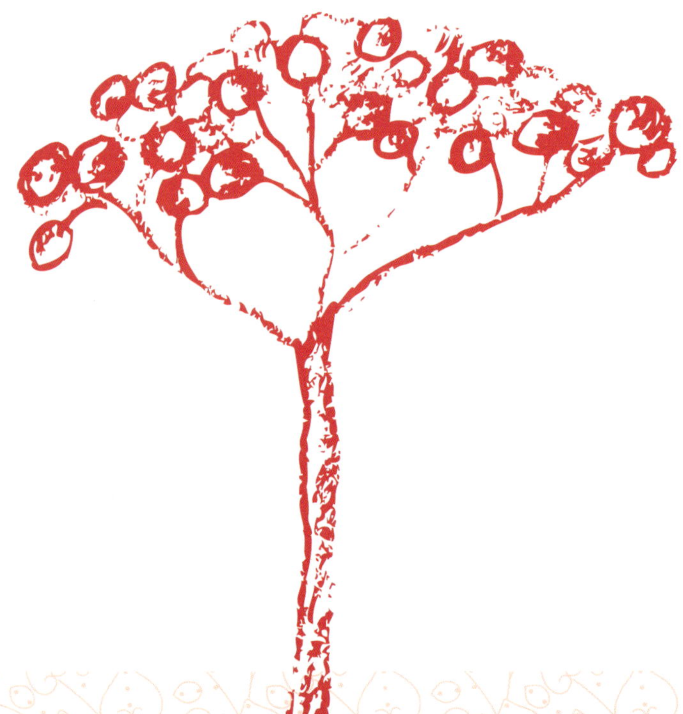

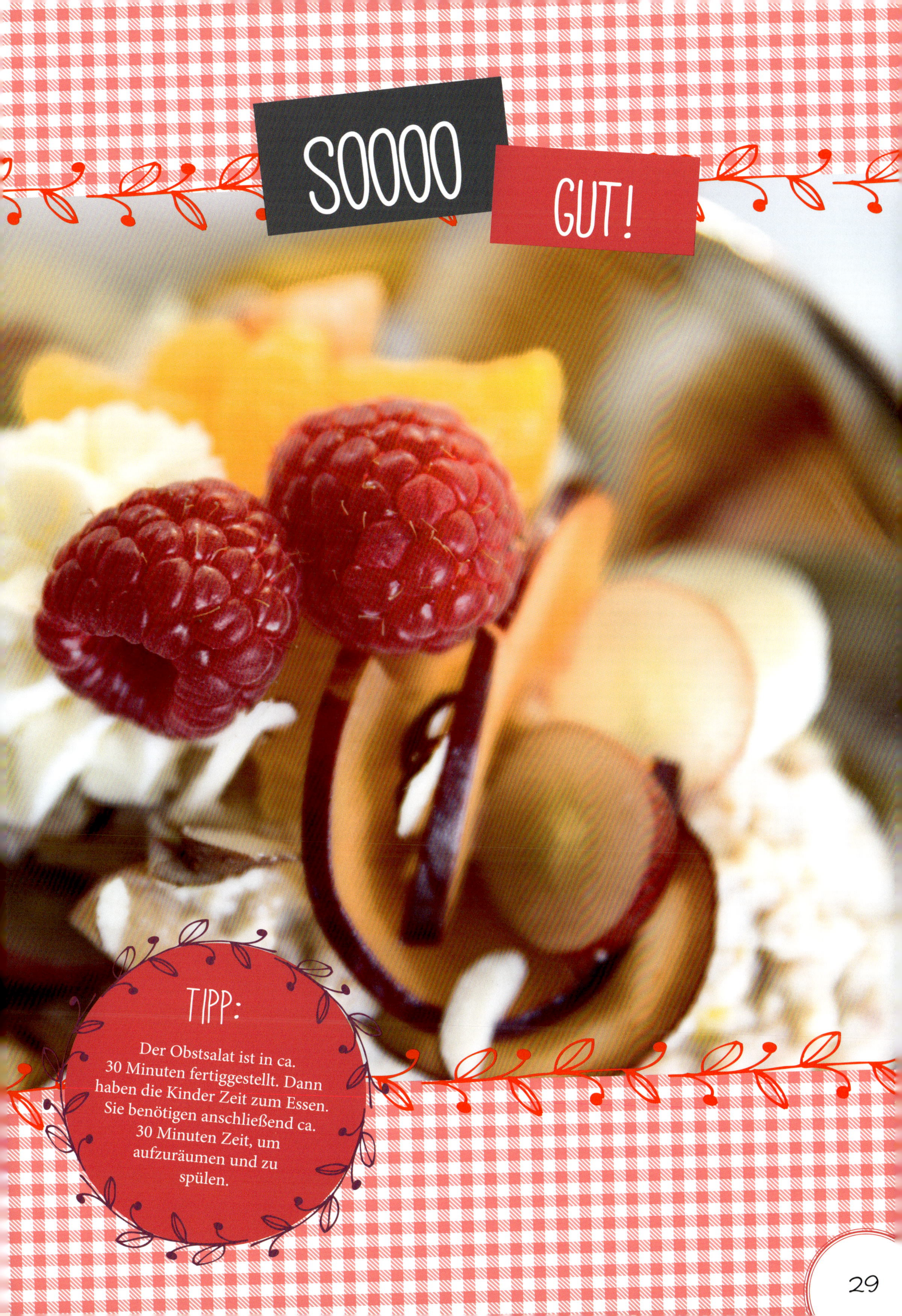
SOOOO
GUT!
TIPP:
Der Obstsalat ist in ca.
30 Minuten fertiggestellt. Dann
haben die Kinder Zeit zum Essen.
Sie benötigen anschließend ca.
30 Minuten Zeit, um
aufzuräumen und zu
spülen.

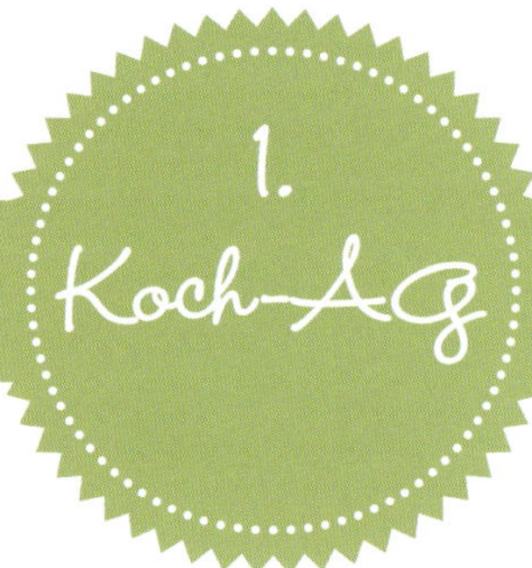

FRUCHTSCHORLE

Zutaten:

- 2 Äpfel
- 2 Birnen
- ½ Orange
- 1 l Wasser

Zubereitung:

1. Das Obst pürieren.
2. Anschließend mit Wasser aufgießen und genießen!

Tipp:

Apfel und Birne nicht schälen, sondern nur abspülen, weil besonders in und unter der Schale die Vitalstoffe enthalten sind.

APFELTEE FÜR KALTE TAGE

Zutaten:

- 2 l Wasser
- 6 – 8 Falläpfel
- 1 Stange Zimt oder 3 Scheiben Ingwer
- Akazienhonig – je nach Geschmack

Zubereitung:

1. Das Wasser in einem Topf zum Kochen bringen.
2. Die Falläpfel waschen und in Stücke schneiden. In das kochende Wasser geben.
3. Zimt oder Ingwer nach Belieben in den Tee geben.
4. 20 Minuten köcheln lassen. Danach durchsieben.
5. Akazienhonig je nach Geschmack in den Tee geben.

Tipp:

Der Tee schmeckt gekühlt auch im Sommer sehr gut.

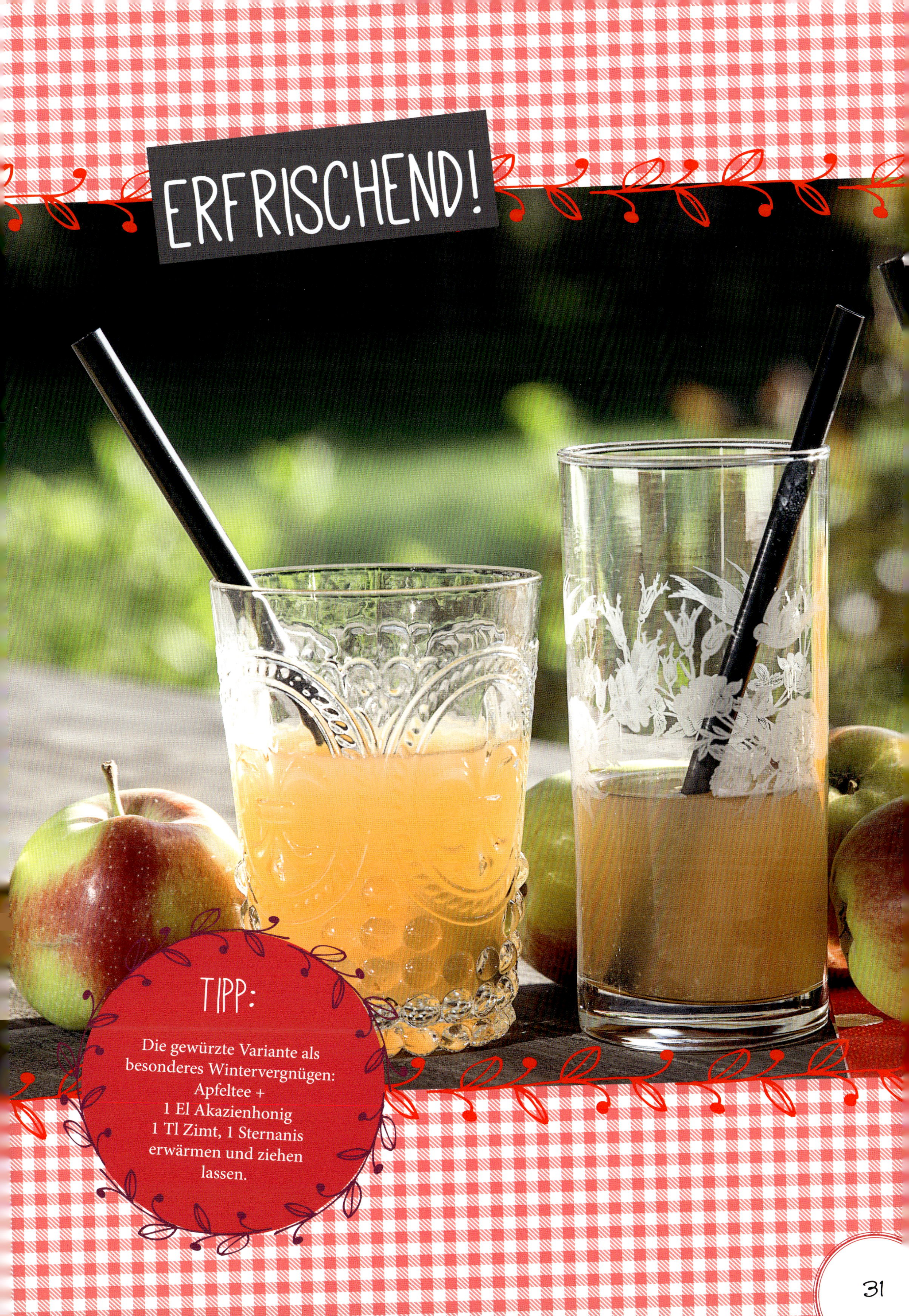
ERFRISCHEND!
TIPP:
Die gewürzte Variante als
besonderes Wintervergnügen:
Apfeltee +
1 El Akazienhonig
1 Tl Zimt, 1 Sternanis
erwärmen und ziehen
lassen.

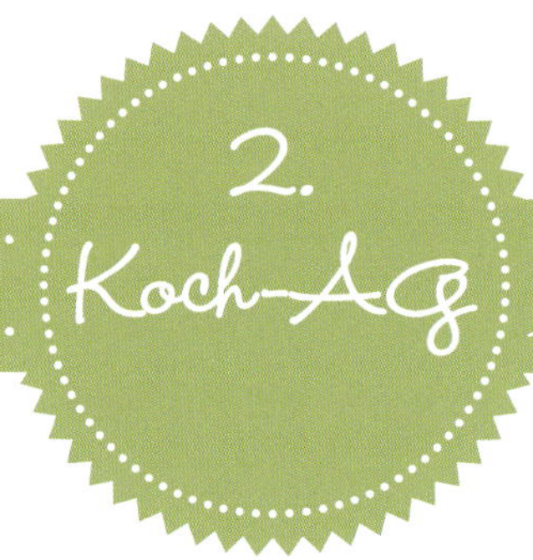

THEMA: VEGETARISCH/VEGETARISMUS

Zeit: 4 Unterrichtsstunden = 180 Minuten (+ Pausen). Tipp: Für die Theorie ca. 45 Minuten = eine Unterrichtsstunde einplanen.

Fragen/Aufgaben/Themen:

1. Was bedeutet vegetarisch?

Vegetarier verzichten auf Fleisch und Fisch. Sie essen nichts vom toten Tier. Die Massentierhaltung wird dadurch nicht unterstützt und gefördert. Viele Argumente für den Fleischverzicht finden Sie auf dem Plakat „Fleisch frisst Mensch“ (s. Anhang S. 138/139).
Wenn Sie die Schüler fragen, was Vegetarier essen, nennen sie oft Fisch. Machen Sie ihnen klar, dass Fisch nichts anderes ist als Fleisch unter Wasser. Wenn sie Fisch essen, verzehren sie auch Mikroplastik. Fische und andere Meeresfrüchte sind Lebewesen, die bei Vegetariern nicht auf den Speiseplan gehören.
Bei Verzehr einer vollwertigen Ernährung gibt es keinen Eiweißmangel. Der Mensch kann seinen Eiweißbedarf in garantiert ausreichender Menge mit pflanzlicher Kost decken.

2. Wisst ihr in dem Zusammenhang etwas über Vitamin B12?

Dr. med. Max Otto Bruker: „Der Bedarf an Vitamin B12 wird weder durch tierische noch durch pflanzliche Nahrung gedeckt. (…) Fleisch ist also an sich kein Vitamin-B12-Lieferant. Vitamin B12 wird von Kleinstlebewesen, Bakterien/Pilzen/Algen, gebildet. Eine gesunde Darmflora ist für den Menschen der beste B12-Produzent. Vegetariern wird oft nachgesagt, dass sie einen Vitamin B12-Mangel haben. Tatsächlich ist der Bedarf an Vitamin B12 sehr gering. Er beträgt täglich 1/2000000 Gramm oder alle 2 Millionen Tage 1 Gramm. Vitamin B12 ist kein vegetarisches Problem, sondern in erster Linie ein Problem der Darmflora. Diese kann nur richtig zusammengesetzt sein, wenn vitalstoffreiche Lebensmittel gegessen werden. Langjährige Zivilisationskost schädigt die Darmflora.“[*8]

3. Wo finden wir sonst noch B12?

Im keimfähigen gemahlenen, eingeweichten Getreide, wie es für das Frischkorngericht verwendet wird, entsteht durch Enzymaktivität Vitamin B12. Dr. Max Otto Bruker: „Lange Zeit wurde angenommen, dass B12 nur in Nahrungsmitteln tierischer Herkunft vorkomme, nicht in Obst und Gemüse. Diese Aussage erweckt den Eindruck, als ob B12 tierischer Herkunft sei. Dieses trifft aber nicht zu, denn Vitamin B12 wird ausschließlich von Bakterien und anderen Mikroorganismen und Schimmelpilzen gebildet, ist also vom Ursprung aus keine Gabe des Tierreichs.“[*9]
Vitamin B12 ist auch im unerhitzten, natürlich vergorenen Sauerkraut vorhanden.
In Petersilie, Pfirsichen, Schwarzwurzeln, Getreidekeimen, Zitronenmelisse, Erdnüssen u. a. m. sind Mikrospuren von Vitamin B12 enthalten.

4. Puddingvegetarier? Was ist das?

Das sind Menschen, die lediglich Fleisch und Wurst weglassen, aber die übliche Mangelkost mit minderwertigen Auszugsmehlen, Fabrikzuckerarten, Fabrikfetten und anderen Fabriknahrungsmitteln beibehalten.

5. Habt ihr schon mal Vollkornnudeln gegessen?

Vollkornnudeln sind meistens farblich etwas dunkler als Auszugsmehlnudeln. Früher wurden sie aus Vollkornmehl (z. B. Dinkel, Hartweizen) hergestellt. Heute ziehen die Fabriken Vollkorngrieß vor, da er sich besser lagern lässt und maschinenfreundlicher ist. Achtung: Der Grieß ist schon fabrikatorisch bearbeitet = Vitalstoffverlust. Obwohl auf der Packung Vollkorn steht, entspricht der Hartweizengrieß nur noch Type 1050 (siehe AG Getreide, Seite 40).

Tipp:
Nur Vollkornnudeln aus Vollkornmehl kaufen, nicht aus Vollkorngrieß/Hartweizengrieß. Am besten die Nudeln selber machen, dann weiß man, was drin ist. Nudelteigrezept (s. S. 34).

6. Warum machen wir die Soße selber?

In den Fertigprodukten verstecken sich oft Geschmacksverstärker, Fabrikzuckerarten, modifizierte Maisstärke, Säuerungsmittel usw.

7. Wieviel Fabrikzucker ist in Fertigsoßen?

Die Inhaltsstoffe stehen auf der Verpackung (meistens Rückseite). Die Schüler zählen die Fabrikzuckerarten zusammen und rechnen diese in Zuckerwürfel um (1 Zuckerwürfel = ca. 3 g). Damit bauen sie einen Turm, das macht Eindruck!

8. Produkt auf den Tisch stellen!

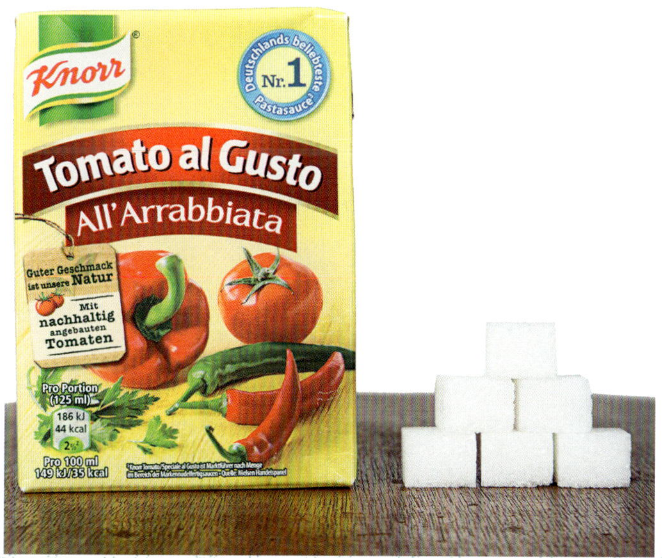

Lassen Sie die Kinder raten, wie viel Fabrikzucker in der gekauften Tomatensoße ist. In dem Päckchen von Knorr „Tomato al Gusto All'Arrabbiata" sind es (16,65 g) = ca. 5 ½ Zuckerwürfel.

9. Warum kochen wir Vollkornspaghetti mit All'Arrabbiata-Soße selber?

Weil wir dann wissen, was drin ist!

10. Beispiel Rezeptbesprechung:

Teilen Sie die Rezepte aus. Jeder Schüler erhält ein Rezept. Die Rezepte werden von den Schülern vorgelesen, die Sie erklären bzw. ergänzen. Wenn weitere Fragen auftreten, und das wird passieren, beantworten Sie diese immer sofort. Später werden Ihnen noch oft die gleichen Fragen gestellt. Bewahren Sie dann Ruhe, das ist normal in der AG-Arbeit. Durch Wiederholung lernen die Kinder!
Anschließend Arbeitsaufträge verteilen: Jeweils 4 Kinder bekommen ein Rezept.

Tipp:
Laminieren Sie ein Rezept pro Kochkoje, das ist das abwaschbare Arbeitsblatt für die Gruppe. Legen Sie es in die Kochkojen.
Wenn alles besprochen ist, packen die Kinder ihre eigenen Rezepte (Fotokopien) in ihre Sammelmappe.
Nach Beendigung der Arbeit sammeln Sie die laminierten Rezepte wieder ein. Sie lassen sich gut abwaschen und sind somit oftmals verwendbar.
Es empfiehlt sich, einen Extra-Ordner dafür anzulegen.

Unterrichtsmaterialien:

- Arbeitsblatt: Fleisch frisst Mensch
- 1 Päckchen gekaufte Tomatensoße von Knorr oder einer anderen Firma: Tomato al Gusto „All'Arrabbiata"
- 6 Zuckerwürfel
- Rezepte:
  Nudelgrundteig
  Soße All'Arrabbiata
  Alternativ:
  Pesto für Nudeln oder als Füllung für Teigtaschen

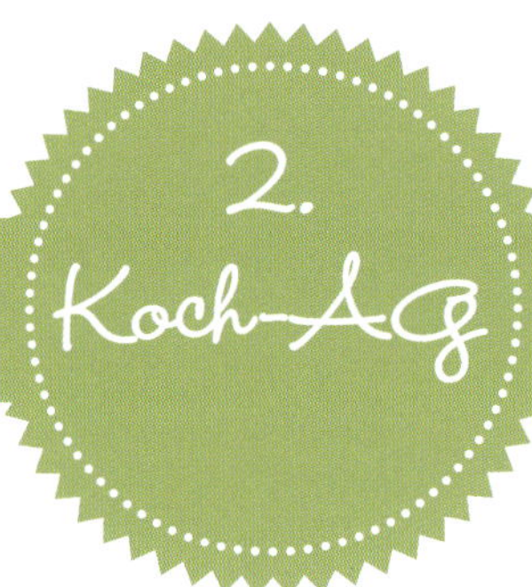

NUDELGRUNDTEIG

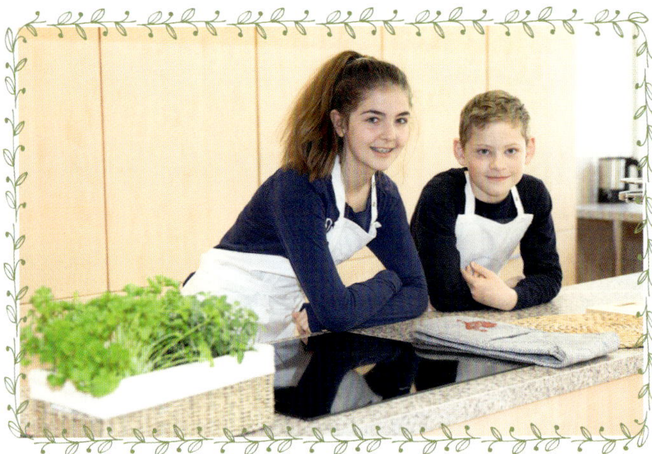

Zutaten:

Teig für ca. 26 Nudeltaschen oder Bandnudeln
für 4 Personen:

- 400 g Hartweizen, Kamut oder Emmer
- 200 g kaltes Wasser
- 1 geh. TL Salz

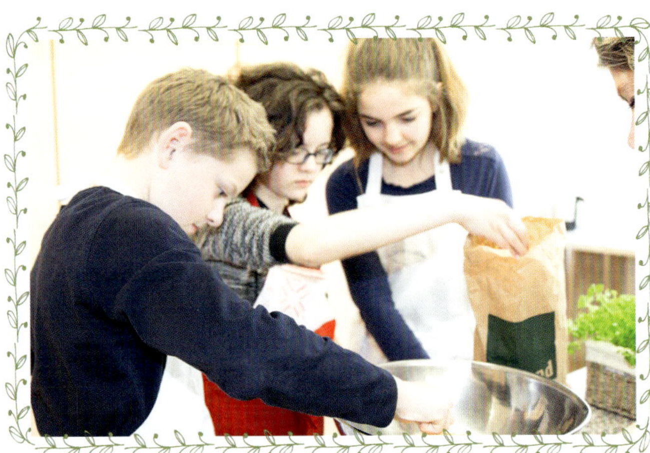

Zubereitung:

1. Getreide frisch und fein mahlen.
2. Mit dem Wasser und dem Salz verkneten.
   Der Teig soll nicht kleben.
   Ist er zu feucht, noch einmal in Mehl wälzen.
3. Wenn der Teig etwas stehen muss, weil noch eine Füllung hergestellt wird, immer abdecken, so dass er nicht austrocknet.
4. Den Teig mit dem Nudelholz auf bemehlter Arbeitsfläche ausrollen.
5. Die Nudeln können je nach gewünschter Form zubereitet werden.
6. Die Nudeln in reichlich Salzwasser ca. 8 Min. kochen.

Tipp:

Die Nudeln können auch auf einem Geschirrtuch oder Ständer getrocknet werden.

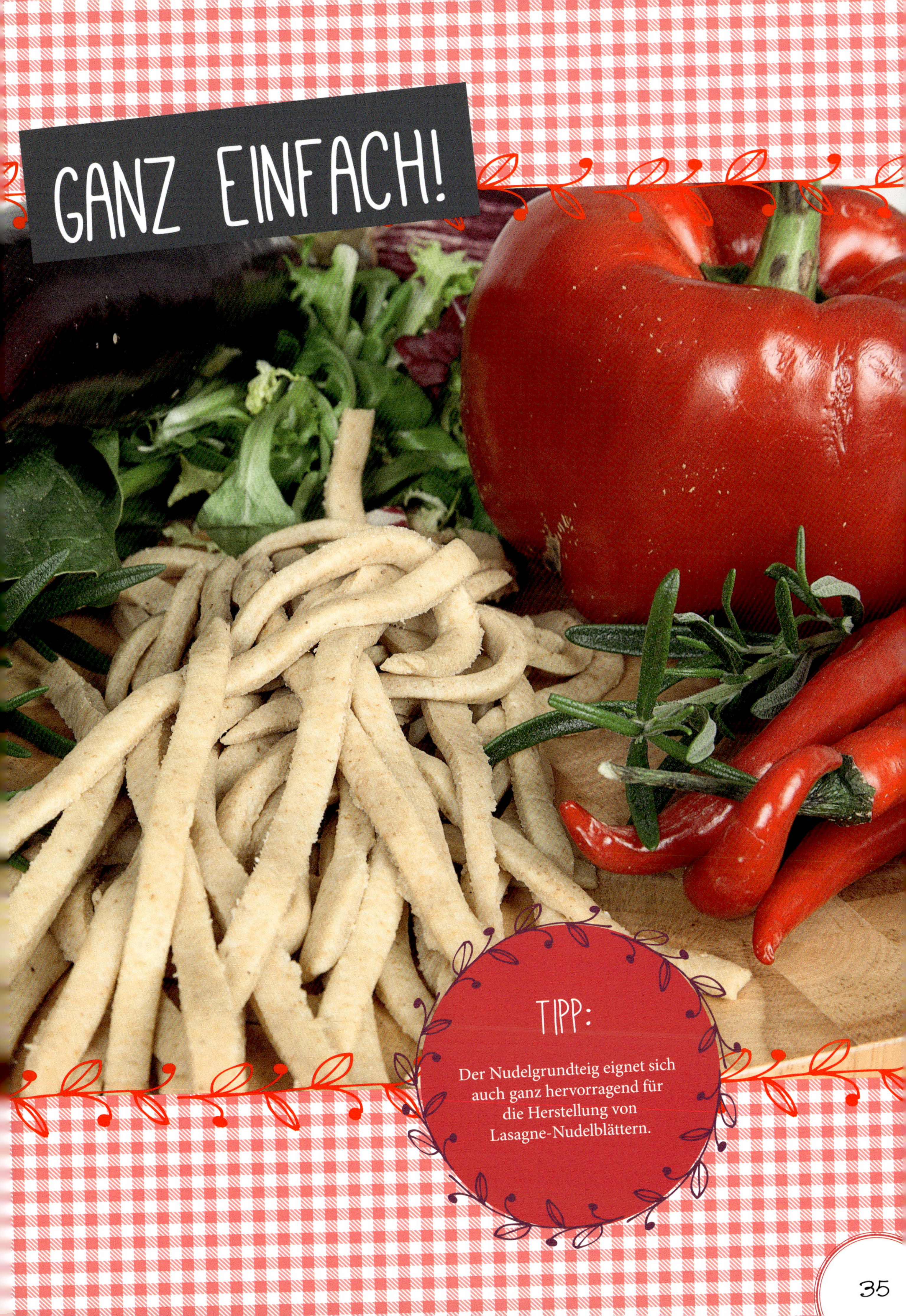
GANZ EINFACH!
TIPP:
Der Nudelgrundteig eignet sich auch ganz hervorragend für die Herstellung von Lasagne-Nudelblättern.

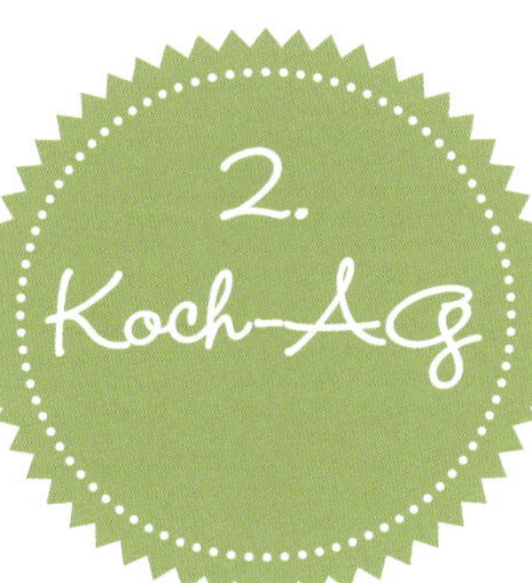

PAPRIKASOẞE ALL'ARRABBIATA (SOẞE AUF LEIDENSCHAFTLICHE/ZORNIGE ART)

Zutaten:

- 2 rote Paprikaschoten
- 4 Schalotten
- 2 Knoblauchzehen
- 40 g Butter
- 2 EL Tomatenmark
- 1 Flasche Tomaten-Passata
- Peperonisalz, Kräutersalz, Paprikagewürz
- Wahlweise: Vollkornnudeln oder selbstgemachte Nudeln

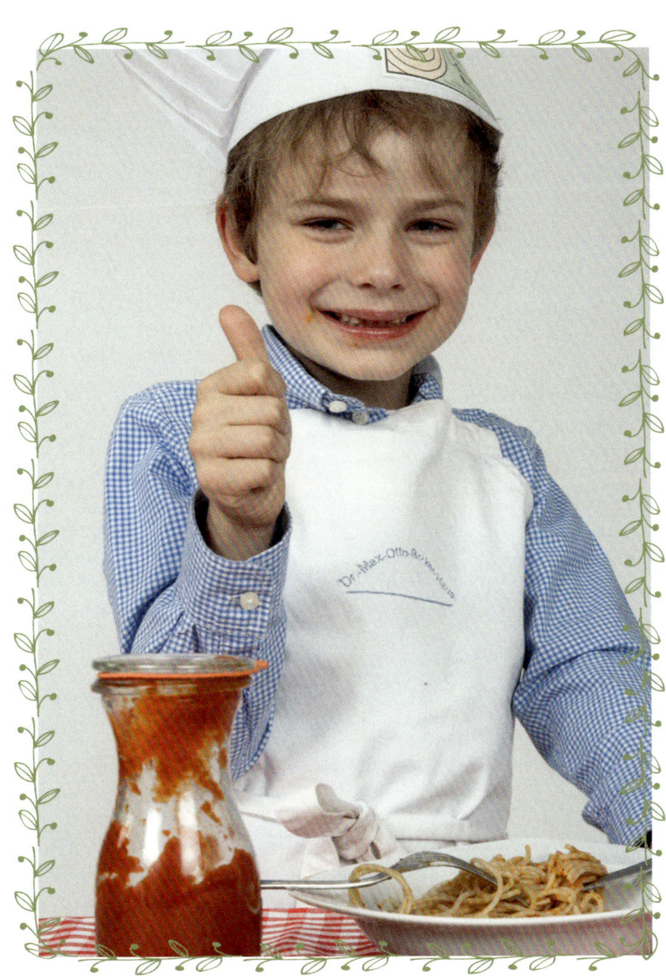

Zubereitung:

1. Die Paprika halbieren, entstielen, entkernen und die weißen Scheidewände herausschneiden. Dann in kleine Würfel schneiden.
2. Schalotten und Knoblauchzehen schälen und in feine Würfel schneiden
3. 40 g Butter in einem Topf zerlassen, die Schalotten und den Knoblauch darin andünsten.
4. Die Paprikawürfel dazugeben und 10 Minuten mitdünsten lassen.
5. 2 EL Tomatenmark und 1 Flasche Tomaten-Passata dazugeben und ca. 10 Minuten leise köcheln lassen, eventuell noch etwas Wasser angießen. Die Temperatur herunterschalten, so dass die Soße noch leicht brodelt.
6. Mit Peperonisalz, Kräutersalz und Paprikagewürz abschmecken.
7. In der Kochzeit die Vollkornnudeln nach Packungsanweisung garen. Oder, wenn Zeit ist, selbstgemachte Nudeln fertigen.

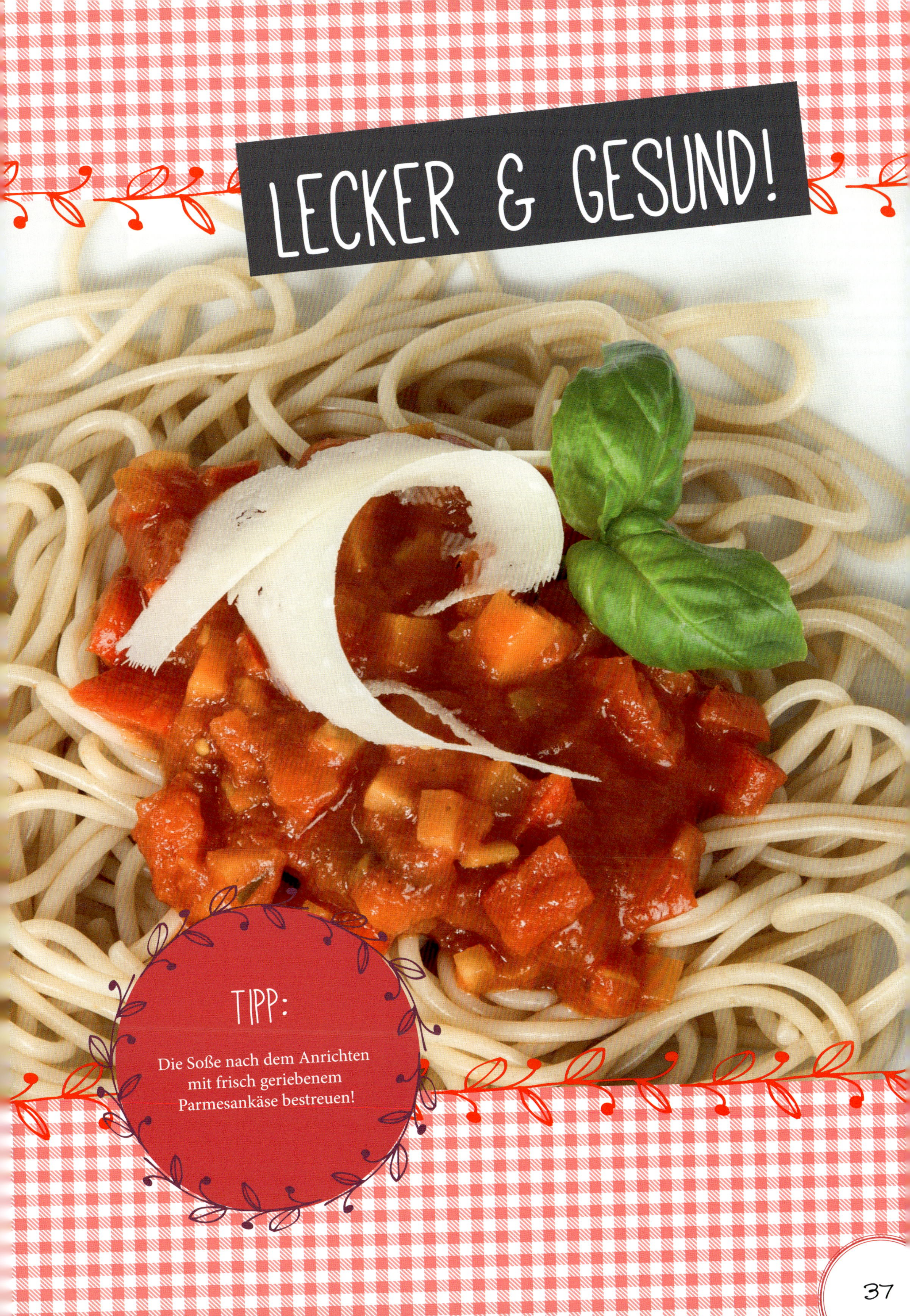
LECKER & GESUND!
TIPP:
Die Soße nach dem Anrichten mit frisch geriebenem Parmesankäse bestreuen!

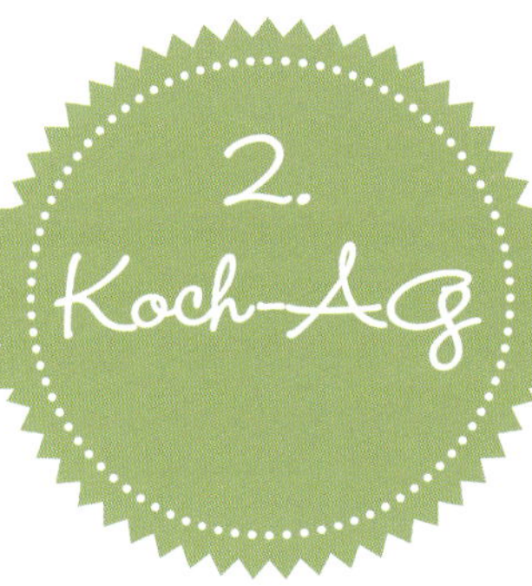

PESTO FÜR NUDELN oder als Füllung für Teigtaschen, ca. 5 Portionen

Zutaten:

- 300 g Karotten
- 400 g rote Paprika
- 2 Knoblauchzehen
- 200 g Tomaten
- 30 g Honig
- 200 g Tomatenmark
- 120 g Olivenöl
- Peperonisalz, Pfeffer, Paprika

Zubereitung:

1. Karotten putzen und in dünne Scheiben schneiden.
2. Paprika waschen, putzen und in kleine Würfel schneiden.
3. Knoblauchzehen schälen und pressen.
4. Tomaten waschen, putzen und in kleine Würfel schneiden.
5. Alle Zutaten in einen Topf geben und ca. 20 Minuten köcheln lassen.
6. Honig und Tomatenmark zugeben und weitere 10 – 20 Minuten köcheln lassen.
7. Ab und zu umrühren, so dass nichts anbrennt.
8. Olivenöl, unraffiniert, zum Schluss unterrühren.
9. Mit Salz, Pfeffer, Paprika süß nach Geschmack würzen.

Tipp:

Nudelteig ausrollen. Rechteckig oder rund ausstechen. Füllung in die Mitte geben. Teig zur Hälfte zusammenklappen. Ränder mit den Zinken einer Gabel zusammendrücken oder einen Teigtaschenformer benutzen (s. großes Foto).

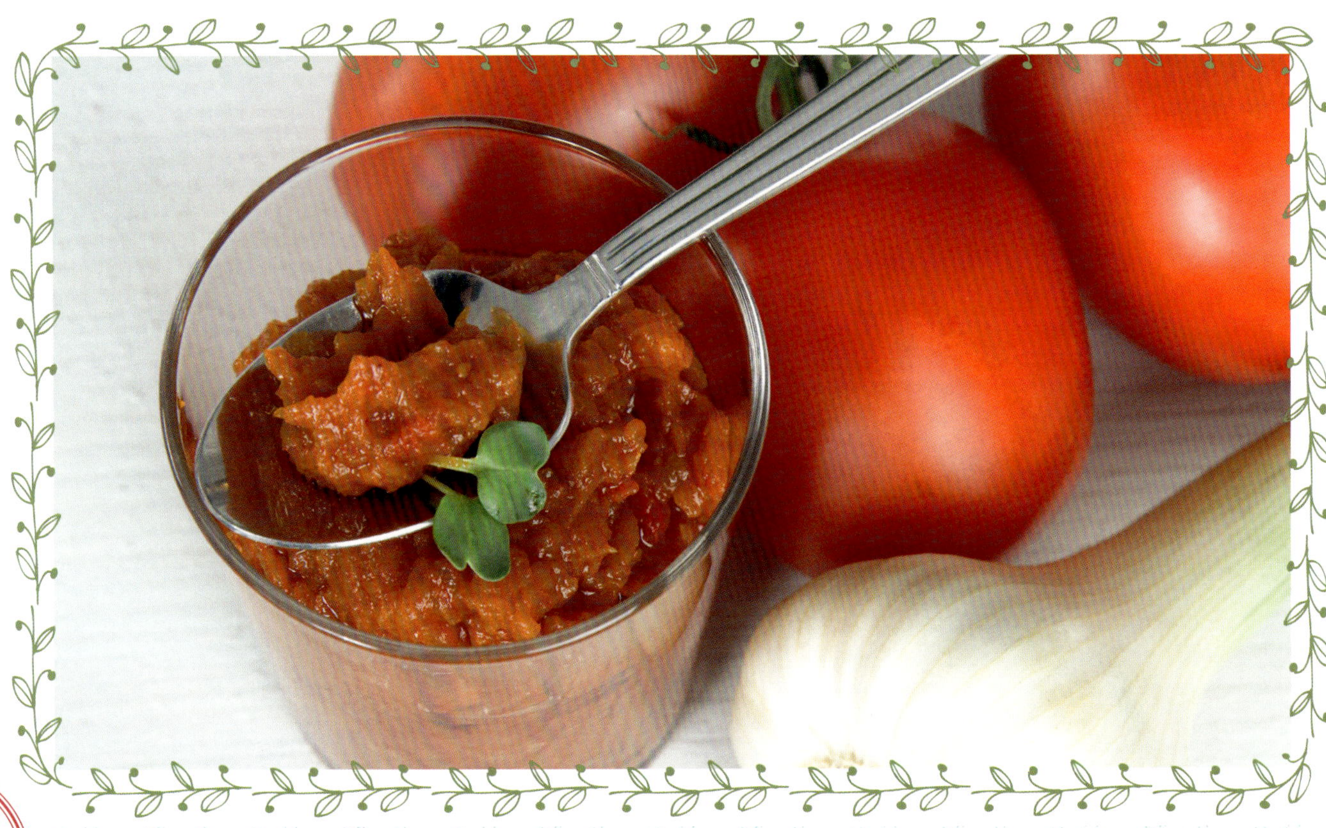

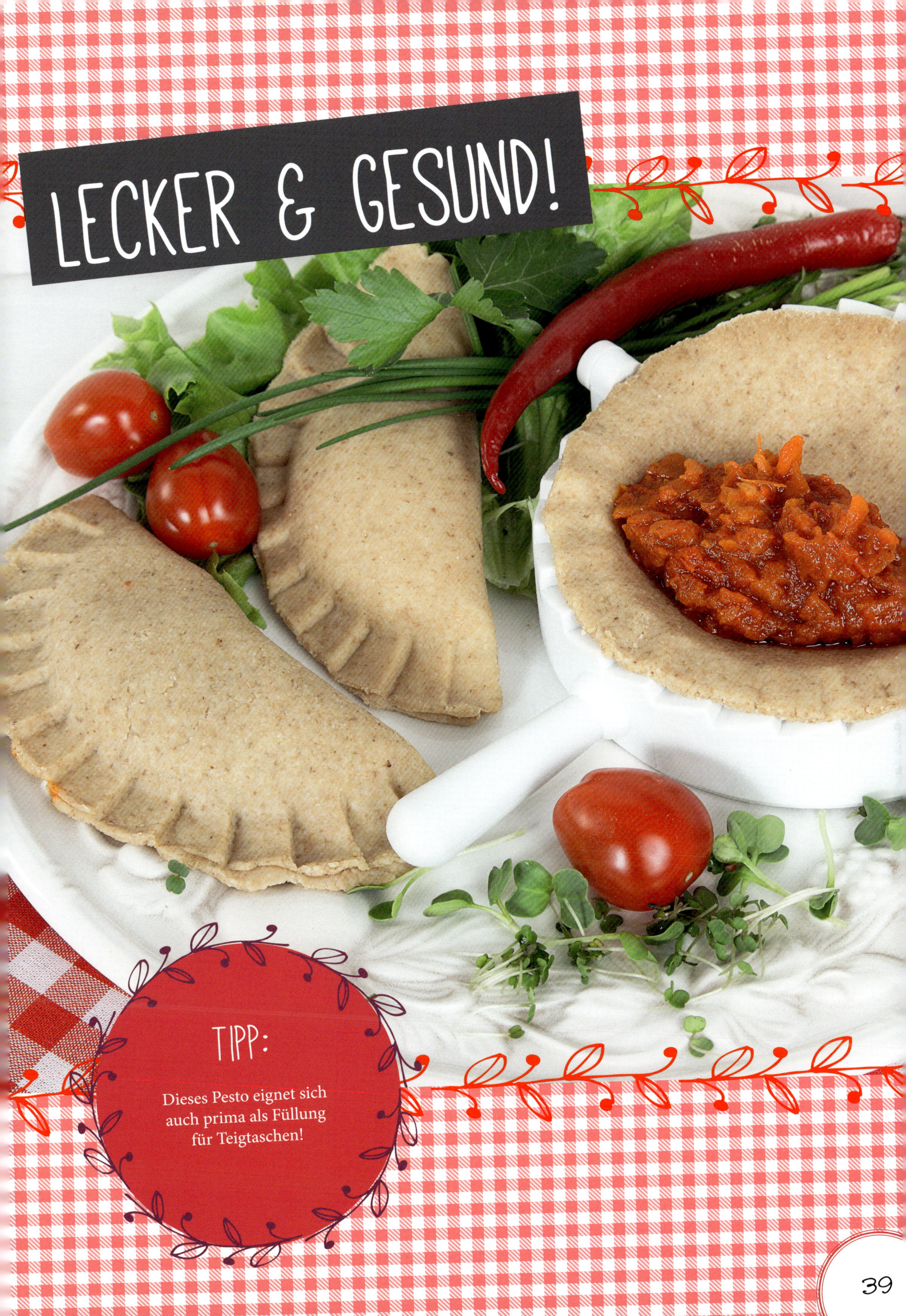
LECKER & GESUND!
TIPP:
Dieses Pesto eignet sich
auch prima als Füllung
für Teigtaschen!

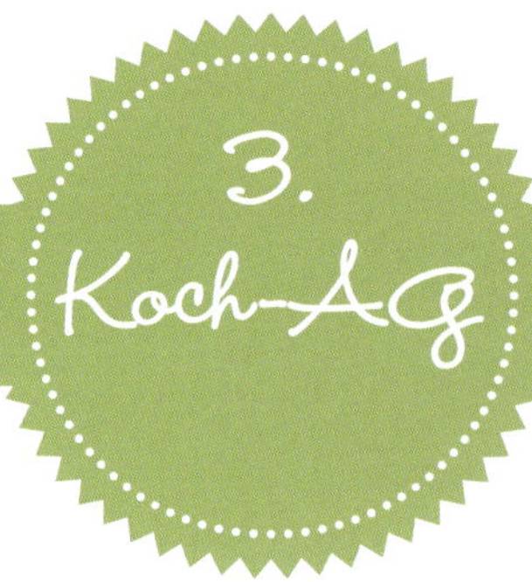

THEMA: GETREIDE

Zeit: 4 Unterrichtsstunden = 180 Minuten
(+ Pausen)
Tipp: Für die Theorie ca. 60 Minuten einplanen.

1. Fragen/Aufgaben/Themen

1. Vollkornmehl/Auszugsmehl. Habt ihr schon mal davon gehört?

Was ist der Unterschied?
Sehr schnell kommen die Schüler auf die Begrifflichkeiten zu sprechen. Sie verstehen, dass es nur ein Auszug sein kann, denn sonst würde es nicht Auszugsmehl heißen.

2. Welche Getreidesorten gibt es?

Weizen, Roggen, Dinkel, Gerste, Hafer, Emmer, Hartweizen, Weichweizen, Triticale, Einkorn, Kamut, Hirse, Reis, Mais u. a. m.

3. Der Getreidemax!

Stellen Sie ihn vor! Das wird ca. 10 Minuten in Anspruch nehmen. Beispiel: Ich erkläre den Kindern, dass Max ein Getreidekorn ist. Er ist schön braun mit seinen Randschichten und sieht glücklich aus! Dann entferne ich den Bezug, und der traurige Max kommt zum Vorschein. „Das sind die fabrikatorischen Schritte, die Randschichten von Max werden entfernt! Das Mehl ist aber immer noch nicht haltbar, wie von der Industrie gewünscht! Könnt ihr euch vorstellen, warum nicht?“ Schnell merken die Kinder, dass sich der Keimling noch am Max befindet. Ich ziehe ihn ab und sage: „Das (in meiner rechten Hand der weiße Mehlkern/Stärkekern) bekommen wir Menschen zu essen in Form von Auszugsmehl, weißen Brötchen, hellen Broten, Kuchen, Nudeln, und das (in meiner linken Hand Randschichten und Keim) bekommt das liebe Vieh in Form von Kleie als Futter.“ Durch diese visuelle Unterstützung verstehen die Kinder das Problem Auszugsmehl/Vollkornmehl viel schneller, funktioniert auch bei Erwachsenen. Bezugsquelle Getreidemax (s. S. 156) – oder aus festem Papier (Karton) selber herstellen.

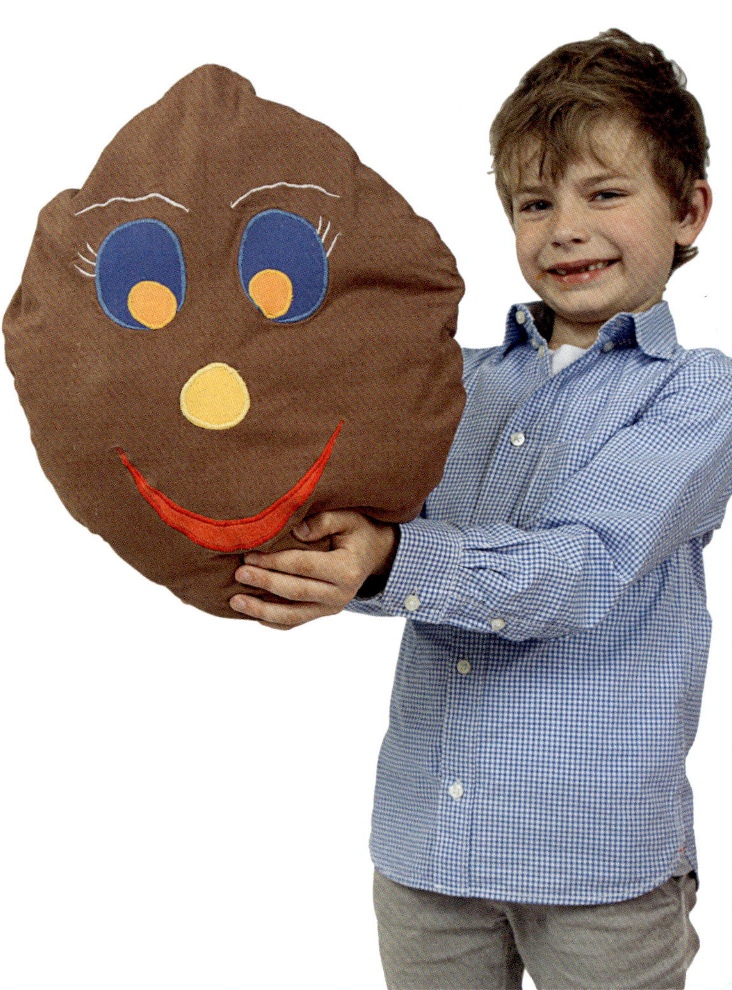

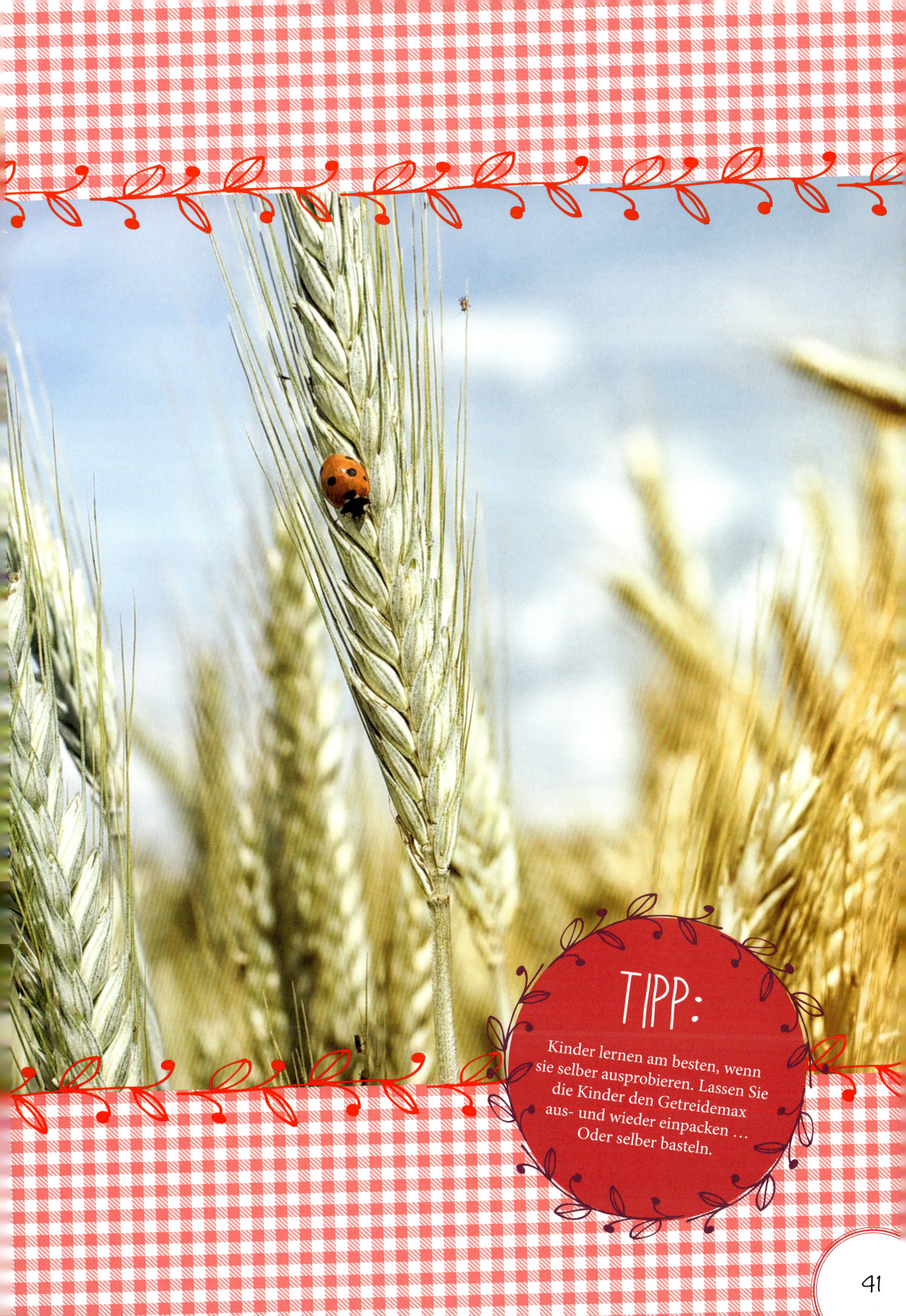

TIPP:

Kinder lernen am besten, wenn sie selber ausprobieren. Lassen Sie die Kinder den Getreidemax aus- und wieder einpacken … Oder selber basteln.

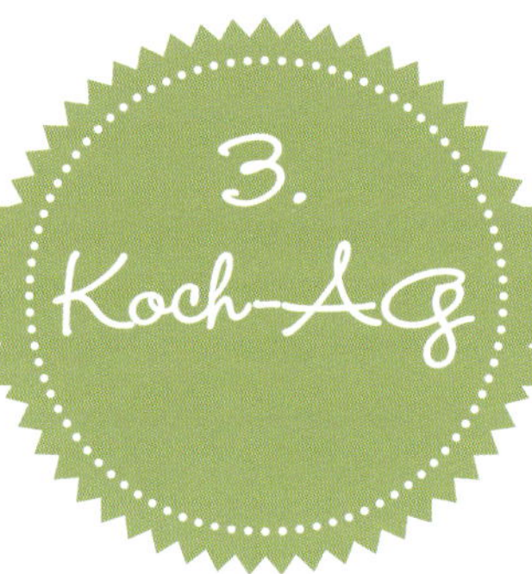

4. Der Film „Das Getreidekorn“ (15 Min.)

Diesen Film können Sie in den Kochpausen zeigen!
Die Gehzeiten der Brötchen oder die Backzeiten können damit kurzweilig und sehr sinnvoll genutzt werden.

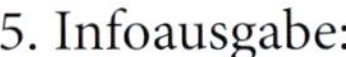

5. Infoausgabe:

Getreide – ein Baustein unserer Ernährung. Anhand dieses Arbeitsblattes erarbeiten Sie mit den Schülern das Thema Getreide.

6. Eine Getreidemühle ist wichtig.

Wenn Sie mit den Schülern Getreide mahlen, werden Sie eine Mühle benötigen. Die meisten Schulen besitzen keine. So sind Sie gezwungen, Ihre eigene Mühle mitzubringen. Beispiel: In einer Grundschule, in der ich gearbeitet habe, hat der Förderverein der Schule eine Mühle angeschafft. Das war mir eine große Hilfe. Solche Gedanken können Sie anstoßen. Es ist allerdings nicht selbstverständlich, dass sie auf fruchtbaren Boden fallen.

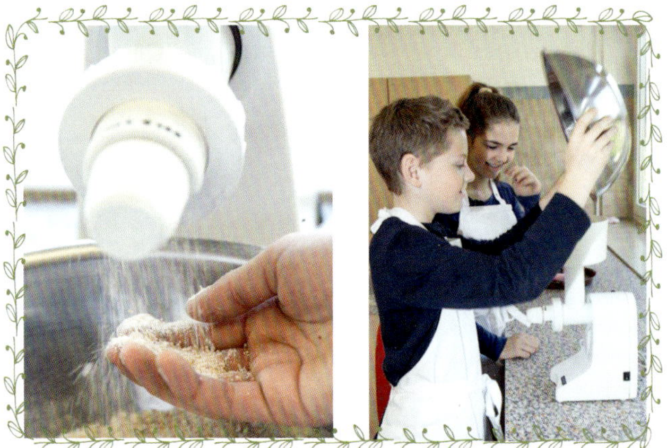

7. Wie fühlen sich Auszugsmehl und Vollkornmehl an?

Wie riecht das frisch gemahlene Mehl? Wie sieht es aus? Wie fühlt es sich an? Es ist z. B. warm, hat je nach Getreideart unterschiedliche Farben, von hell bis dunkler. Erfragen Sie, was die Kinder riechen, fühlen, sehen und schmecken. Sprechen Sie alle Sinne an. Lassen Sie die Schüler Vollkornmehl mit dem Auszugsmehl vergleichen. Was die Kinder ausführen, anfassen, sehen, können sie sich leichter merken. Vom Korn zum Brötchen, wir mahlen und backen selbst.

8. Rezeptbesprechung

Unterrichtsmaterialien:

- Getreidemax bzw. Bastelmaterial
- Film: Vollkorn, ein Baustein unserer Ernährung
- Getreidesorten
- Auszugsmehl zum Vergleichen
- Mühle
- Rezepte:
  Smiley-Brötchen
  Mandelcreme
  Fruchtmarmelade

Kinder möchten Erfahrungen durch eigene Tätigkeit und Mühe und nicht immer nur durch Belehrung Dritter erfahren. Sie möchten etwas bewirken und selbst tätig sein. Sie wollen das Ergebnis ihres Kochens sehen und schmecken. Es hat für sie eine ganz andere Bedeutung, wenn sie selber kochen und backen.

Machen Sie zum Beispiel folgendes Back-Experiment: Stellen Sie unterschiedliche Getreidesorten hin. Die Kinder entscheiden, ob sie z. B. Dinkel, Weizen, Emmer oder Kamut nehmen möchten. So lernen sie, dass die fertigen Brötchen unterschiedlich aussehen (Farbe, Größe).

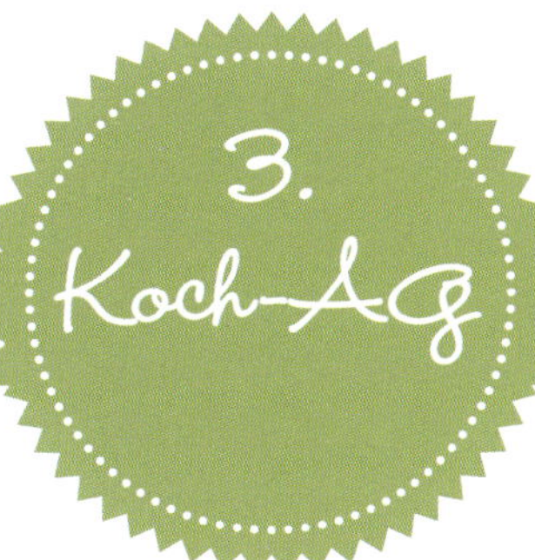

GETREIDE – EIN BAUSTEIN UNSERER ERNÄHRUNG

Warum wir unsere Vollkornbrötchen selber backen

Wie ihr eben im Film gesehen habt, besteht das Getreidekorn aus den Randschichten, Mehlkörper und Keim. Dem Auszugsmehl fehlen die Randschichten und der wertvolle Keim. Sie werden entfernt, damit dieses Mehl unbegrenzt haltbar ist. Heute weiß man, dass Vollkornprodukte für die Gesundheit und als Vorbeugung gegen ernährungsbedingte Zivilisationskrankheiten unbedingt notwendig sind.

Besprechen Sie mit den Schülern, dass man selbst beim Bäcker echte Vollkornbackwaren selten kaufen kann, da die meisten Bäcker keine eigene Mühle besitzen. Backmittelhersteller verkaufen kein Vollkornmehl, sie verkaufen maschinenfähige Produkte.

Zusatzstoffe im Brot

In den meisten Bäckereien und Brotfabriken werden Fertigbackmischungen zur Herstellung von Brot und Backwaren verwendet, in denen Zusatzstoffe enthalten sind.
Chemielabore entwickeln diese sogenannten Backhilfsmittel. Sie werden hauptsächlich aus technischen Gründen (Maschinengängigkeit auf der Backstraße) und aus optischen Gründen (Gebäck soll immer gleich aussehen) hergestellt. Sie können sich nachteilig auf die Gesundheit auswirken. Das weiß der Verbraucher nicht, da es nicht deklariert wird. Der Bäcker weiß es oft auch nicht.

Hier eine kleine Auswahl:

- Farbstoffe, Konservierungsstoffe, Antioxidationsmittel
- Emulgatoren, Verdickungsmittel, Geliermittel
- Stabilisatoren, Geschmacksverstärker, Säuerungsmittel
- Säureregulatoren, Trennmittel, Modifizierte Stärke
- Backtriebmittel, Mehlbehandlungsmittel
- Künstliche Aromastoffe, Enzyme u. a. m.

Die Vollwertküche kommt ohne diese „Zutaten“ aus. Wir verwenden Biohefe, Natursauer und Weinsteinbackpulver als Backtriebmittel.[*11]

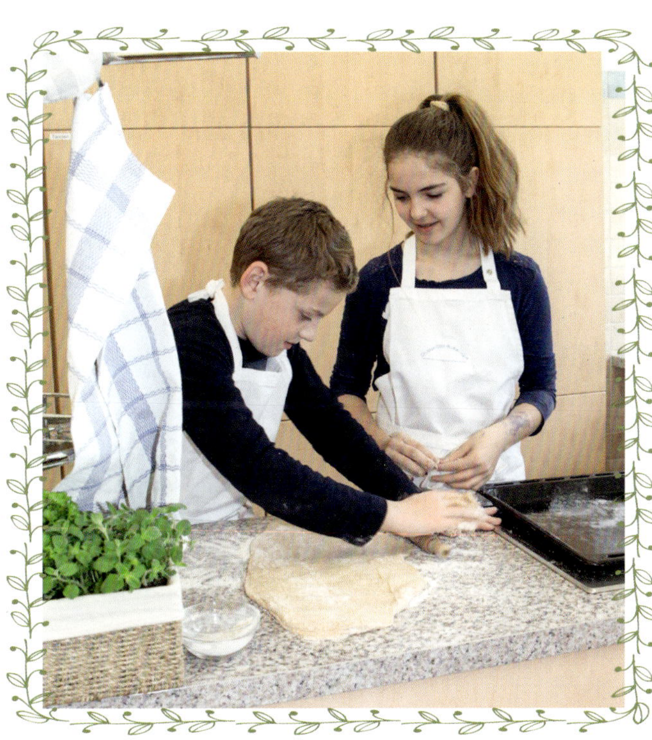

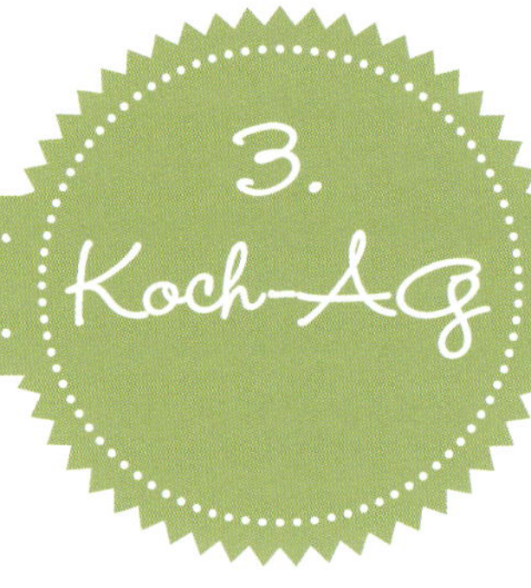

SMILEY-BRÖTCHEN 10 –14 Stück

Zutaten:

- 90 g Roggen sehr fein mahlen
- 100 g Buchweizen sehr fein mahlen
- 400 g Dinkel sehr fein mahlen
- 250 – 300 ml Wasser (variiert je nach Feinheitsgrad des Mehls)
- 1 Würfel Bio-Hefe
- 2 TL Salz
- 2 EL Sonnenblumenöl
- Mohn, Sesam, Sonnenblumenkerne

Backzeit:

Im vorgeheizten Backofen 10 Min. bei 250 Grad, dann 10 Min. bei 180 Grad.

Tipp:

Nach dem Herausnehmen sofort wieder mit Wasser besprühen und auf einem Gitter abkühlen lassen.

Zubereitung:

1. Mehl in eine Schüssel geben. Eine Mulde formen, einen Teil des Wassers mit der Hefe in der Mulde zu einem dicklichen Brei verrühren. Abdecken und 15 Min. gehen lassen.
2. Salz und Öl zugeben, sowie nach und nach das restliche Wasser.
3. Alles gut verkneten. Der Teig darf nicht zu weich sein, evtl. etwas weniger Wasser nehmen.
4. 60 – 80 g schwere Stücke abwiegen und zu Brötchen formen.
5. Die obere Brötchenhälfte in Wasser tauchen, dann in verschiedene Ölsaaten drücken.
6. Anschließend mit Wasser besprühen und einschneiden. 10 Minuten gehen lassen.

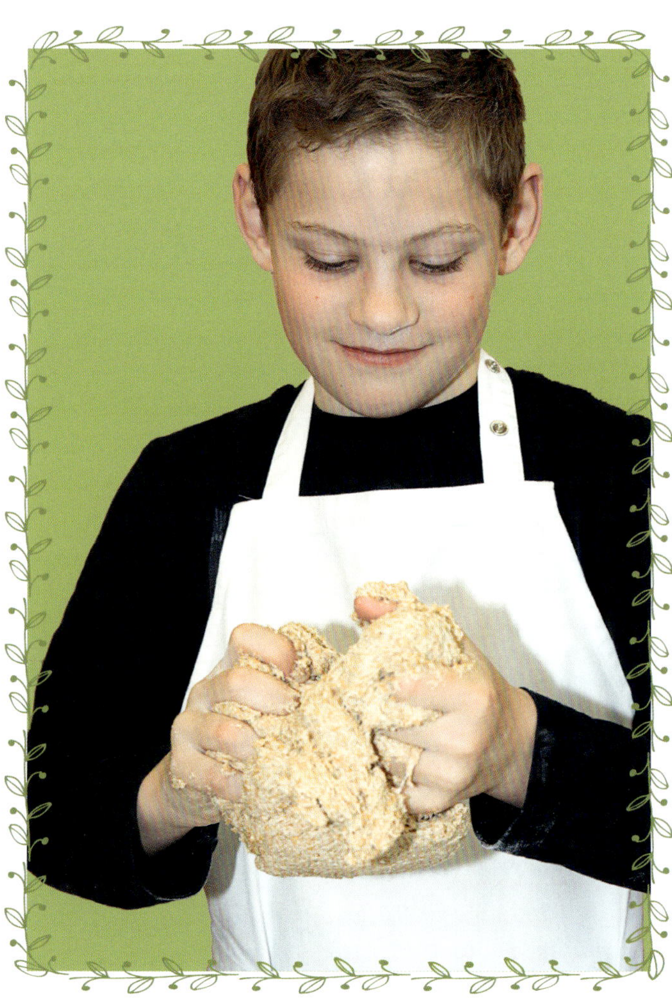

BITTE LÄCHELN!

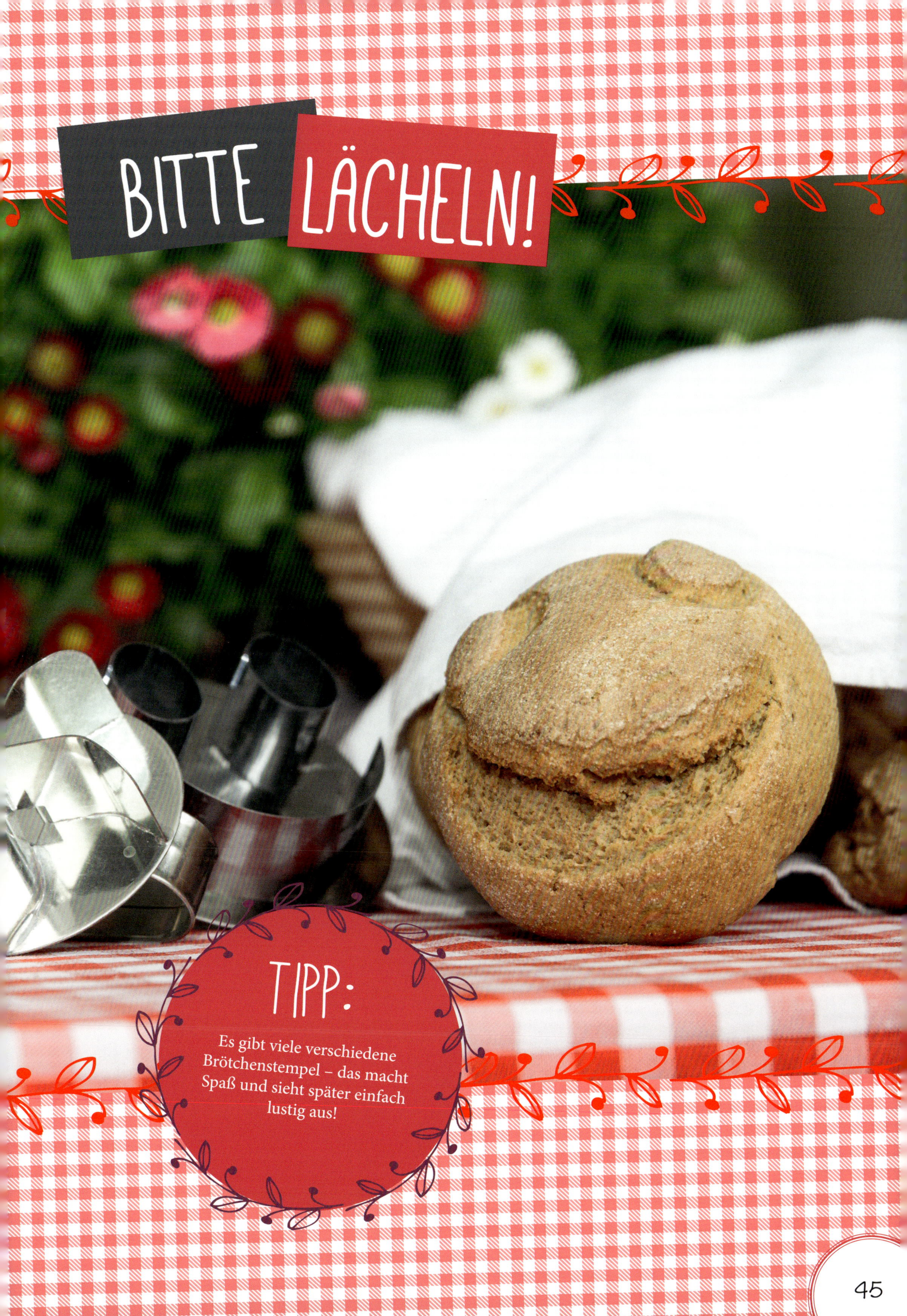

TIPP:

Es gibt viele verschiedene Brötchenstempel – das macht Spaß und sieht später einfach lustig aus!

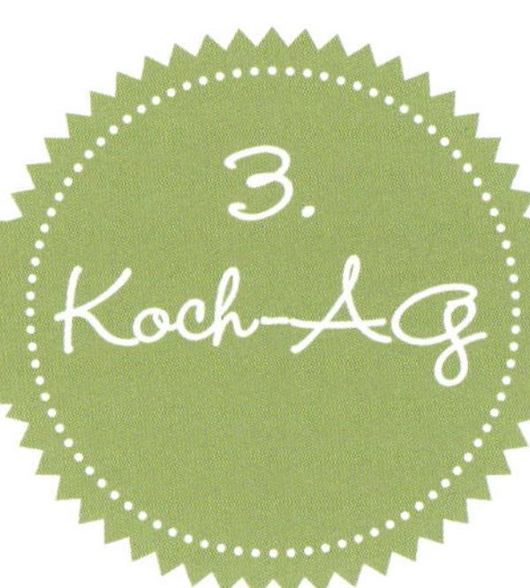

MANDELCREME

Zutaten:

- 125 g Mandelmus
- 125 g weiche Butter
- 80 g Honig
- 1,5 EL Kakao

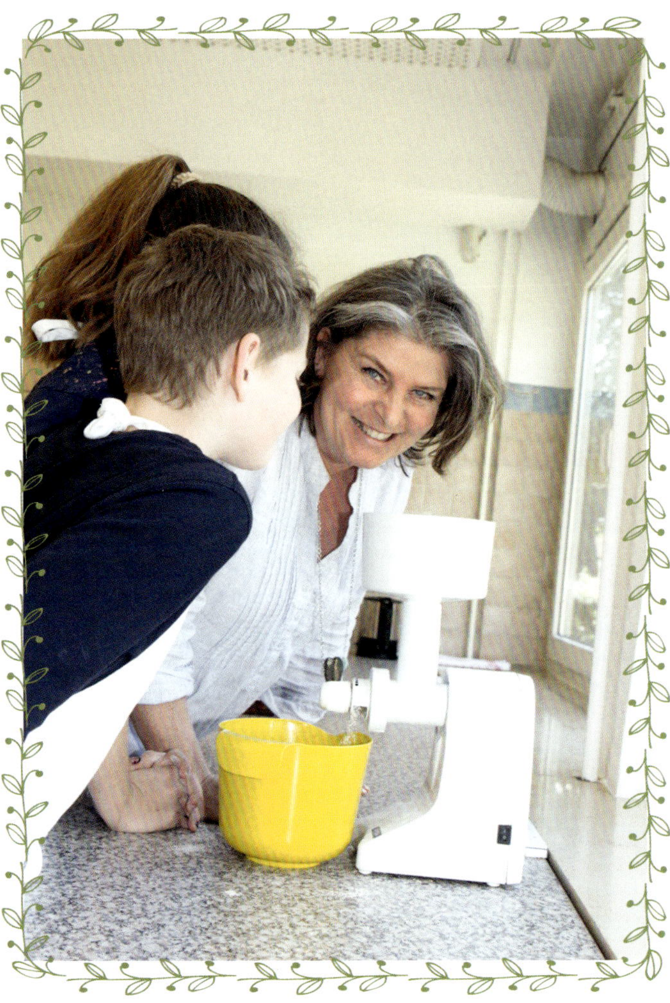

Zubereitung:

1. Butter schaumig schlagen und mit allen Zutaten vermengen.
2. Je nach Geschmack und Farbe kann auch mehr oder weniger Honig und Kakao verwendet werden.

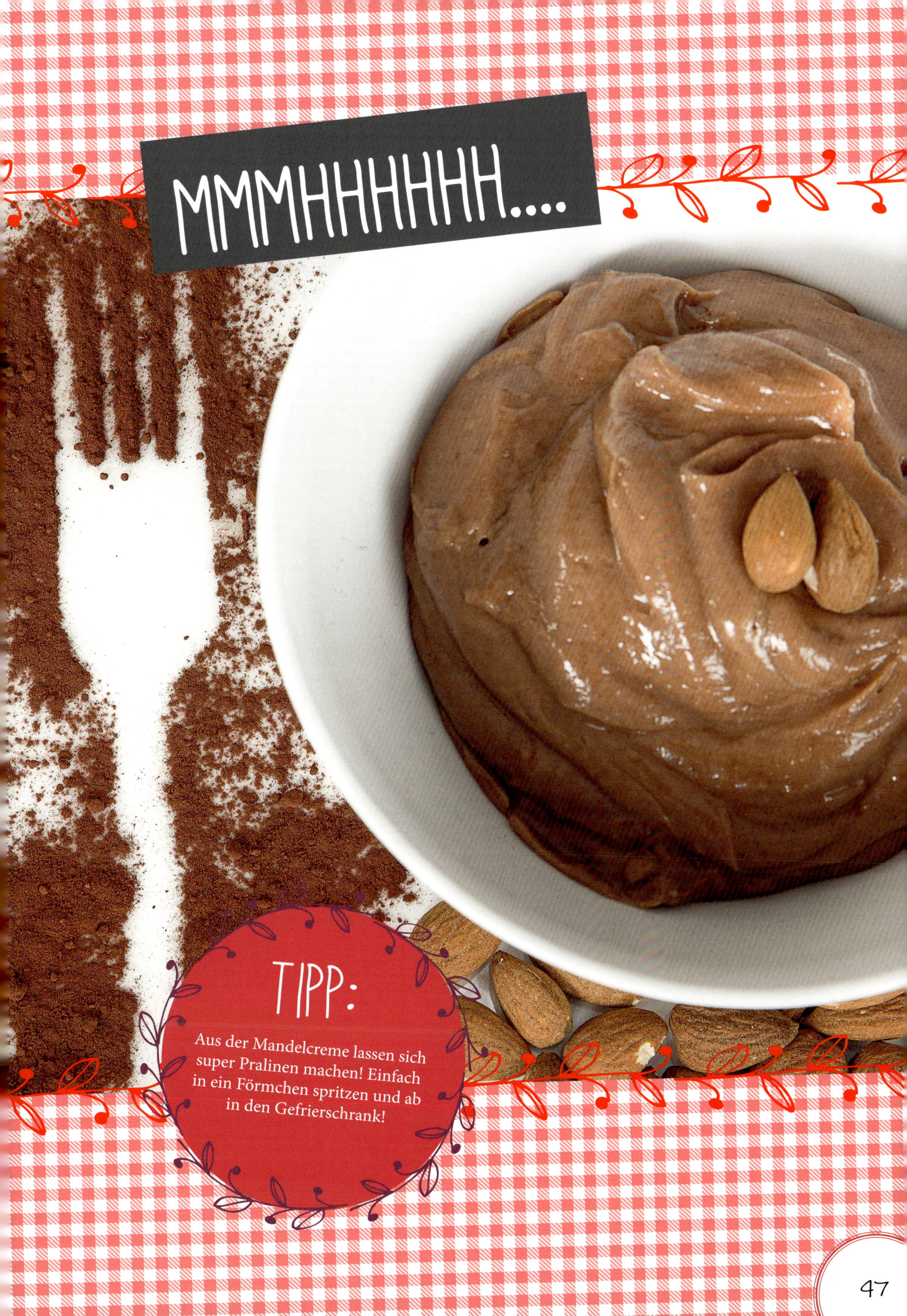
MMMHHHHHH....
TIPP:
Aus der Mandelcreme lassen sich super Pralinen machen! Einfach in ein Förmchen spritzen und ab in den Gefrierschrank!

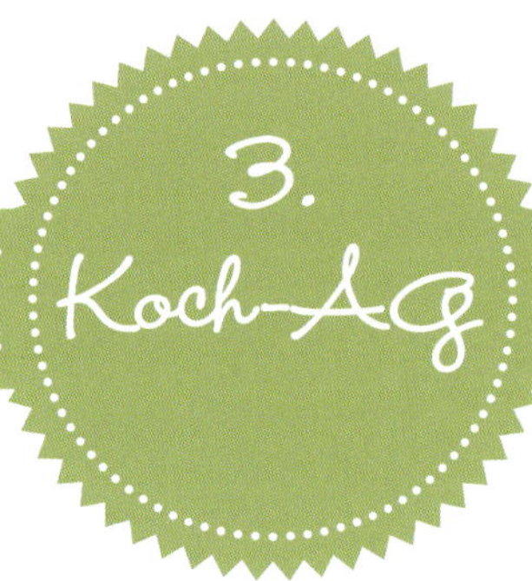

FRUCHTMARMELADE

Zutaten:

- 250 g Früchte
- 40 g Vollkornreis
- 3 EL Honig
- 1 TL Zitronensaft
- 1 MS Vanille

Zubereitung:

1. Früchte pürieren, Saft auffangen und mit einem Drittel des Pürees aufkochen.
2. Vollkornreis fein mahlen, mit dem Schneebesen in die kochende Flüssigkeit rühren.
3. Herd ausschalten und das Püree etwa 15 Minuten ausquellen lassen.
4. Restliche rohe Fruchtmasse unterrühren.
5. Mit Honig, Zitrone und Vanille abschmecken.

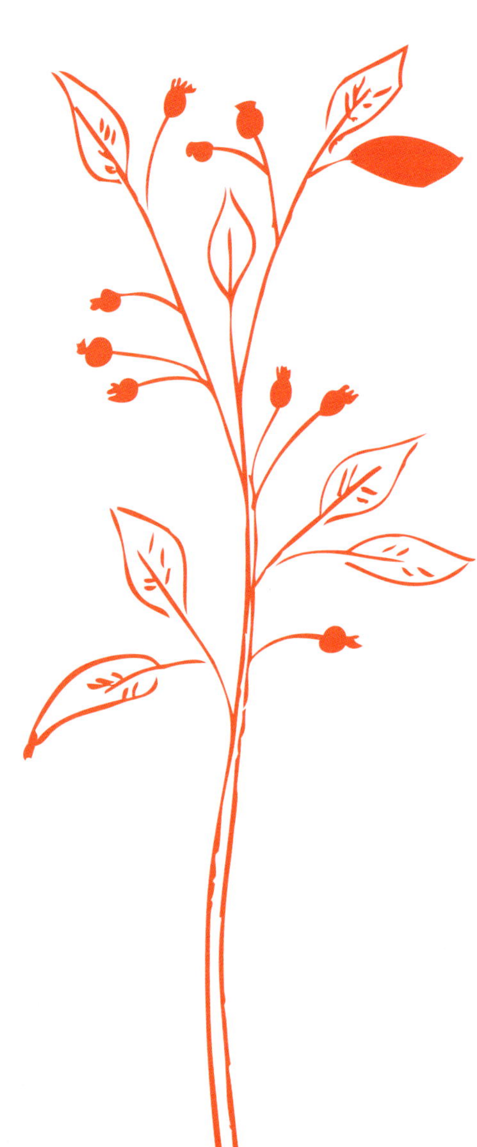

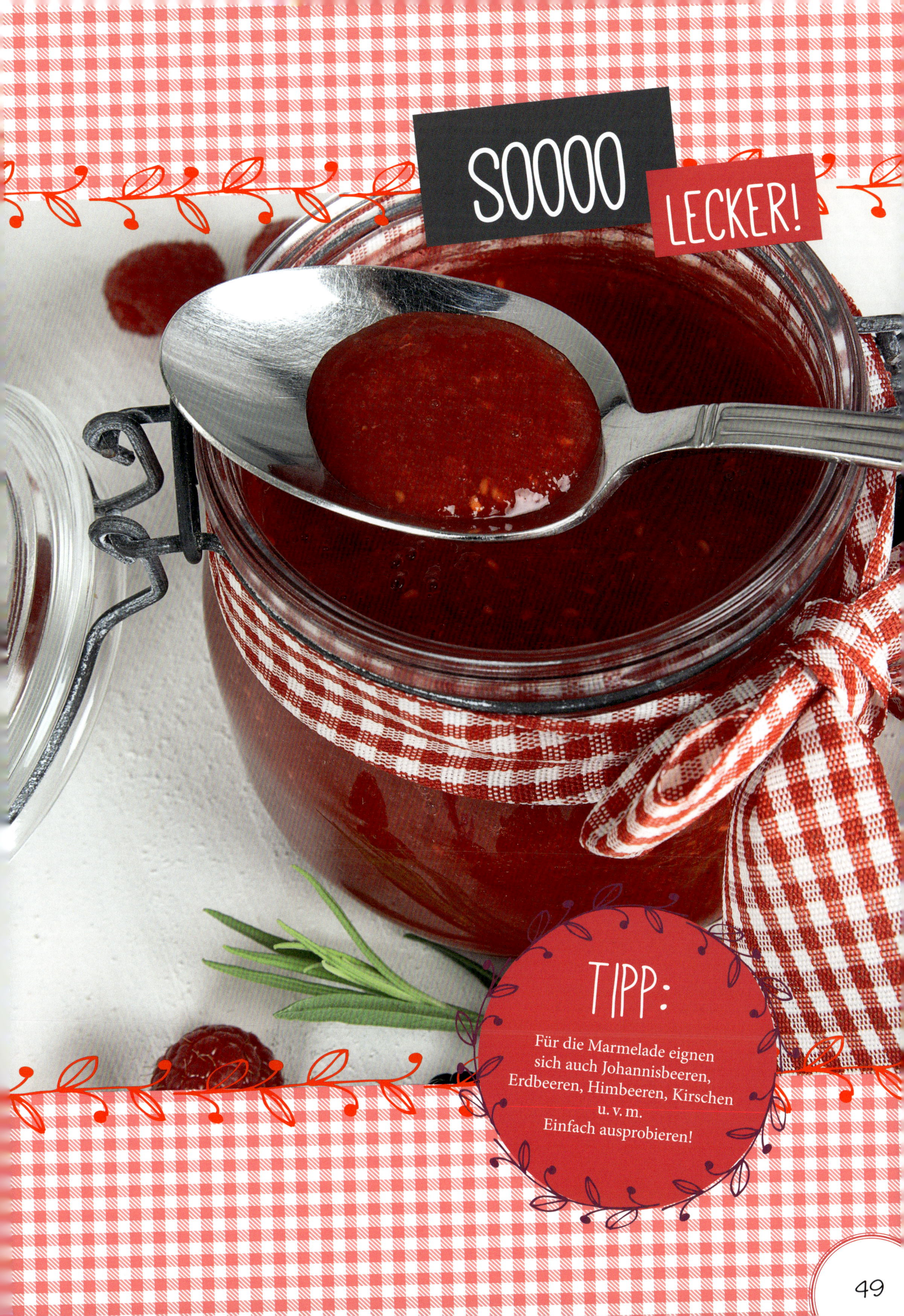
SOOOO
LECKER!
TIPP:
Für die Marmelade eignen sich auch Johannisbeeren, Erdbeeren, Himbeeren, Kirschen u. v. m.
Einfach ausprobieren!

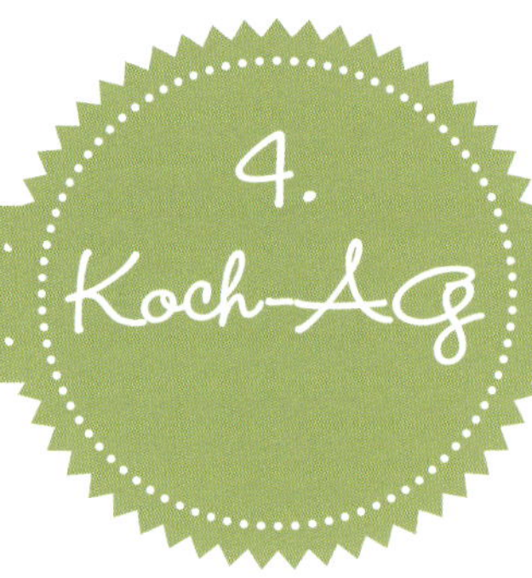

THEMA: FABRIKZUCKER ALS SUCHTMITTEL

Zeit: 4 Unterrichtsstunden = 180 Minuten (+ Pausen)
Tipp: Für die Theorie ca. 45 Minuten = eine Unterrichtsstunde einplanen.

Fragen/Aufgaben/Themen:

1. Kennt ihr das Gefühl, wenn ihr nach Süßigkeiten sucht?
Anhand der Blutzuckerkurve können Sie mit den Kindern das Verlangen nach Süßem erläutern.

2. Warum ist das so? Wie fühlt sich das an?
Die gepunktete Kurve steigt nach dem Fabrikzuckerverzehr steil nach oben. Ist die Kurve am höchsten Punkt angekommen, fühlt ihr euch am leistungsstärksten. Dann schießt die Kurve nach unten steil ab. Ist der Blutzucker am niedrigsten Punkt angekommen, fühlt ihr euch schlapp, müde, ausgelaugt. Dann habt ihr wieder Verlangen nach mehr Süßigkeiten.
Achten Sie auf das Alter der Kinder, je älter, desto komplexer können Sie erklären.

3. Ist Fabrikzucker ein Suchtmittel?
Wenn er nicht mehr als Gewürz genommen wird, sondern als Nahrungsmittel, kann er zur Sucht werden. Siehe Arbeitsblatt: Die Süßigkeiten als psychologisches Problem (s. S. 52)!

4. Wiederholen:
Die Blutzuckerkurve nach dem Verzehr von vitalstoffreicher Vollwertkost und nach Verzehr von Fabriknahrungsmitteln erklären und an die Tafel zeichnen!

5. Wie süßen wir heute unseren Nachtisch?
Antwort: Mit Honig.

6. Test für zu Hause:
Versucht, eine Woche ohne sichtbaren und versteckten Fabrikzucker zu leben!

7. Nächste Woche: Erfahrungsaustausch

8. Rezeptbesprechung

Unterrichtsmaterialien:

- Fabrikzuckerplakat der GGB
- Arbeitsblätter:
  „Über das natürliche Verlangen der Kinder nach Süßem“
  „Süßigkeiten als psychologisches Problem“
  „Süßigkeiten, ein Problem für den Organismus“
  „Was können wir tun?“
  „Gesundheit ist nicht alles …“
- Rezepte:
  Gemüsesuppe mit Honig und Ingwer
  Beerencreme

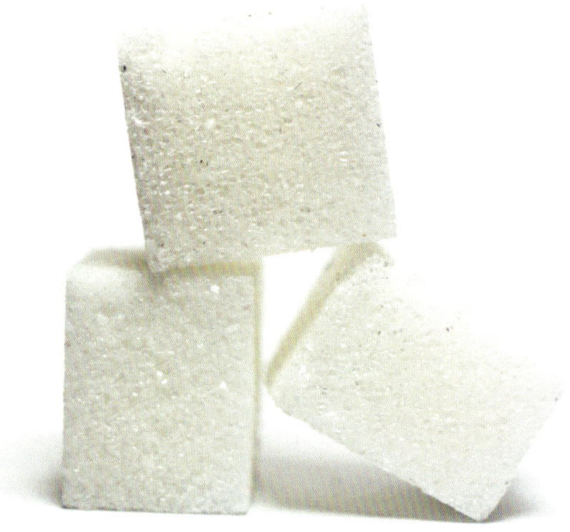

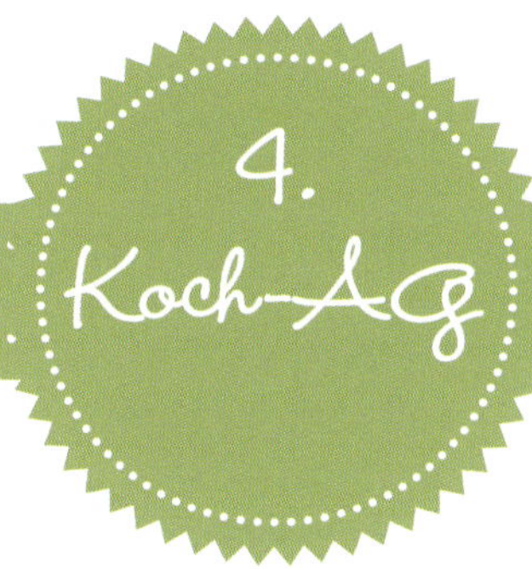

DER BLUTZUCKER

Nach Cleave und Campbell kann man sich die Pankreasschädigung durch den jahrzehntelangen Genuss von Fabrikzucker und Auszugsmehlen folgendermaßen erklären:

Nach dem Verzehr eines kohlenhydrathaltigen Lebensmittels kommt es beim Gesunden zu einem leichten Anstieg des Blutzuckers, der nach kurzer Zeit wieder zur Ausgangslage zurückkehrt.

Diese liegt normalerweise bei 80 – 120 mg%. Dies gilt z. B. beim Genuss eines Vollgetreidegerichts wie Vollkornbrot, Frischkornbrei oder einer süßen Frucht. Ganz anders liegen die Verhältnisse nach dem Verzehr eines Nahrungsmittels, das aus Auszugsmehlen hergestellt wird oder gar zusätzlich Fabrikzucker enthält, wie es z. B. bei Kuchen der Fall ist. Danach kommt es zu einem steileren Anstieg der Blutzuckerkurve (s. Tab.). Nach jedem Anstieg des Blutzuckers kommt es als Gegenregulierung zu einem Absinken.

Ein flacher Anstieg ist von einem flachen Abfall gefolgt, ein steiler Anstieg von einem steilen Abfall. Im letzten Fall kommt es leicht zu einem vorübergehenden Absinken des Blutzuckers unter die Norm, einer Unterzuckerung. Den erhöhten Gehalt von Zucker im Blut – es handelt sich immer um Traubenzucker – nennt man Hyperglykämie, die Unterzuckerung Hypoglykämie.

Blutzuckerkurve

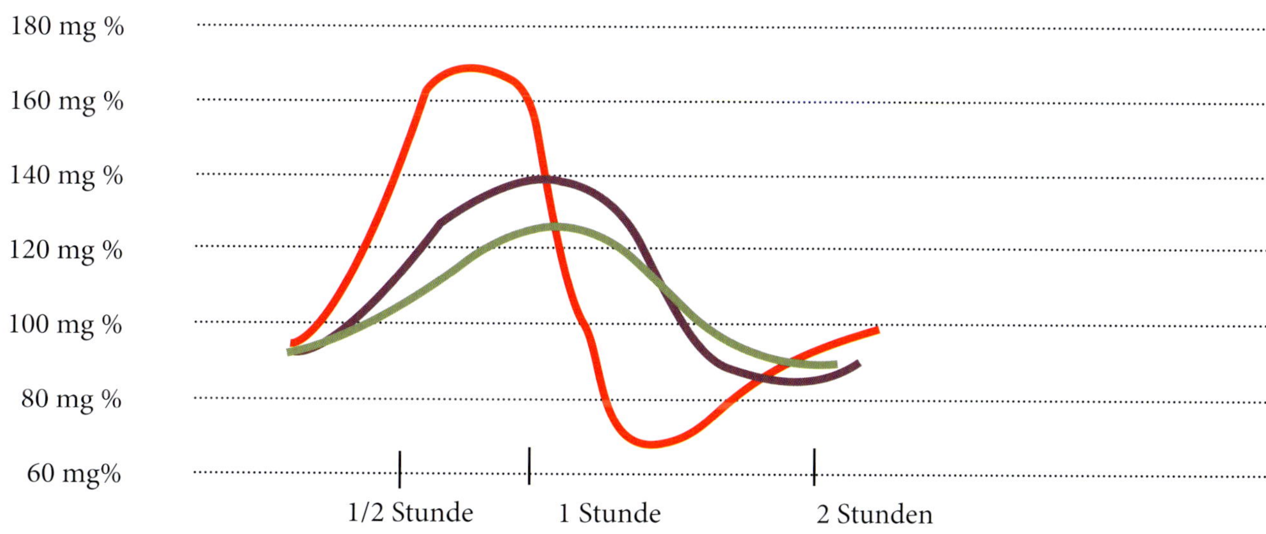

Nach Verzehr einer Vollkornmahlzeit
Nach Mahlzeit mit Auszugsmehlen
Nach Verzehr mit Fabrikzucker gesüßter Speisen

Quelle: M. O. Bruker, „Diabetes“, emu-Verlag

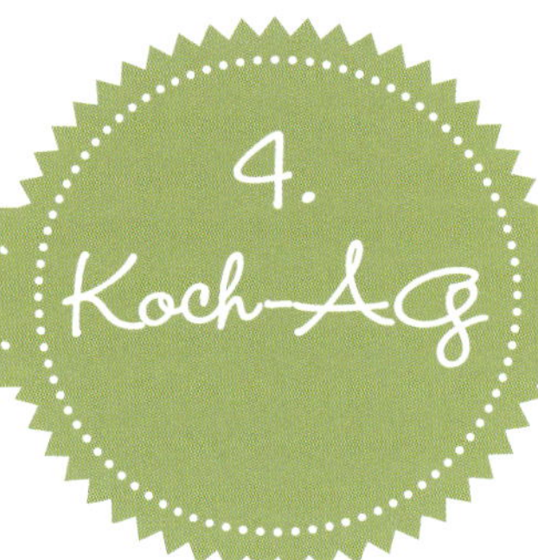

ÜBER DAS NATÜRLICHE VERLANGEN DER KINDER NACH SÜẞEM

von Dr. med. M. O. Bruker

Da das Verlangen nach Süßem immer stärker wird, je mehr Fabrikzucker genossen wird, entstand die Vorstellung, dass es sich dabei um ein natürliches Verlangen der Kinder nach Zucker handle, und daraus wurde der ebenso falsche Schluss gezogen, dass man den Kindern möglichst viel Süßes geben soll, *weil der Körper es verlangt.* Hier liegt ein verhängnisvoller Irrtum vor. Die Gier nach Süßigkeiten ist bereits ein Symptom, dass dem Kind etwas fehlt; allerdings fehlt ihm nicht der Fabrikzucker, sondern andere biologische Wirkstoffe, vor allem Vitamin B 1.

Dass es sich bei der Zuckergier der Kinder um ein klassisches Zeichen des Vitalstoffmangels handelt, lässt sich leicht durch eine Probe aufs Exempel zeigen. Gibt man diesen Kindern süße Früchte anstelle der mit Fabrikzucker gesüßten Nahrungsmittel, und versorgt man sie durch Vollkornprodukte anstelle von Auszugsmehlen und durch tägliche Beilagen von Frischkost ausreichend mit Vitalstoffen, dann dauert es nur kurze Zeit, bis der ganze Spuk des *natürlichen Verlangens* verschwunden ist.

Die Süßigkeiten als psychologisches Problem

Gerade diese Beobachtungen zeigen, dass beim Kind der Fabrikzucker kein Ernährungsproblem, sondern vielmehr ein psychologisches Problem ist. Es ist interessant, dass mit keinem *Lebens*mittel eine echte Sucht erzeugt werden kann. Im Gegenteil, wenn man täglich z. B. Spinat essen würde, könnte bald eine gewisse Abneigung gegen Spinat auftreten. Der Organismus sichert sich durch diese Abneigung gegen Schäden, die durch einseitige Nahrung entstehen können.

Dass es beim Fabrikzucker, im Gegensatz z. B. zum Obst, zu einem immer größeren Verlangen kommt, je mehr man davon isst, stellt ihn auf dieselbe Stufe mit den anderen Genussmitteln Alkohol, Kaffee und Tabak. Wer in den Teufelskreis der Genussmittel kommt, ist in Gefahr, darin hängenzubleiben.

So ist tatsächlich der Fabrikzucker imstande, echte Sucht wie die Genussmittel zu erzeugen, wodurch seine gefährliche Sonderstellung unter den *Nährstoffen* besonders deutlich wird.
Die Gefahr, vom Fabrikzucker nicht mehr loszukommen, wird natürlich durch den süßen – also lustbetonten – Geschmack unterstützt bzw. überhaupt erst ermöglicht.

aus Dr. med. M. O. Bruker/Ilse Gutjahr,
„Biologischer Ratgeber für Mutter und Kind"
emu-Verlag

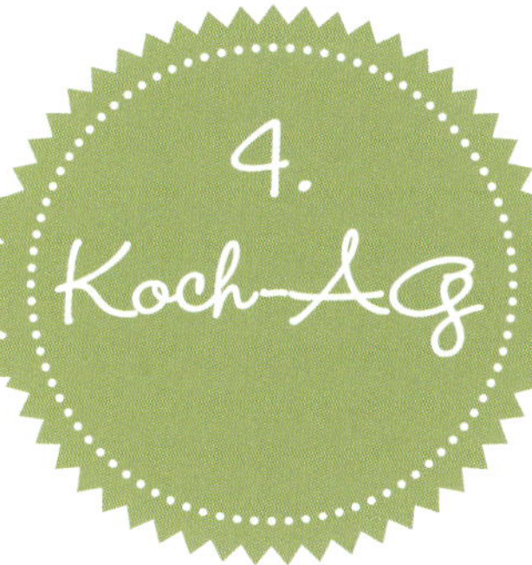

Was können wir tun, um gesund zu bleiben?

- Bewegung an frischer Luft
- Genügend Schlaf
- Nichtraucher bleiben
- Auf Energy-Drinks verzichten
- Alkoholmissbrauch vermeiden
- Keinen Sucht- oder Medikamentenmissbrauch
- Für Ausgleich sorgen durch Ruhe und seelisches Wohlbefinden
- Den Umgang mit neuen Medien und Werbung beherrschen (damit diese uns nicht beherrschen).

Voraussetzung für Leistungsfähigkeit und Gesundheit ist eine vitalstoffreiche, vollwertige Ernährung. Die Krankheiten, die durch eine falsche Ernährungsweise entstehen, nennt man

Ernährungsbedingte Zivilisationskrankheiten:

1. Der Gebissverfall, die Zahnkaries, die Parodontose
2. Die Erkrankungen des Bewegungsapparates
3. Die Stoffwechselkrankheiten
4. Die meisten Erkrankungen der Verdauungsorgane
5. Gefäßerkrankungen
6. Mangelnde Infektabwehr
7. Die meisten sogenannten Allergien
8. Manche organischen Erkrankungen des Nervensystems
9. Auch an der Entstehung des Krebses ist die Fehlernährung in erheblichem Maße beteiligt.

Krankheiten bringen oft Schmerzen, Traurigkeit, Leid, aber auch Einsamkeit mit sich. Aktivitäten und Lebensfreude werden gemindert. Als Folge geht oft der Arbeitsplatz verloren, das Geld wird knapp, Not und Armut treten ein.

Die Kosten, die dadurch bei den Krankenkassen, Rentenkassen oder Sozialämtern entstehen, müssen dann die arbeitenden Mitbürger bezahlen.
Um sich vor Krankheit zu schützen, entscheiden sich immer mehr Menschen für eine vollwertige Lebensweise.

Gesundheit ist nicht alles, doch ohne Gesundheit ist alles nichts!

Schon die alten Ägypter wussten:
„Die meisten Menschen essen zu viel.
Von einem Viertel dessen, was sie essen, leben sie, von den restlichen drei Vierteln leben die Ärzte!"

Wir wissen heute:
Die Speisen werden eingeteilt in Lebensmittel und Nahrungsmittel.

Es kommt nicht auf die Quantität (= Kalorien zählen), sondern auf die Qualität an.

Es werden zu viele Nahrungsmittel / Industrieprodukte gegessen, jedoch zu wenig Lebensmittel. Daher sind Kenntnisse über Ernährung sowie über die Auswahl der richtigen Lebensmittel und ihre schonende Zubereitung genauso wichtig wie Lesen, Schreiben, Rechnen.

(s. Kollathtabelle S. 131 – 133)

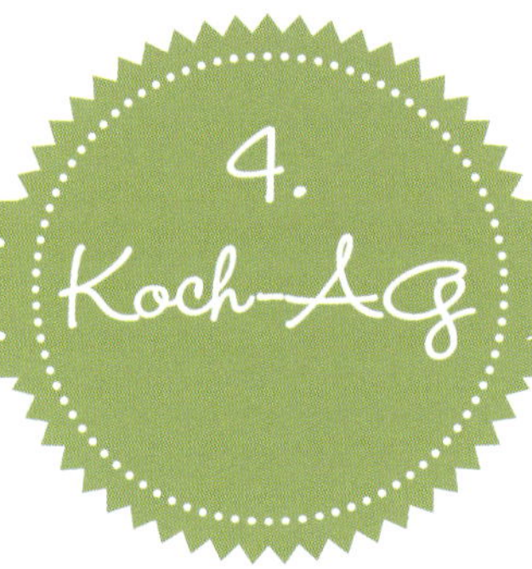

GEMÜSESUPPE MIT HONIG UND INGWER

1 Suppe für 6 Kinder

Zutaten pro Suppe:

Jeweils 300 g Gemüse (Karotten für die orangefarbene Suppe, Zucchini oder Erbsen für die grüne Suppe, Blumenkohl oder Kohlrabi für die weiße Suppe).

Pro Suppe:

- 200 g Kartoffeln
- 1 Zwiebel
- 1 Knoblauchzehe
- 1 EL Butter
- 1 TL Honig
- 1 Becher süße Sahne
- ¾ l Gemüsebrühe (evtl. mehr nehmen)
- frischer Ingwer und Gewürze (Majoran, Estragon, Bohnenkraut, Paprika, Curry u. v. m.)
- 1–2 TL Zitronensaft
- glatte Petersilie

Zubereitung:

1. Kartoffeln putzen und in grobe Würfel schneiden, Gemüse putzen und schneiden.
2. Zwiebeln und Knoblauch abziehen, fein würfeln und in Butter andünsten.
3. Gemüse und Honig zugeben und kurz mitdünsten.
4. Dann Brühe, Kartoffeln und nach Geschmack ein kleines Stück Ingwer zugeben und im geschlossenen Topf ca. 20 Min. garen.
5. Sahne hinzugeben und kurz miterhitzen (nicht kochen).
6. Die Suppe mit dem Pürierstab pürieren.
7. Mit Salz, Pfeffer, Zitronensaft und den genannten Gewürzen nach Gechmack abschmecken.
8. Suppe auf Teller füllen und mit gehackter Petersilie servieren.

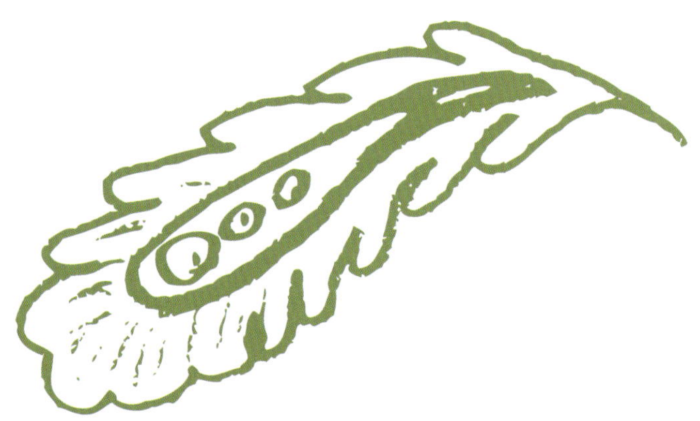

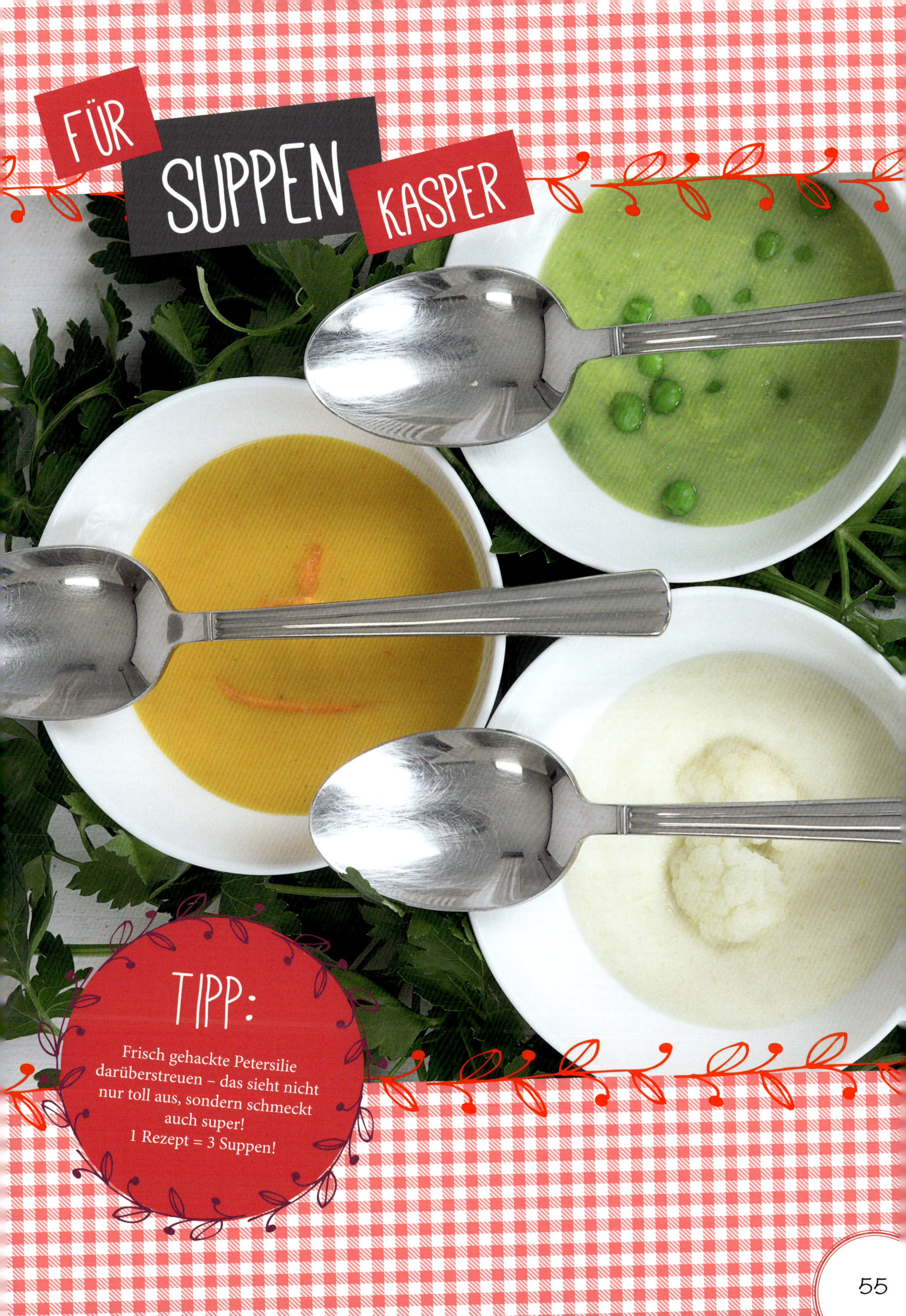
FÜR
SUPPEN
KASPER
TIPP:
Frisch gehackte Petersilie darüberstreuen – das sieht nicht nur toll aus, sondern schmeckt auch super!
1 Rezept = 3 Suppen!

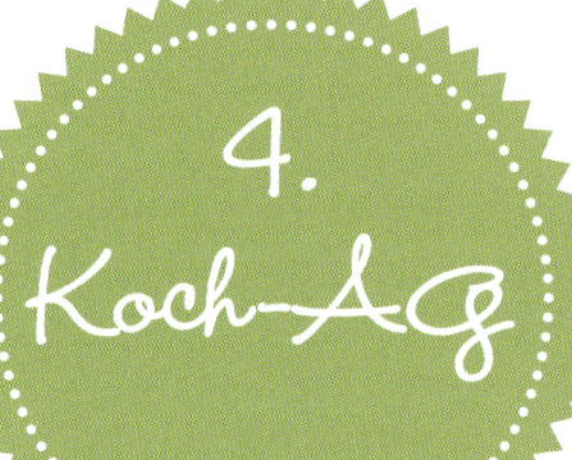

BEERENCREME für 6 – 8 Kinder

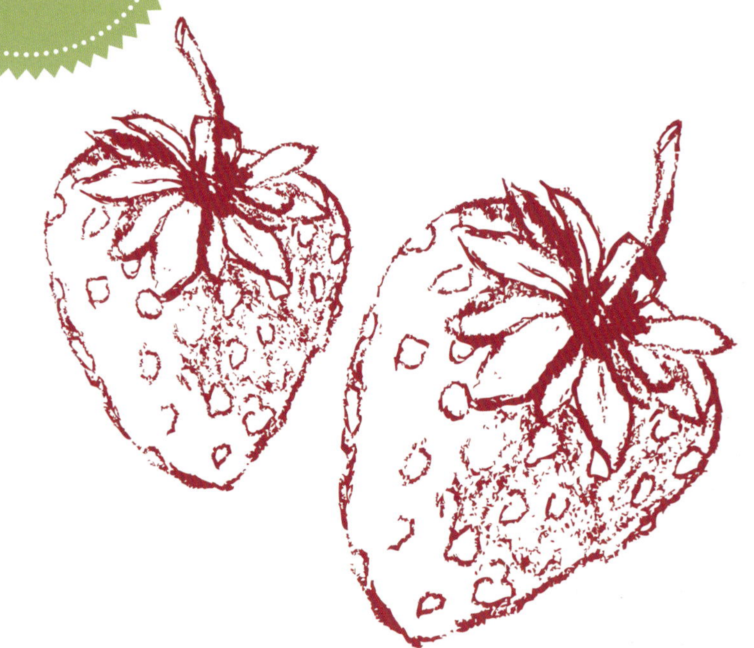

Zutaten:

- 500 g Schmand
- 250 g Sahne
- 750 g gefrorene Beeren oder frische Früchte der Saison
- Honig nach Geschmack

Zubereitung:

1. Sahne steif schlagen.
2. In einem anderen Gefäß Schmand mit Honig verrühren.
3. Die aufgetauten Früchte und etwas von der dabei anfallenden Menge Fruchtsaft dazugeben und mit einem Schneebesen unterheben.
   Die Masse sollte eine cremige Konsistenz haben und darf nicht zu flüssig sein.
4. Die Schlagsahne unterheben.
5. Dekorativ anrichten und servieren!

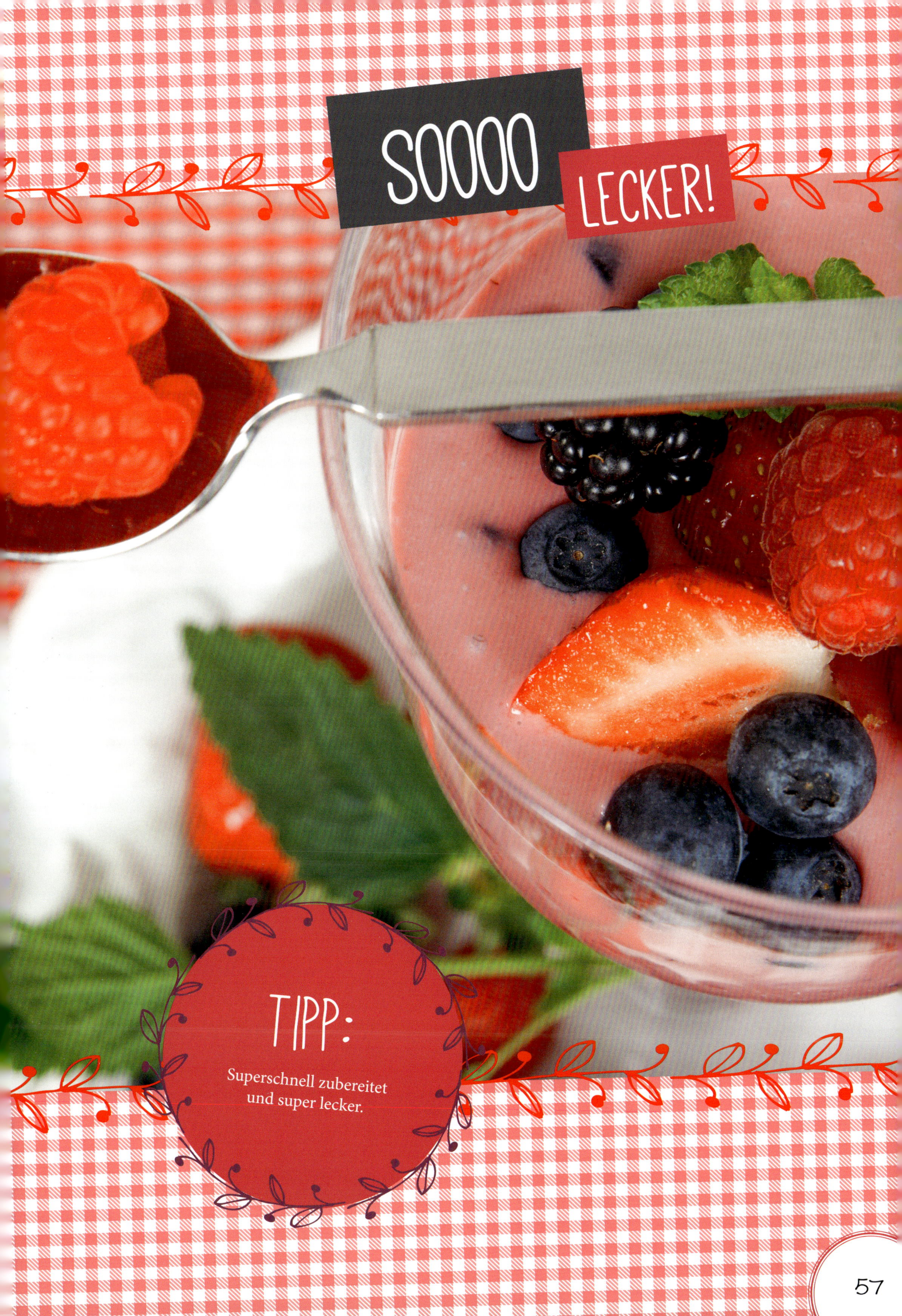
SOOOO
LECKER!
TIPP:
Superschnell zubereitet
und super lecker.

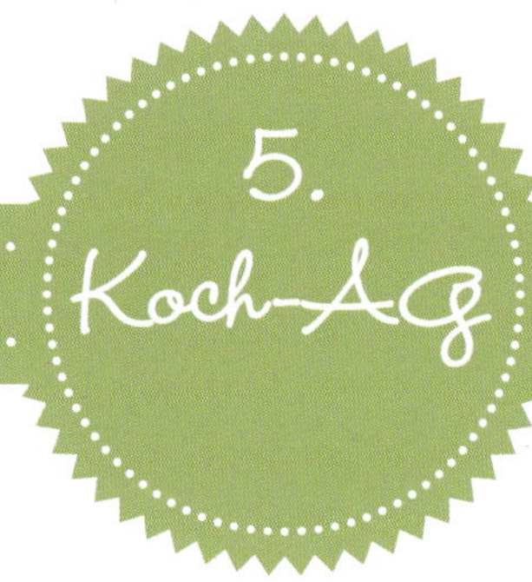

THEMA: KETCHUP, WAS IST DENN DA DRIN?

Zeit: 3 Unterrichtsstunden = 135 Minuten (+ Pausen)
Tipp: Für die Theorie ca. 45 Minuten = eine Unterrichtsstunde einplanen.

Fragen/Aufgaben/Themen:

1. Wie ist es euch in der letzten Woche ohne Fabrikzucker ergangen?
Diskussion

2. Wo ist überall Fabrikzucker enthalten?
Lassen Sie die Kinder die Produkte aufzählen.

3. Kennt ihr alle Ketchup?
Was meint ihr, wie viel Fabrikzucker es enthält?

Stellen Sie das Fertigprodukt auf den Tisch. Lassen Sie die Schüler raten, wie viel Zuckerwürfel darin enthalten sind.

Beispiel: Bei dem Produkt Hela Curry Gewürz Ketchup sind in 100 g Ketchup 30,1 g Zucker enthalten. Die Flasche enthält 930 g Ketchup.
Wie viel Zucker ist in der Flasche enthalten?
Antwort: 279,93 g Zucker!

Rechenaufgabe: Wie viel Würfelzuckerstückchen sind in 279,93 g enthalten, wenn ein Würfelzucker 3 Gramm wiegt?
Antwort: 93,31 Stück.

Lassen Sie die Schüler den mitgebrachten Würfelzucker als Turm aufbauen. Das hat einen großen visuellen Effekt. Die Kinder erinnern sich später daran.

4. In welche Spalte der Kollath-Tabelle ordnet ihr diesen Ketchup ein?

Zuerst erklären Sie den Schülern die Kollath-Tabelle (siehe Seite 131).

Beispiel aus meiner Tätigkeit:
Ich erkläre den Schülern die Tabelle immer mit Zahlen, nicht mit den Buchstaben a, b, c, d, e, f.
Also 1 – 6! Ich sage dann 1 – 3 ist wie bei den Schulnoten noch sehr gut bis befriedigend. Die breite Linie in der Mitte ist dann die Grenze zum roten Bereich. Also 4 ist ausreichend, 5 ist mangelhaft und 6 bedeutet ungenügend! Das verstehen die Schüler immer sehr gut.
Ausreichend bedeutet in diesem Fall nicht, dass es gut genug ist. Die Kinder wissen, dass ein Notenschnitt von 4 auch in der Schule nicht zufriedenstellend ist.

DIE KOLLATH-TABELLE FINDEN SIE ALS PRAKTISCHE KOPIERVORLAGE AUF SEITE 131–134

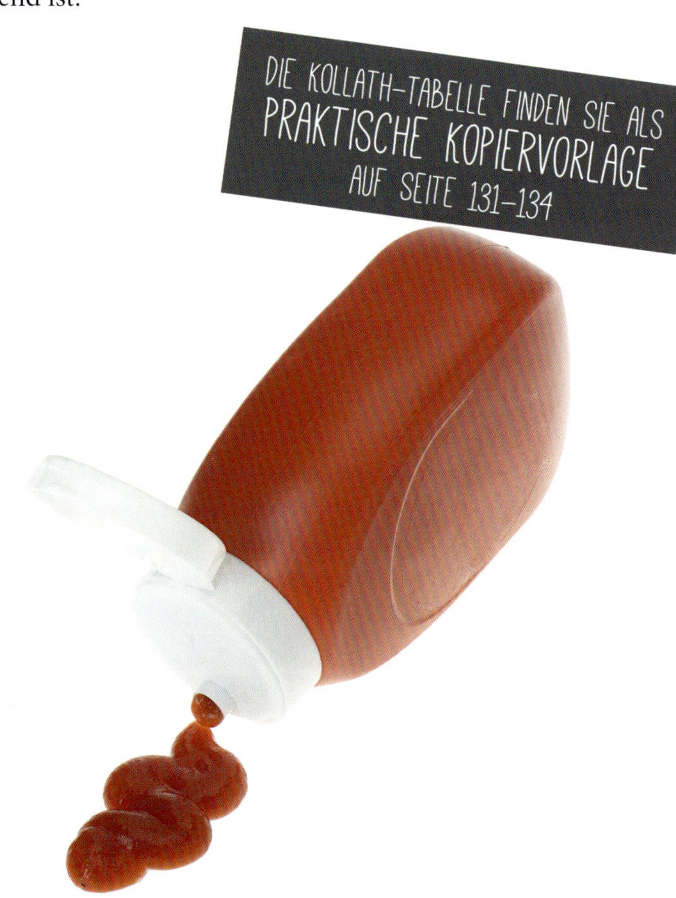

5. Warum machen wir unser Ketchup selber?
Damit wir wissen, was enthalten ist und wir keinen versteckten Fabrikzucker und keine Geschmacksverstärker, künstliche Zusatzstoffe, synthetische Vitamine usw. essen müssen. Außerdem können die Schüler dann in Zukunft Ketchup zu Hause selber herstellen!

6. Hausaufgabe:

a) Geht in einen Supermarkt und sucht die Ketchupsorten mit dem höchsten Fabrikzuckeranteil. Schreibt den Produktnamen und den Zuckeranteil auf! Nicht kaufen!!! Liste zum nächsten AG-Termin mitbringen.

b) Notiert im Supermarkt ein Fertigprodukt, das keinen Fabrikzucker enthält.

7. Rezeptbesprechung

Unterrichtsmaterialien:

- 100 Stück Würfelzucker
- Kollath-Tabelle
- Ketchup aus dem Supermarkt
- Rezepte:
  Pommes
  Tomatenketchup
  Dip für Stippgemüse

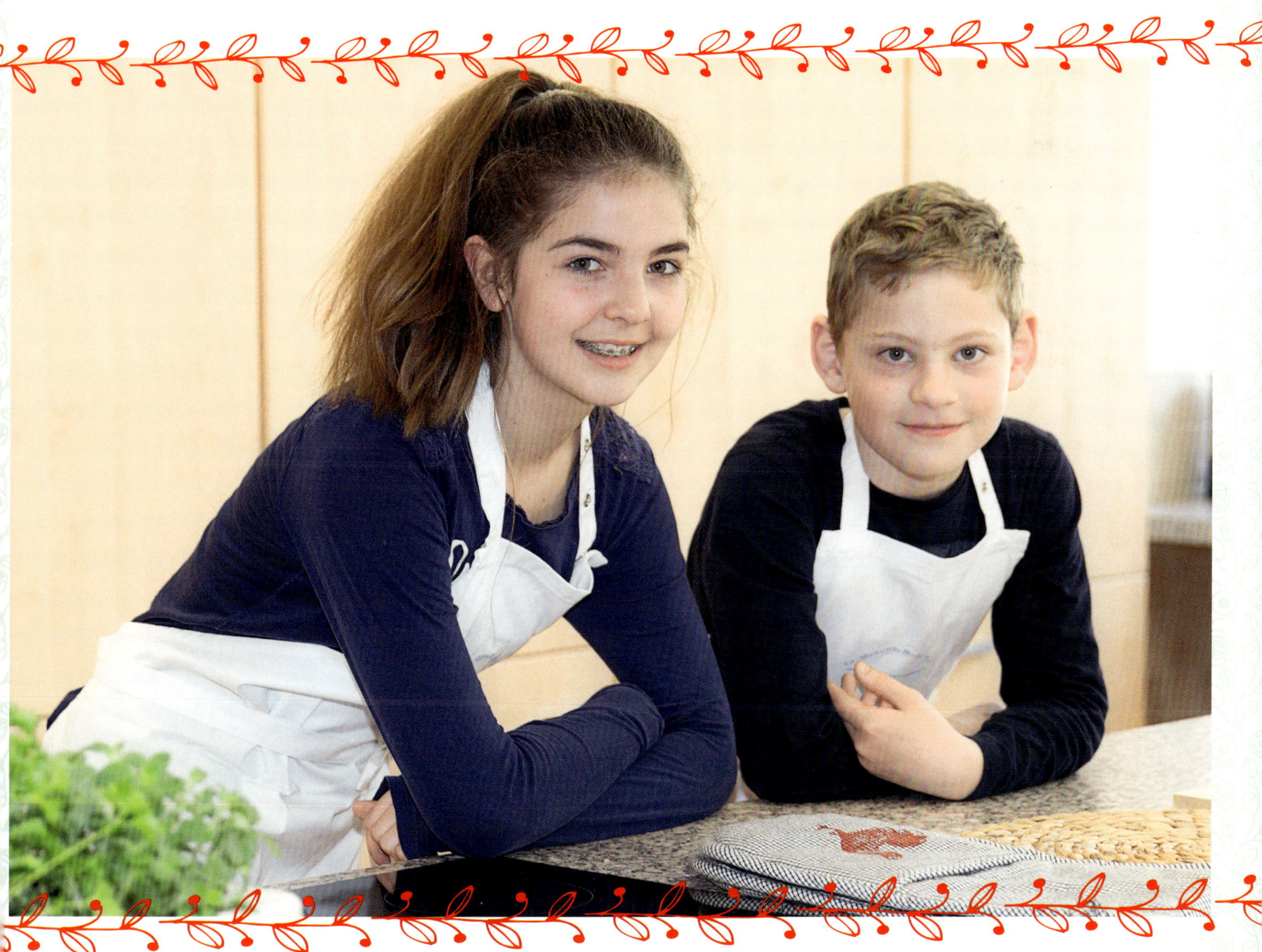

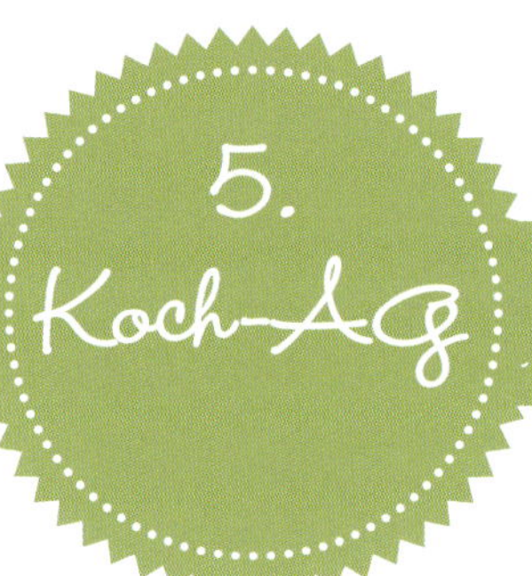

POMMES

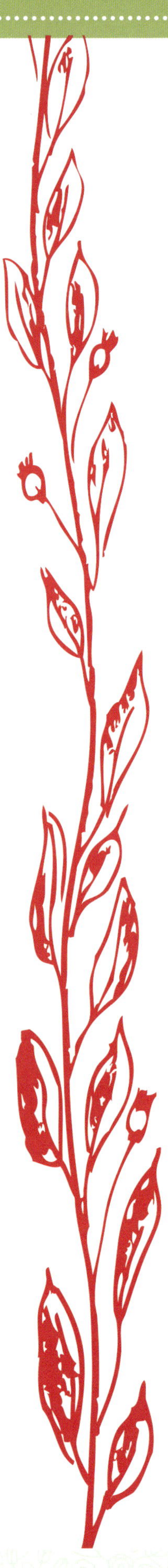

Zutaten:

- mittelgroße Kartoffeln, vorwiegend festkochend (pro Person ca. 3 – 4)
- 125 g natives, unraffiniertes Olivenöl
- Curry, Paprika, Pfeffer, Salz (nach Geschmack)

Zubereitung:

1. Eine Marinade herstellen aus dem Öl und den Gewürzen.
2. Die Kartoffeln waschen, mit einer Gemüsebürste putzen und in Stifte schneiden. Anschließend in der Marinade wälzen.
3. Das Backblech mit Öl fetten.
4. Die Kartoffelstifte auf 1 – 2 gefettete Backbleche legen. Bei 180 Grad Heißluft ca. 20 Minuten backen.
5. Wenden ist nicht nötig.

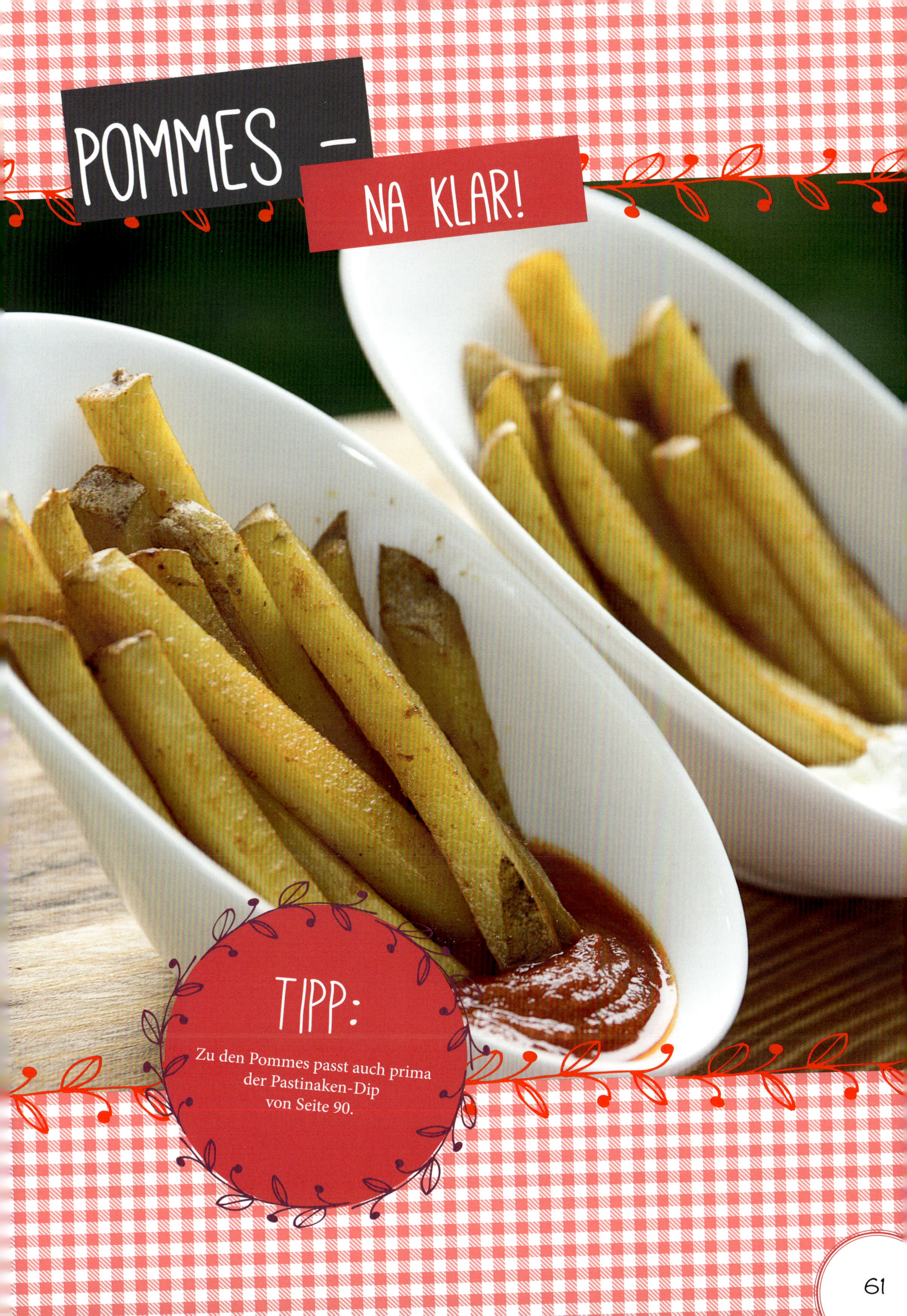

POMMES – NA KLAR!

TIPP:

Zu den Pommes passt auch prima der Pastinaken-Dip von Seite 90.

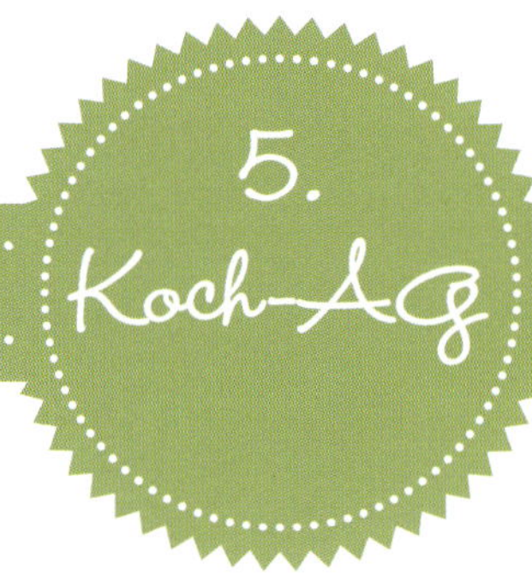

TOMATENKETCHUP

Zutaten:

- 1 Glas (370 g) Bio-Tomatenmark
- 1 EL Honig
- 3 – 4 EL natives, unraffiniertes Olivenöl
- 3 EL Apfelessig (oder weißer Balsamico)
- Kräutersalz nach Geschmack
- Pfeffer, frisch gemahlen (nach Geschmack)
- 2 geh. TL Curry
- ½ TL Kurkuma

Zubereitung:

1. Alle Zutaten miteinander verrühren.
2. Mit etwas heißem Wasser in die gewünschte Konsistenz bringen.

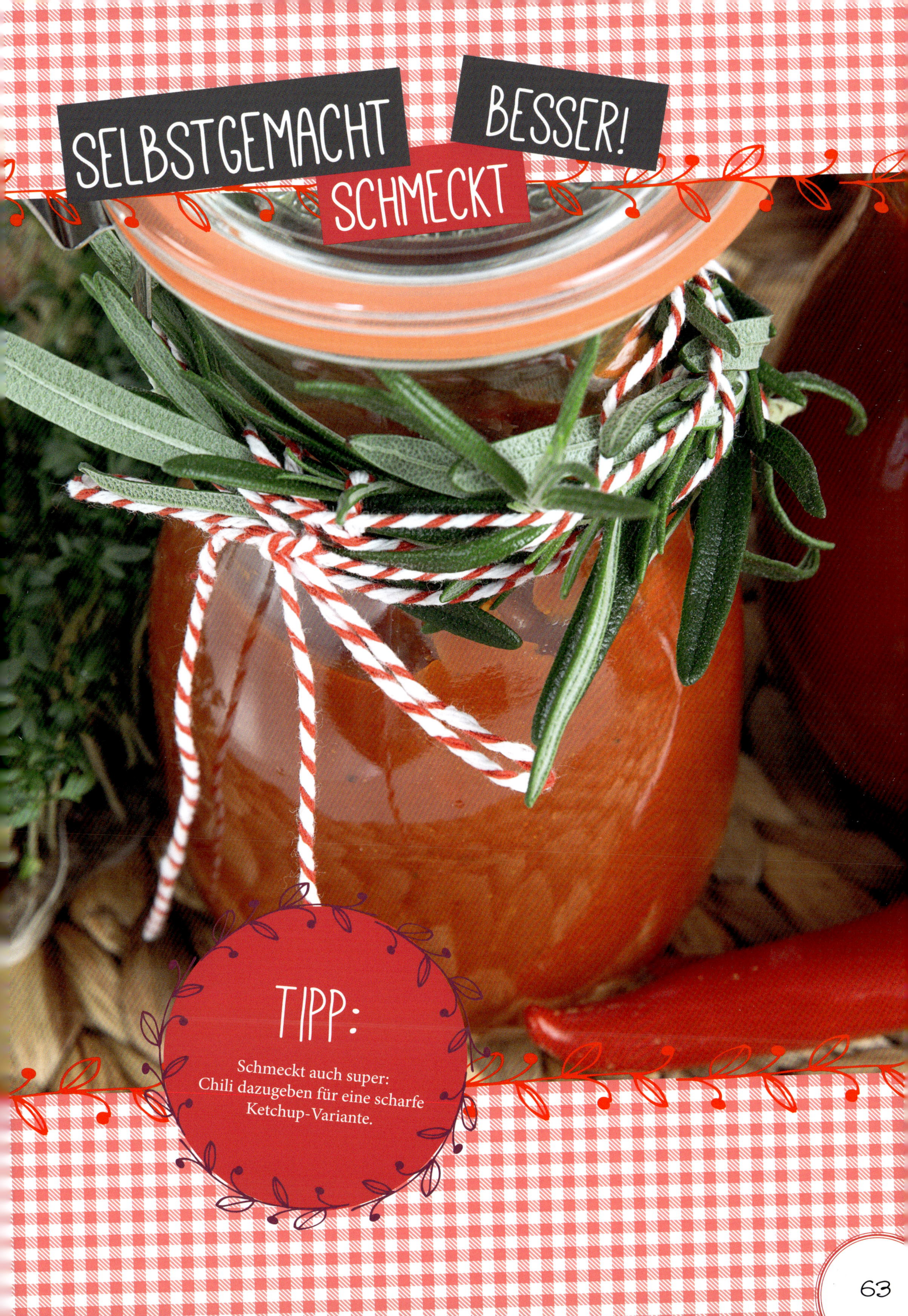
SELBSTGEMACHT
SCHMECKT
BESSER!
TIPP:
Schmeckt auch super:
Chili dazugeben für eine scharfe
Ketchup-Variante.

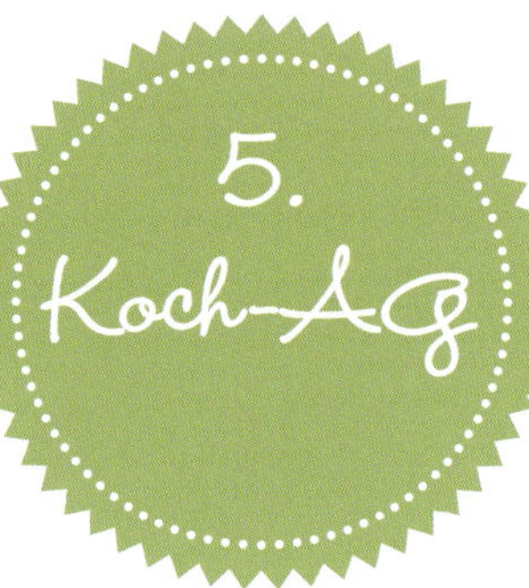

DIP FÜR STIPP-GEMÜSE

Zutaten:

- 1 Becher Schmand
- 1 Becher saure Sahne
- Peperonisalz
- Bockshornklee
- Stippgemüse
(z. B. Karotten, Paprika, Kohlrabi)

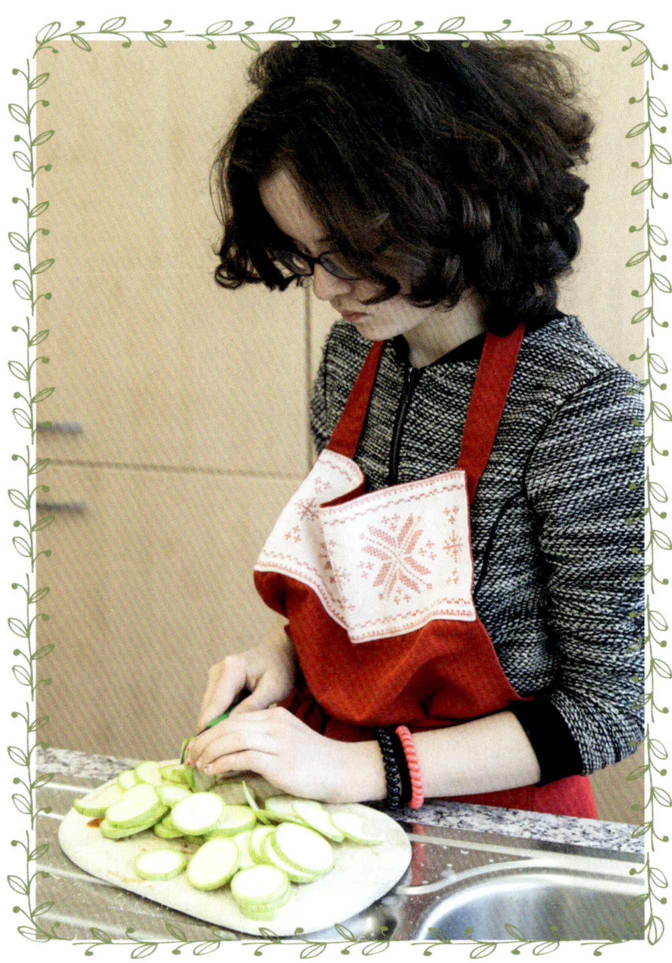

Zubereitung:

1. Schmand und saure Sahne mit einem Löffel cremig rühren.
2. Peperonisalz und Bockshornklee einrühren und abschmecken.
3. Stippgemüse waschen, putzen, in lange Streifen oder Scheiben schneiden und dekorativ auf einem Teller anrichten.

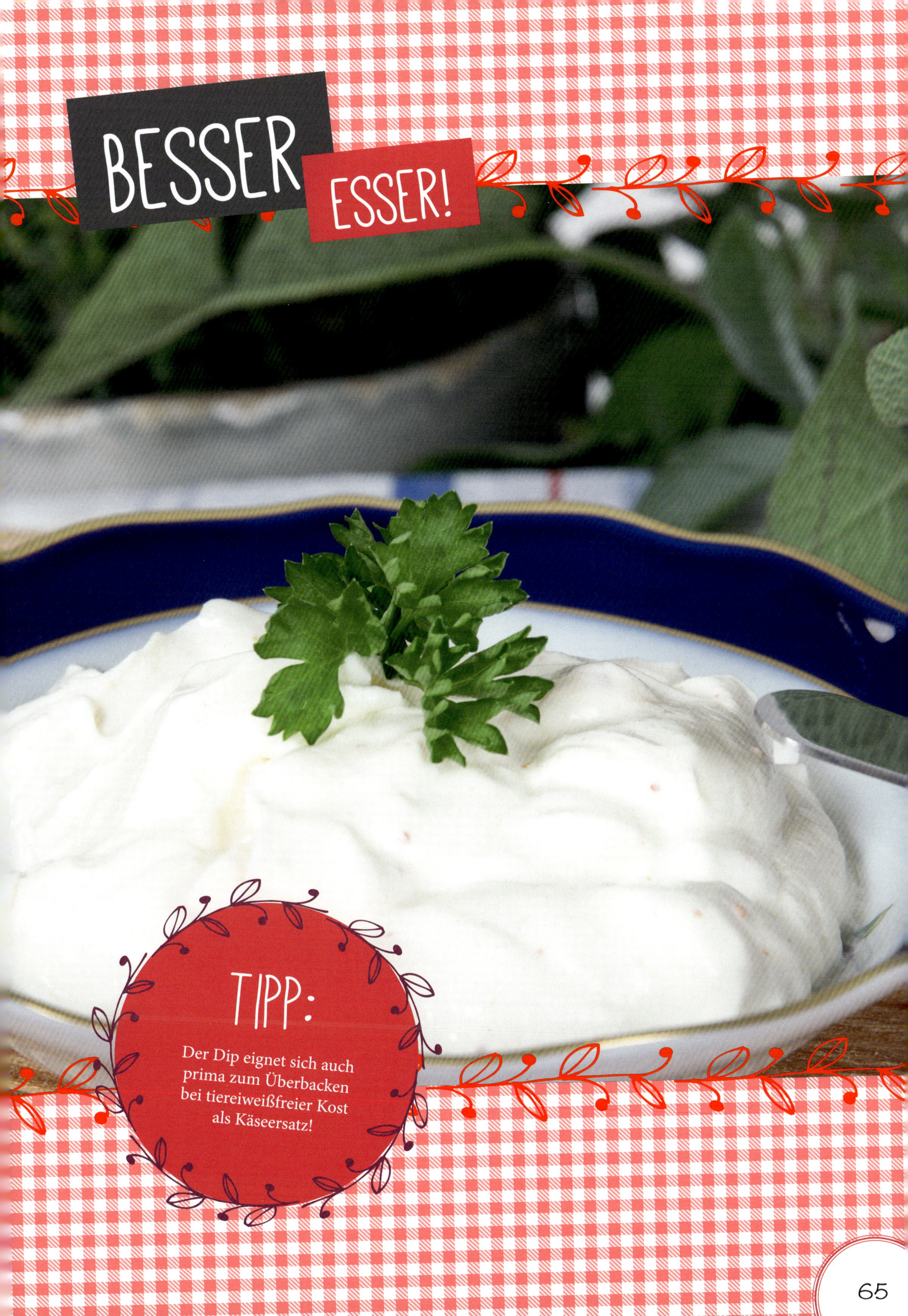
BESSER ESSER!
TIPP:
Der Dip eignet sich auch prima zum Überbacken bei tiereiweißfreier Kost als Käseersatz!

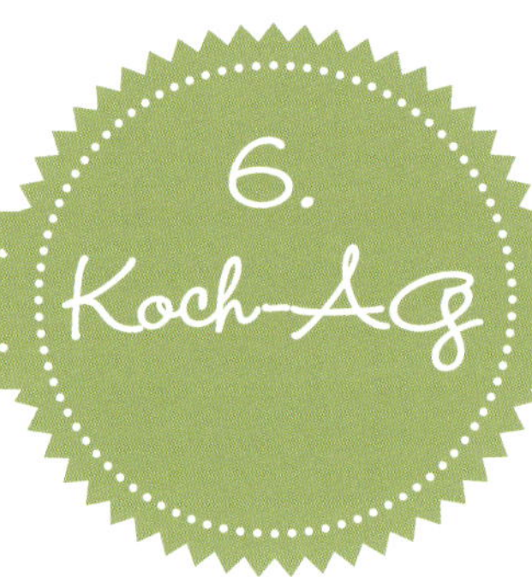

THEMA: ÄPFEL (FRISCHKOST)

Zeit: 4 Unterrichtsstunden =
180 Minuten (+ Pausen)
Tipp: Für die Theorie ca. 60 Minuten =
eine Unterrichtsstunde einplanen.

Fragen/Aufgaben/Themen:

1. Welche Apfelsorten schmecken euch am besten?
Die Schüler nennen Apfelsorten und schreiben sie auf. Zum nächsten Koch-Termin bringen sie ihren Lieblingsapfel mit.

2. Wisst ihr, dass es alte Apfelsorten gibt?
Über alte Sorten aufklären. Optik entspricht oft nicht dem Zeitgeschmack! Beispiel aus meiner Schularbeit: Ich bringe unterschiedliche Apfelsorten mit und kaufe im Bioladen seltene Sorten, z. B. Berlepsch. Es ist ein Apfel mit hohem Vitamin C-Gehalt. Diese Sorte wurde dezimiert, weil die Früchte im Aussehen nicht der Norm entsprachen. Es folgten danach Sorten, die zwar einheitlich besser aussehen, aber weniger Vitalstoffe enthalten als der Berlepsch, z. B. Golden Delicius.
Wer einen Garten hat, sollte wertvolle alte Sorten pflanzen.

3. Wie essen wir Äpfel?
Wir essen sie immer mit der Schale. Bis auf den Stiel ist alles essbar. Sogar in den Apfelkernen sind wichtige Vitalstoffe enthalten.

4. Warum schälen wir Obst und Gemüse nicht?
Wenn ihr Obst und Gemüse schält, entfernt ihr wichtige gesunderhaltende biologische Wirkstoffe = Vitalstoffe. Nur bei wenigen Sorten sind die Schalen nicht genießbar. Zum Beispiel bei Orangen, Zitronen, Bananen, Mango, Ananas.
Schalen von Gurken, Karotten, Kartoffeln usw. sollten immer mitverzehrt werden. Ausnahme: grobe Schalen von Sellerie, Kohlrabi, Rote Bete usw. Gemüse mitbringen und am Beispiel erklären.
Dr. M. O. Bruker: „Die in der Schale enthaltenen biologischen Wirkstoffe benötigt die Leber, um etwa vorhandene Giftstoffe zu entgiften".

5. Wir machen den Apfeltest
nach beiliegenden Arbeitsblättern (Seite 68).
Die Schüler probieren und stellen fest, wie unterschiedlich die Äpfel schmecken. Es gibt säuerliche, süßliche, saftige, feste und mürbe Apfelsorten. Für diesen Test brauchen Sie ca. 30 Minuten Zeit (aufschreiben, besprechen, diskutieren lassen).

6. Rezeptbesprechung

Unterrichtsmaterialien:

- Äpfel zum Testen, wenn möglich, alte Sorten
- Arbeitsblätter Apfeltest
- Rezepte:
  Apfelmus mit Zimtcreme
  Zimtwaffeln mit rohem Apfelmus

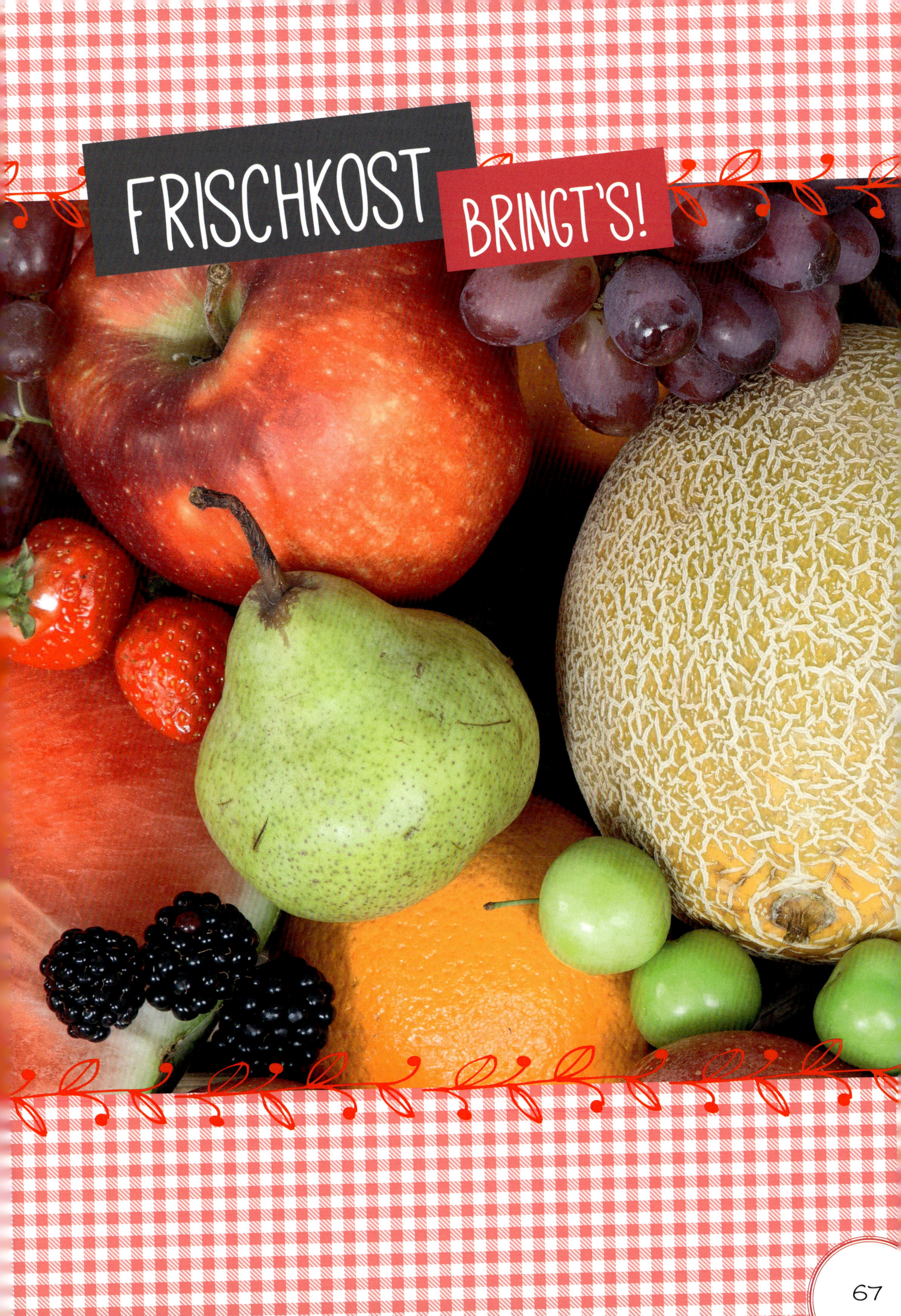
FRISCHKOST
BRINGT'S!

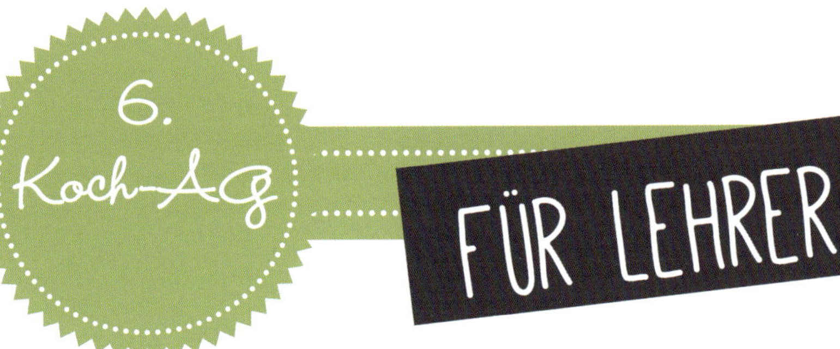

APFELTEST

Schneide einen Apfel in 2 Hälften, beobachte, teste: Ist die Schnittfläche trocken oder feucht?
Antwort: feucht

Befindet sich dort Apfelsaft oder Wasser?
Apfelsaft

Der Apfel ist farbig. Welche Farbe hat er?
Wie nennt man diese Stoffe?
Pflanzenfarbstoffe. Sie gehören zu den Vitalstoffen.

Warum wird die Schnittfläche bei manchen Sorten so schnell braun?
Durch Zutritt von Sauerstoff erfolgt eine chemische Reaktion (= Oxidation). Bestimmte Stoffe, z. B. Enzyme, gehen Verbindungen mit Sauerstoff ein.

Wie schmeckt der Apfel? Sauer oder süß?
Der Apfel hat einen typischen Apfelgeschmack. Es sind Geschmacksstoffe, die zu den Aromastoffen gehören = Vitalstoffe.

Warum schmeckt der Apfel süß? Um welchen Stoff handelt es sich?
Zucker, natürlicher Trauben- oder Fruchtzucker.

Wie riecht der Apfel? Wie nennt man diese Stoffe?
Duft- und Aromastoffe.

Wie fühlt der Apfel sich an?
Er ist fest.

Wie nennt man diese Stoffe?
Fruchtfleisch, es enthält Faserstoffe.

Einige der Vitalstoffe können wir nicht sehen, riechen, schmecken oder fühlen.
All diese Stoffe sind für unsere Gesundheit und Leistungsfähigkeit wichtig.

- Vitamine
- Mineralstoffe
- Spurenelemente
- Fermente/Enzyme
- Aromastoffe
- Ungesättigte Fettsäuren
- Faserstoffe (früher Ballaststoffe)

Der Zucker in der Frucht ist ein natürlicher gesunder Zucker, teils Frucht-, teils Traubenzucker. Er gehört in die Gruppe der Kohlenhydrate (Nährstoffe).

Merke:
Vitalstoffe sind im frischen unerhitzten Obst und Gemüse enthalten. Erhitzen mindert den Wert der Lebensmittel.

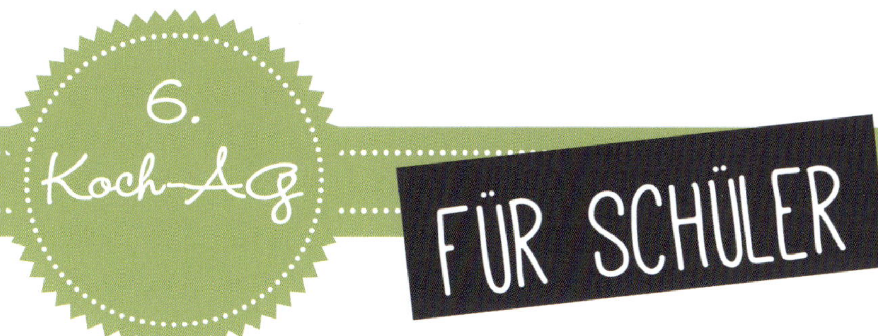

APFELTEST

Schneide einen Apfel in 2 Hälften! Beobachte:
Die Schnittfläche ist

....

Befindet sich dort Apfelsaft oder Wasser?

....

Welche Farbe hat der Apfel?

....

Diese Pflanzenfarbstoffe gehören zu den

....

Die Schnittfläche wird schnell braun, weil

....

Wie schmeckt der Apfel? Sauer oder süß?

....

Warum schmeckt er süß?

....

Diese Stoffe heißen

....

Wie riecht der Apfel?

....

Wie nennt man diese Stoffe?

....

Wie fühlt der Apfel sich an?

....

Wie nennt man diese Stoffe?

....

Einige der Vitalstoffe können wir nicht sehen, riechen, schmecken oder fühlen.
Bitte kreuze diese an.

- Vitamine
- Mineralstoffe
- Spurenelemente
- Fermente/Enzyme
- Aromastoffe
- ungesättigte Fettsäuren
- Faserstoffe (früher Ballaststoffe)

Der Zucker in der Frucht ist ein natürlicher gesunder Zucker, teils Frucht-, teils Traubenzucker. Er gehört in die Gruppe der Kohlenhydrate (Nährstoffe).

Merke:
Vitalstoffe sind im frischen unerhitzten Obst und Gemüse enthalten. Erhitzen mindert den Wert der Lebensmittel.

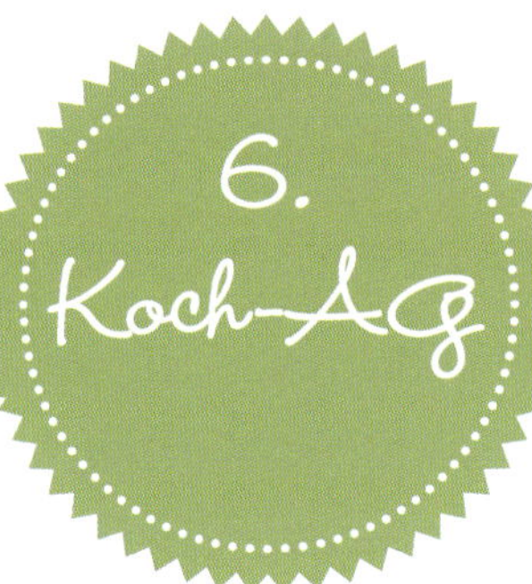

APFELMUS MIT ZIMTCREME für 6 Kinder

Zutaten:

- ½ Zitrone
- 8 ½ mittelgroße Äpfel
- ¼ – ½ TL Zimt
- 1 EL Honig
- 1 pürierte reife Banane
- 1 Becher Schmand
- 1 Becher Sahne
- Zimt und Honig
- frische Zitronenmelisse

Zubereitung:

1. Die halbe Zitrone auspressen, ca. 4 TL Saft in eine Schüssel geben.
2. 8 mittelgroße Äpfel waschen, Stiel und Blüte entfernen, ungeschält mit dem Kerngehäuse fein reiben und in der Schüssel sofort mit dem Zitronensaft vermengen.
3. ½ Apfel in Spalten schneiden, für die Dekoration zurückbehalten, mit Zitronensaft bestreichen, damit sie nicht braun werden.
4. Zimt, Honig und die pürierte Banane verrühren und unter das Apfelmus heben.
5. Den Schmand vorsichtig verrühren.
6. Die Sahne steif schlagen und unter den Schmand heben.
7. Zimt und Honig nach Geschmack dazugeben.
8. Das Apfelmus auf Tellern anrichten, in die Mitte die Sahnecreme geben und mit Apfelspalten und Zitronenmelisse garnieren.

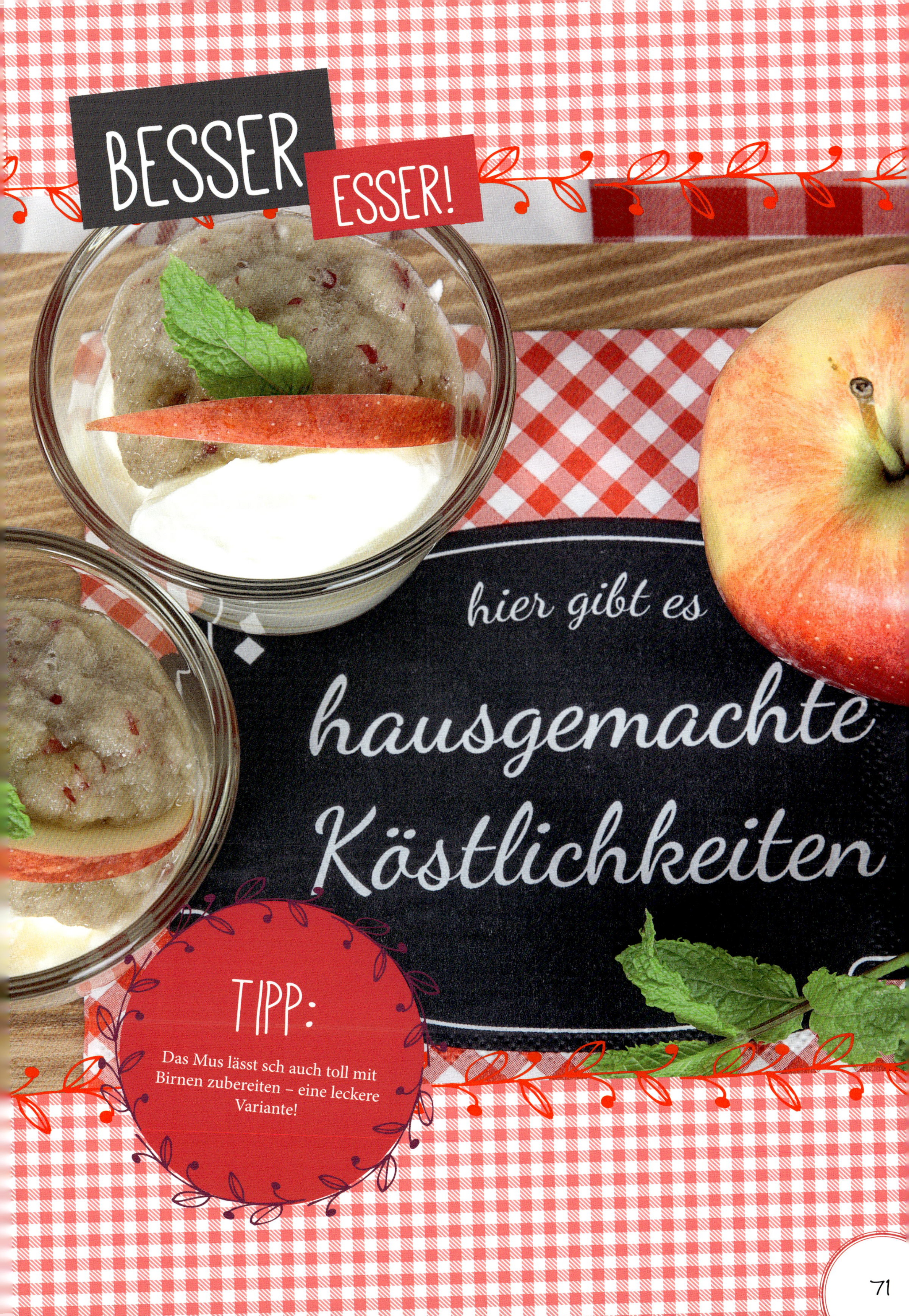

TIPP:

Das Mus lässt sch auch toll mit Birnen zubereiten – eine leckere Variante!

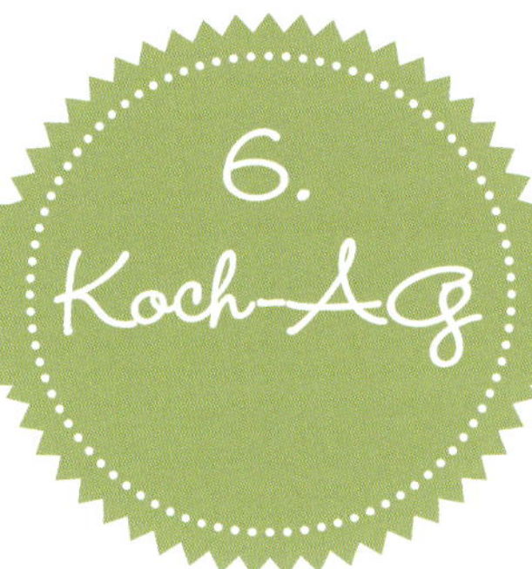

2 VOLLKORNWAFFELREZEPTE MIT APFELMUS

Zutaten:

- 125 g Butter
- 100 g Honig
- 1 TL Zimt
- ½ TL Vanille
- ¼ l Mineralwasser (viel Kohlensäure)
- 200 g Dinkel
- 1 TL Backpulver
- 50 g gemahlene Mandeln

Zubereitung:

1. Die weiche Butter schaumig rühren und den Honig untermengen.
2. Zimt und Vanille hinzufügen/untermischen.
3. Das Mineralwasser dazugeben.
4. Dinkel fein mahlen, mit dem Backpulver vermischen und mit den gemahlenen Mandeln und allen anderen Zutaten vermengen.
5. Den Teig 30 Minuten ruhen lassen.
6. Waffeleisen vorheizen.
7. Waffeln backen.

Tipp:

Das Rezept für das Apfelmus finden Sie auf Seite 70!

Zutaten:

- 30 g Butter
- 100 g Honig (wer es süßer mag, kann nach Geschmack nachsüßen)
- 2 geh. EL Buchweizen fein mahlen
- 300 g Dinkel fein mahlen
- 1 MS Vanille
- 1 MS Nelkenpulver
- 1 Pr. Vollmeersalz
- 1 geh. TL Weinstein Backpulver
- ¼ l Sahne
- ¼ l Wasser
- 1 EL Butter zum Einfetten

Zubereitung:

1. Butter und Honig schaumig rühren.
   Dinkel- und Buchweizenmehl, Vanille, Nelkenpulver, Salz und Backpulver vermengen.
   Sahne und Wasser verrühren, nach und nach mit den anderen Zutaten mischen.
2. Das Waffeleisen erhitzen, nicht zu heiß, damit die Waffel nicht verbrennt. Mit etwas Butter einfetten.
3. Mit einer kleinen Schöpfkelle 2 Kellen in die Mitte des Eisens geben. Nach 2 – 3 Minuten ist die Waffel fertig.

Ergibt ca. 10 Stück.

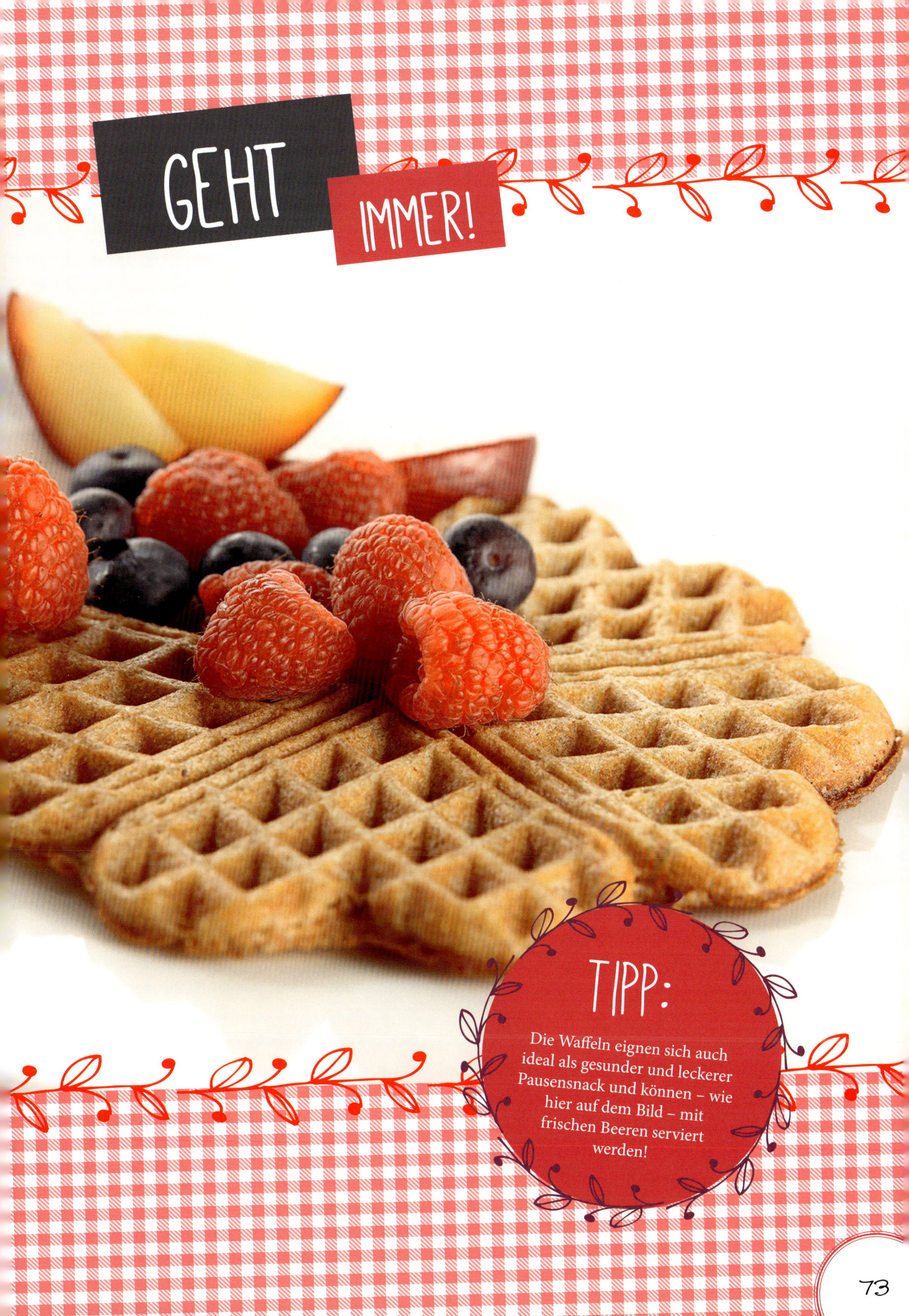
GEHT
IMMER!
TIPP:
Die Waffeln eignen sich auch ideal als gesunder und leckerer Pausensnack und können – wie hier auf dem Bild – mit frischen Beeren serviert werden!

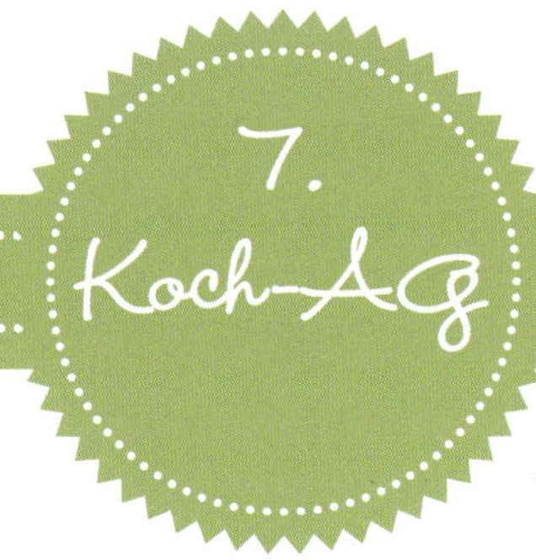

THEMA: FRISCHKOST VORAUS

Zeit: 3 Unterrichtsstunden = 135 Minuten (+ Pausen)
Tipp: Für die Theorie ca. 30 Minuten = eine Unterrichtsstunde einplanen.

Fragen/Aufgaben/Themen:

1. Wenn ihr in einem Restaurant esst, wann wird üblicherweise der Salat serviert? Wo steht der Salat am kalten Buffet?
Salat wird üblicherweise immer als erster Gang serviert. Auf dem Buffet steht er immer an erster Stelle!

2. Wisst ihr, warum das so ist?
Bummelzug und Schnellzug, siehe rechte Spalte „Lasst unsere Nahrung so natürlich wie möglich".

3. Erklären Sie den Schülern die Verdauungsleukozytose.

4. An welcher Stelle würdet ihr Frischkost jetzt immer essen?
Natürlich immer zuerst! Wir fangen heute mit dem Salat an.

5. Rezeptbesprechung

Unterrichtsmaterialien:

- Kopie: Lasst unsere Nahrung so natürlich wie möglich.
- Kopie: Die Verdauungsleukozytose
- Rezepte:
  Rotkohl-Früchte-Salat
  Schüttelpizza

Lasst unsere Nahrung so natürlich wie möglich

Empfehlungen von Dr. med. Max Otto Bruker: „Frischkost voraus. Man lässt ja auch nie einen Bummelzug (Regionalzug) vor einem Schnellzug (ICE) fahren!"
Das Wertvollste wird zuerst gegessen, um dem Organismus alle wichtigen Vitalstoffe sofort zur Verfügung zu stellen.

Die Einteilung unserer Lebensmittel:

1. Pflanzliche Lebensmittel
- Getreide: Weizen, Dinkel, Emmer, Roggen, Hafer, Gerste, Reis, Hirse, Mais usw.
- Gemüse, Salat, Kräuter
- Obst (Früchte, Beeren)
- Nüsse, Ölsaaten

2. Tierische Lebens- und Nahrungsmittel
- Milch
- Joghurt
- Quark
- Käse
- Eier
- Fleisch
- Wurst
- Fisch und andere Meeresfrüchte (Krustentiere etc.)

Merke:

Pflanzliche Lebensmittel bilden die Grundlage unserer vollwertigen Ernährung.
Die Pflanze ist der Lebensmittel-Produzent, der Mensch ist der Lebensmittel-Konsument.
Aus diesem Grund steht das Pflanzenreich in der Kollath-Tabelle über dem Tierreich. Ohne Pflanzen kein Leben!

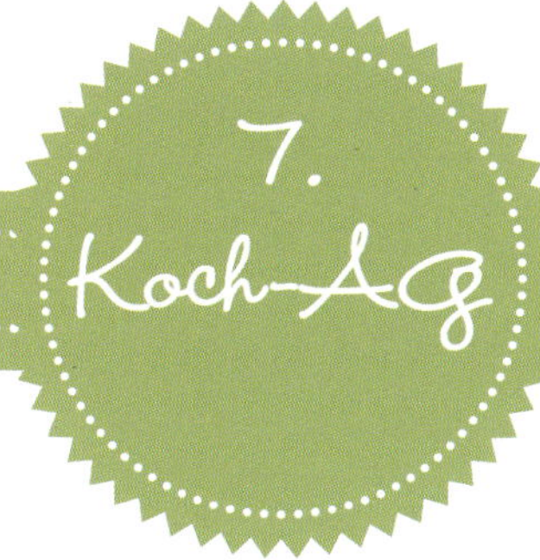

DIE VERDAUUNGSLEUKOZYTOSE

Nach dem Verzehr einer gekochten Mahlzeit treten im Blut vorübergehend vermehrt weiße Blutkörperchen (Leukozyten) auf. Dies ist ein ähnlicher Vorgang, wie er als Abwehrmaßnahme gegen Krankheitserreger beobachtet wird.
Daraus kann man den Schluss ziehen, dass der Organismus die gekochte Nahrung als „Fremdkörper" betrachtet.

Interessant ist in diesem Zusammenhang, dass die Verdauungsleukozytose nach dem Verzehr von Frischkost nicht auftritt. Der Organismus betrachtet also Frischkost offensichtlich nicht als Fremdkörper.

Wenn eine Mahlzeit mit ausreichend Frischkost begonnen wird und anschließend die gekochte Nahrung folgt, kommt es merkwürdigerweise ebenfalls nicht zum Anstieg der Leukozyten im Blut.
Dieser Leukozytenanstieg tritt bei den frei lebenden Tieren, die ja die Nahrung in roher Form zu sich nehmen, ebenso wenig auf wie beim Menschen, wenn er unerhitzte Nahrung isst.

Dr. M. O. Bruker: „Eigentlich überlisten wir den Organismus, wenn wir Frischkost vor der gekochten Nahrung verzehren, um eine Verdauungsleukozytose zu verhindern.
Der Anstieg der weißen Blutkörperchen ist ein ähnlicher Vorgang, wie er als Abwehrmaßnahme gegen Erreger beobachtet wird. Daraus kann man den Schluss ziehen, dass der Organismus gekochte Nahrung wie einen Fremdkörper betrachtet."

Seine Empfehlung für den noch gesunden Menschen: täglich 1/3 der Nahrung als Frischkost verzehren.

Dazu gehören zwei über und zwei unter der Erde gewachsene Gemüsesorten und der Frischkornbrei mit Obst, Zitronensaft, Nüssen/Mandeln und Sahne. Bei der Gesamtmenge der täglich verzehrten Frischkost sollte der Obstanteil ein Drittel betragen, der Gemüseanteil jedoch zwei Drittel.

Die notwendigen biologischen Wirkstoffe (Vitalstoffe) kommen in größerem Umfang im Gemüse vor und nicht im Obst.

Das Wertvollste wird zuerst gegessen, weil dem Organismus alle Vitalstoffe sofort zur Verfügung stehen.

(Wiederholen Sie hier nochmal die Erklärung von Seite 74, Schnellzug/Bummelzug).

Die klassische Darstellung „Gesund durch richtige Ernährung" von Dr. med. Max Otto Bruker finden Sie ab Seite 142 in diesem Buch.

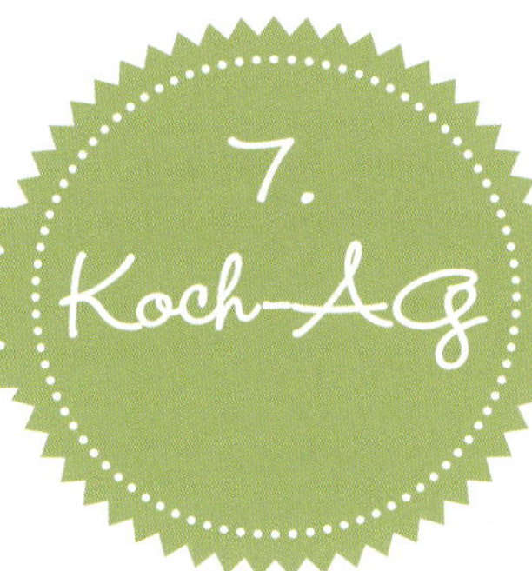

ROTKOHL-FRÜCHTE-SALAT für 12 Kinder

Zutaten:

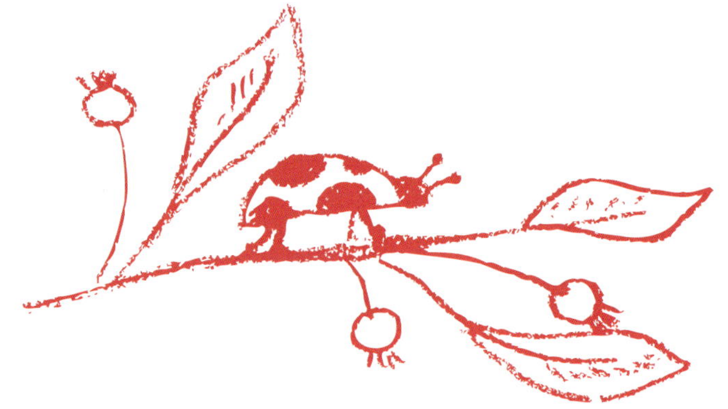

- 250 g Rotkohl
- 1 Zwiebel
- Salz, Pfeffer
- 1 Orange
- 2 Äpfel
- 1 Banane
- Honig
- 4 – 6 EL Öl
- 50 g Datteln
- 1 Orange und
  1 Zitrone für den Saft
- 12 Walnüsse

Zubereitung:

1. Kohl putzen und sehr fein hobeln.
2. Zwiebel fein würfeln und unterheben.
3. Mit Salz und Pfeffer würzen.
4. Orange und Äpfel würfeln, Banane in Scheiben schneiden, mit Honig, Öl und feingeschnittenen Datteln zum Rotkohl geben.
5. Mit Orangen- und Zitronensaft übergießen.
6. Zugedeckt ½ Stunde ziehen lassen (geht auch ohne).
7. Mit gehackten Walnüssen dekorieren.

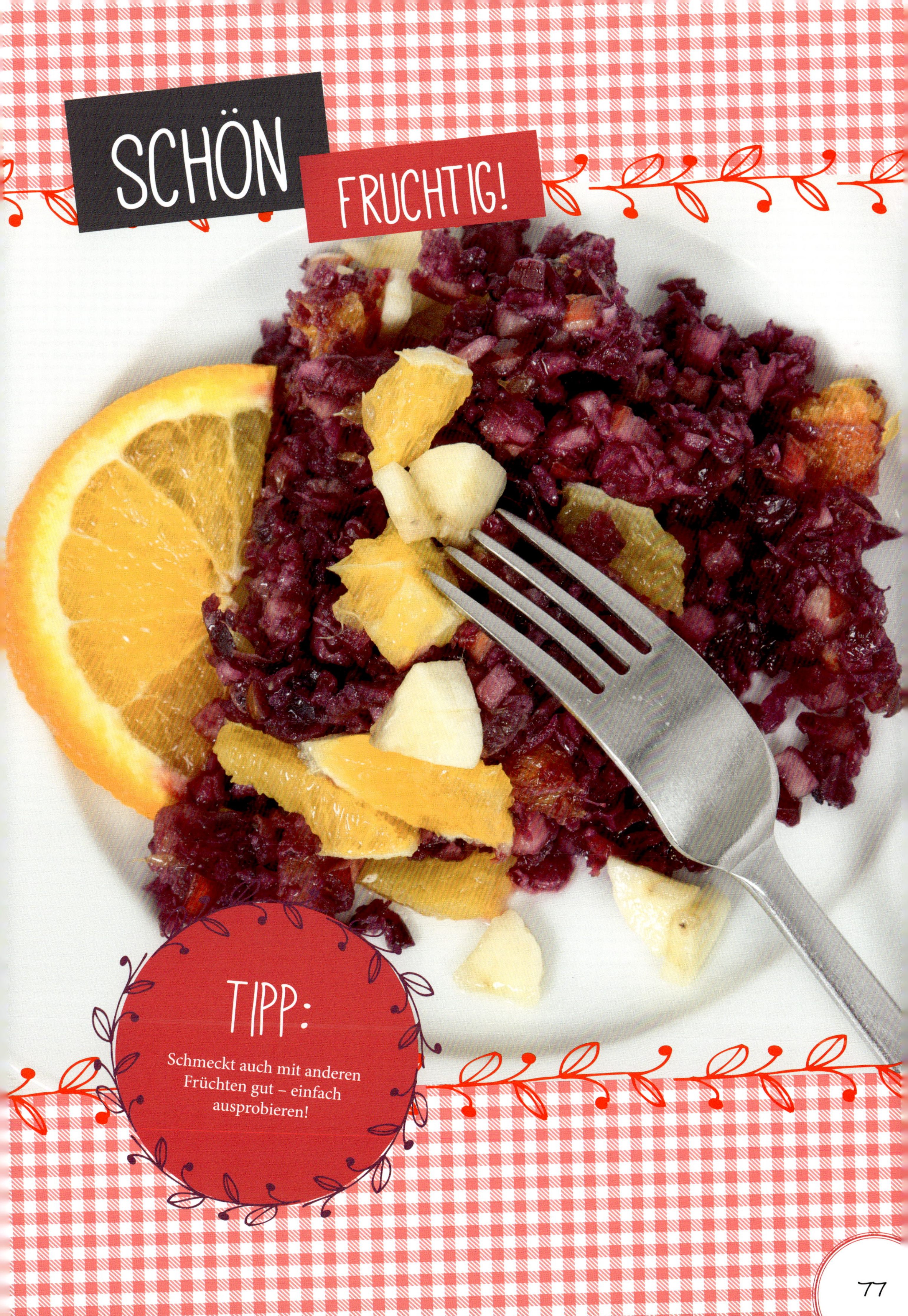
SCHÖN
FRUCHTIG!
TIPP:
Schmeckt auch mit anderen
Früchten gut – einfach
ausprobieren!

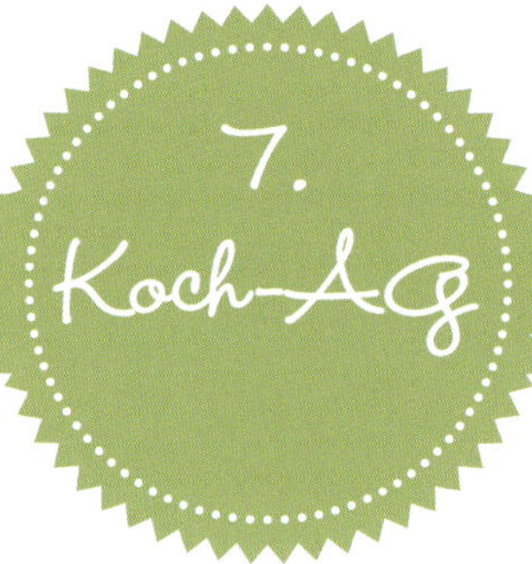

SCHÜTTELPIZZA

Zutaten:

- 200 g Vollkornmehl, fein gemahlen
- ⅛ l Wasser
- ⅛ l Sahne
- 250 g geriebener Käse
- 3 Eier
- 1 Zwiebel
- je 1 rote, grüne und gelbe Paprika
- 1 TL Salz
- ½ TL Oregano
- Pfeffer
- Butter zum Einfetten

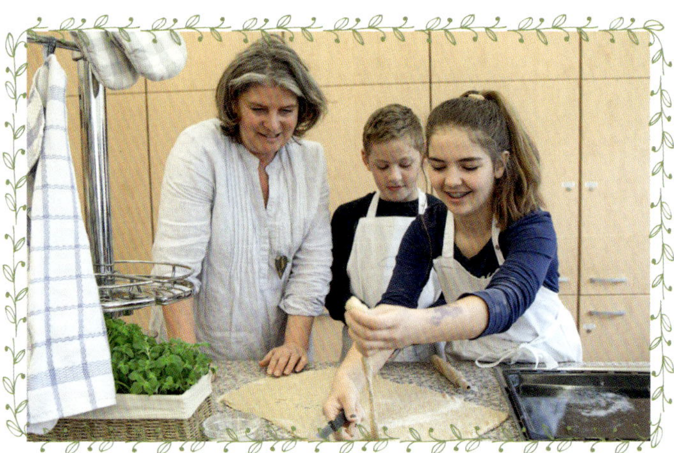

Zubereitung:

1. Backofen auf 180 Grad vorheizen.
2. Zwiebel und Paprika in ca. 1 cm kleine Würfel schneiden.
3. Zusammen mit allen anderen oben genannten Zutaten in eine Schüssel geben. Etwas geriebenen Käse (etwa 1/3) zurückbehalten.
4. Den Deckel fest auf die Schüssel setzen und kräftig schütteln. Sicherheitshalber den Deckel dabei festhalten.
5. Backblech mit Butter einfetten. Den Teig darauf verteilen.
6. Mit dem verbliebenen Käse bestreuen.
7. Backzeit im vorgeheizten Backofen: ca. 25 Minuten.
8. Dazu schmeckt ein frischer Salat mit Tomaten.
9. Gelingt immer! Viel Spaß beim Schütteln. Aufpassen, dass der Deckel fest sitzt!!!

Tipp:

Salz sparsam verwenden und am besten auf jodiertes Salz verzichten!

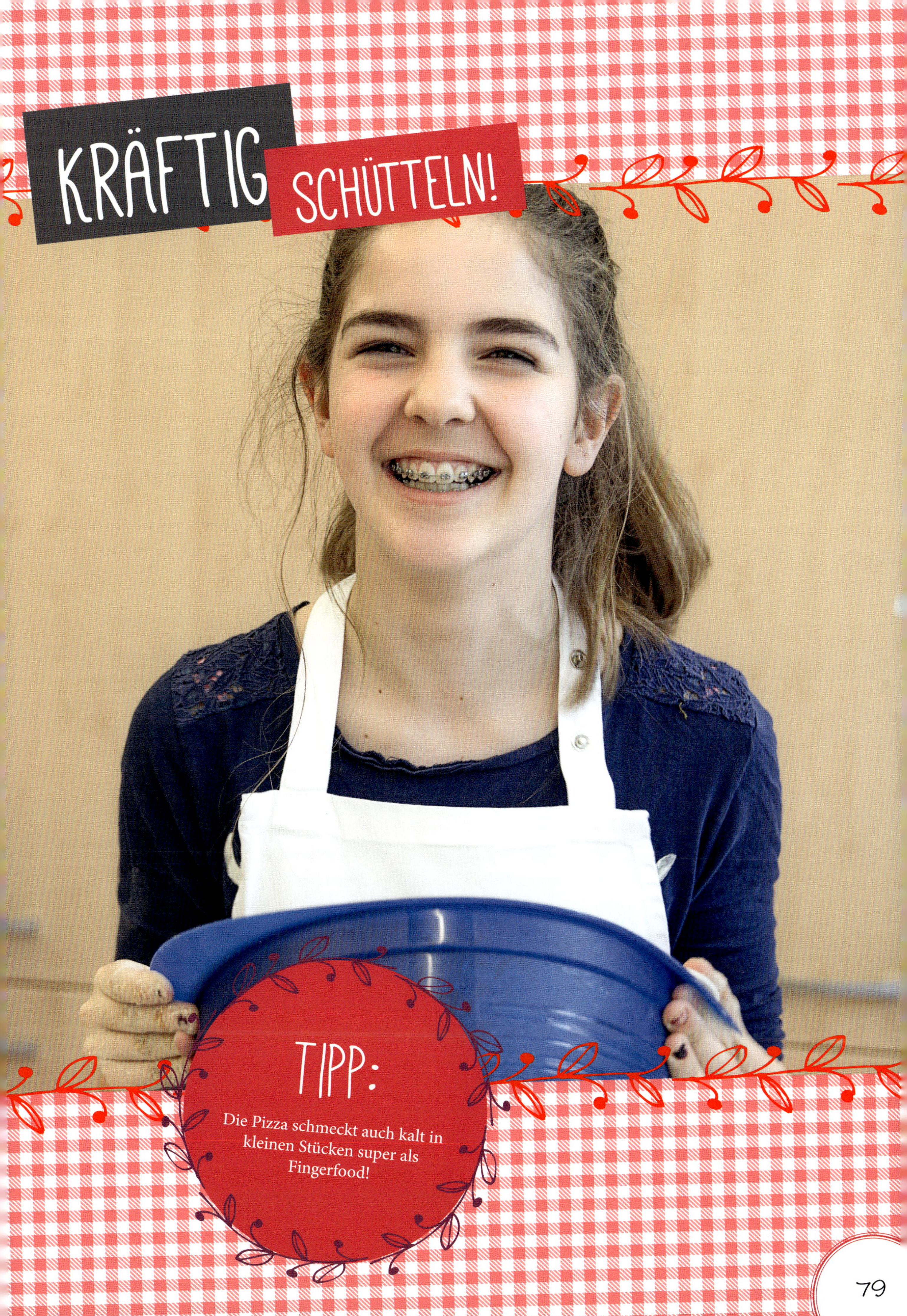

KRÄFTIG SCHÜTTELN!

TIPP:

Die Pizza schmeckt auch kalt in kleinen Stücken super als Fingerfood!

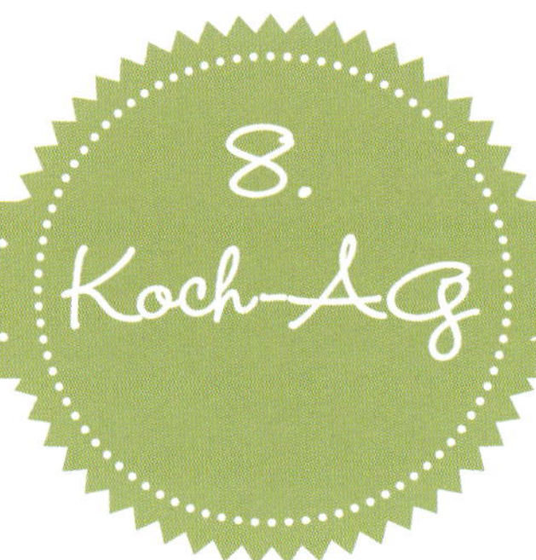

THEMA: DIE KOLLATH-TABELLE

Zeit: 3 Unterrichtsstunden = 135 Minuten (+ Pausen)
Tipp: Für die Theorie ca. 45 Minuten = eine Unterrichtsstunde einplanen.

Fragen/Aufgaben/Themen:

1. Erinnert ihr euch an Professor Kollath?
Wenn Sie mit den Schülern in der 8. Unterrichtseinheit über Professor Dr. Werner Kollath (1892 – 1970) sprechen, wird dem einen oder anderen die Kollath-Tabelle einfallen.

2. Kollath-Tabelle
Verwenden Sie die kindgerechte Kollath-Tabelle in den unteren Jahrgängen bis Klasse 6 (siehe Kopiervorlage Seite 132).
Ab Klasse 7 benutzen Sie die rot-blaue Kollath-Tabelle (siehe Kopiervorlage Seite 133).

3. Warum fütterte er Ratten? Was fraßen die Tiere?
Heute brauchen wir keine neuen Fütterungsversuche mehr. Wir selber führen dieses Essverhalten seit Jahrzehnten durch und haben ähnliche gesundheitliche Schäden wie Kollaths Ratten.
Beispiel: Zahnkaries

4. Was bedeutet Mesotrophie?
Antwort: Halbernährung. Es ist ein wissenschaftlicher Begriff, den Professor Kollath prägte. Er bezeichnete damit „Mangelkrankheiten“, die bei Tieren durch eine vitalstoffarme Nahrung auftraten. Die Degenerationserscheinungen bei den Tieren (Ratten) ähneln den krankhaften Veränderungen, die bei Menschen nach lang andauerndem Verzehr minderwertiger Zivilisationskost entstehen.

5. Traut ihr euch zu, die Lebensmittel einzuordnen?
Stellen Sie 3 Lebensmittel (z. B. Apfel, Dinkel, Sauerkraut) und 3 Nahrungsmittel (Nutella, Marmelade, Vollkornbrot) auf den Tisch.
Die Kinder können die Produkte in die Kollath-Tabelle einordnen.

6. Rezeptbesprechung

Unterrichtsmaterialien:

- Prof. Dr. med. Werner Kollath (für Lehrende)
- Kopie: Die Ordnung unserer Nahrung (für Schüler), siehe Kopiervorlagen Seite 131 – 133
- 6 Anschauungsprodukte (3 Lebensmittel und 3 Nahrungsmittel)
- Rezepte:
  Lasagne
  Haferkerne mit Honigsahne

PROF. DR. MED. WERNER KOLLATH (1892 – 1970)

Deutscher Arzt, Hygieniker und Ernährungswissenschaftler.

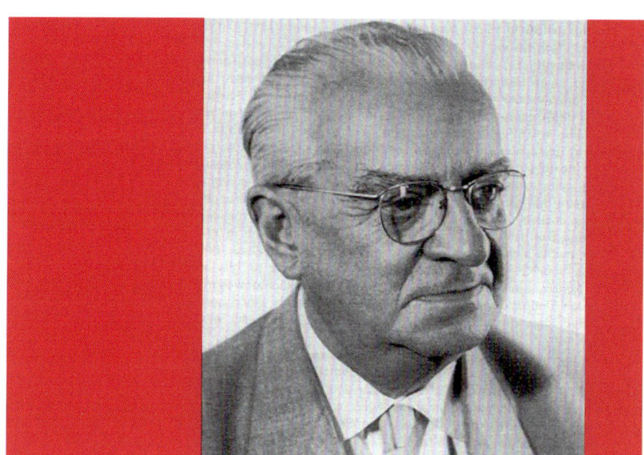

Kollath gelang es erstmalig, Tiere bei vitalstoffarmer (mesotrophischer) Kost so lange am Leben zu erhalten, dass die sogenannten „Alters"-Krankheiten in Erscheinung traten. Bei Ratten dauerte es ca. 2 Jahre (entspricht ca. 30 Menschenjahren). Er belegte, dass diese Krankheiten durch eine vitalstoffreiche Kost verhütet werden konnten.

Kollath wies auf bisher unerkannte Unterschiede zwischen „lebendiger" und „toter" Nahrung hin, insbesondere bezüglich der noch weitgehend unerforschten Eigenschaften von Eiweiß. Er prägte unter anderem den Begriff „natives Eiweiß" für unerhitztes, naturbelassenes Eiweiß, das für die Erhaltung der Gesundheit unbedingt notwendig ist. Es ist wichtig, täglich ein Frischkorngericht und rohes Gemüse und Obst zu verzehren.
Kollath stellte eine Werteskala auf, in welcher er die Nahrung nach dem biologischen Wert in Lebensmittel und Nahrungsmittel einteilte, die sogenannte Kollath-Tabelle.
Literatur: Prof. Dr. W. Kollath, Getreide und Mensch eine Lebensgemeinschaft (vergriffen);
Die Ordnung unserer Nahrung, Haug Verlag, Heidelberg (ist im Original nur über den emu-Verlag erhältlich)

Die Ordnung unserer Nahrung

(vereinfachtes Schema nach Prof. Kollath)

Die Ordnung unserer Nahrung

nach Prof. Werner Kollath

	Lebensmittel			Nahrungsmittel		
	a) natürlich	b) mechanisch verändert	c) fermentativ verändert	d) erhitzt	e) konserviert	f) präpariert
Pflanzenreich	**Samen I** Ölsaaten Nüsse Mandeln Oliven	**Öle** zerkleinerte Ölsaaten	**Eigenfermente** Hefe Bakterien	**Gebäcke** aus Vollkorn	**Gebäcke** Dauerbackwaren auch aus Vollkornmehl	**Pflanzliche Präparate** **Fabrikfette** raffinierte Öle, Margarinen, Eiweiß **alle Fabrikzuckerarten** weißer u. brauner Zucker, Trauben-, Frucht-, Milch u. Malzzucker, Vollrohrzucker, Ur-Süße, Ur-Zucker, Sucanat, Rübensirup, Ahornsirup, Birnen- u. Apfeldicksaft, Maltodextrin, Melasse, Isomalt, Frutilose, Leucrose, Rapadura, Mascobado, Glucosesirup, Demerara u.a.m. **Produkte aus Auszugsmehl** (Weißmehl, Graumehl) Stärke, Grieß, Nudeln, geschälter Reis Aromastoffe, Vitamine, Wuchsstoffe, Fermente, Nährsalze
	Samen II Getreide	**Mahlprodukte** Vollkornmehl Schrote	**Breie** ungekocht aus Vollkorn	**Breie** gekocht aus Vollkorn		
	Früchte Honig	**Salate** aus Früchten Naturtrübe Säfte	**Gärsäfte**	**Früchte**	**Fruchtkonserven** Marmeladen	
	Gemüse	**Salate** aus Gemüsen	**Gärgemüse** Sauerkraut	**Gemüse**	**Gemüse-konverven**	
Tierreich	**Eier**	**Blut**	**Fleisch** Schabefleisch	**Fleisch** Fisch	**Tierkonserven**	**Tierpräparate**
	Milch	**Milchprodukte**	**Gärmilch** Quark, Käse	**Gekochte Milch**	**Milchkonserven** H-Milch	**Milchpräparate** Säuglingsnahrung Trockenmilch
Getränke	**Quellwasser**	**Leitungswasser**	**Gärgetränke**	**Extrakte** Teearten Brühe	**Gemische** Kunstwein	**Destillate** Künstl. Mineralwasser Branntwein

DIE KOLLATH-TABELLE FINDEN SIE ALS PRAKTISCHE KOPIERVORLAGE AUF SEITE 131/132/133

Wir können immer wieder Veränderungen an unseren Lebensmittel-Vorräten beobachten, die uns zeigen, dass die Pflanze noch „lebendig" ist.

Zum Beispiel:
Möhren, Rote Bete, Rosenkohl, Kraut, Kartoffeln, Zwiebeln treiben aus, wenn sie längere Zeit (Tage/Wochen) liegen.

Aus Obstkernen (z. B. Apfel, Pfirsich, Pflaume, Kirsche) entstehen neue Bäume, wenn sie in die Erde gesetzt werden (und wir Geduld haben).
Getreidekörner keimen bei Feuchtigkeit schon nach 1 – 3 Tagen.

Empfehlungen nach Prof. Dr. Werner Kollath:
„Lasst die Nahrung so natürlich wie möglich."

Empfehlung nach Dr. Max Otto Bruker: „Essen Sie wie ein Bauer vor 100 Jahren!" Der verzehrte damals das, was er auf dem Acker anbaute.

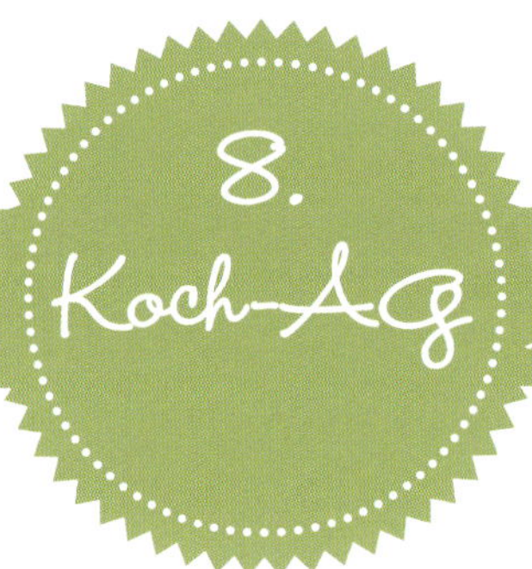

Italienische Gemüselasagne

für 8 Kinder

Zutaten Belag:

- 300 g Möhren
- 300 g Sellerie
- 300 g Lauch
- 2 Zwiebeln
- 3 Knoblauchzehen
- 4 EL Olivenöl
- 1 TL Kräutersalz
- 1 TL Curry
- ¼ TL Pfeffer
- 1 Prise Muskatnuss
- 3 EL Tomatenmark
- ¼ l Gemüsebrühe
- 100 g Rohmilchkäse
- Vollkorn-Lasagne-Blätter

Zubereitung Belag:

1. Möhren, Sellerie, Lauch, Zwiebeln, Knoblauchzehen waschen, putzen und sehr fein schneiden.
2. Olivenöl in einem großen Topf erhitzen und das Gemüse darin andünsten.
3. Kräutersalz, Curry, Pfeffer, Muskatnuss und Tomatenmark zugeben und kurz mitdünsten.
4. Gemüsebrühe zugießen, 20 Minuten köcheln lassen.
5. Backofen auf 200 Grad vorheizen.

Zutaten Bechamelsoße:

- 80 g Dinkel
- ½ l Sahnewasser (½ Wasser, ½ Sahne)
- 80 g Butter
- Kräutersalz, Pfeffer, Muskatnuss

Zubereitung Bechamelsoße:

1. Dinkel fein mahlen und in einen Topf geben.
2. Sahne-Wasser zugießen.
   Unter ständigem Rühren mit dem Schneebesen aufkochen lassen.
3. Die Butter dazugeben.
4. Nach Geschmack mit Pfeffer, Kräutersalz, geriebener Muskatnuss würzen.

Und jetzt backen:

1. In eine Auflaufform schichtweise Lasagneblätter, Gemüsemasse und Bechamelsoße geben.
2. Als oberste Schicht Lasagneblätter legen und darauf den geriebenen Käse streuen.
3. Bei 200 Grad im vorgeheizten Backofen ca. 30 Minuten backen.

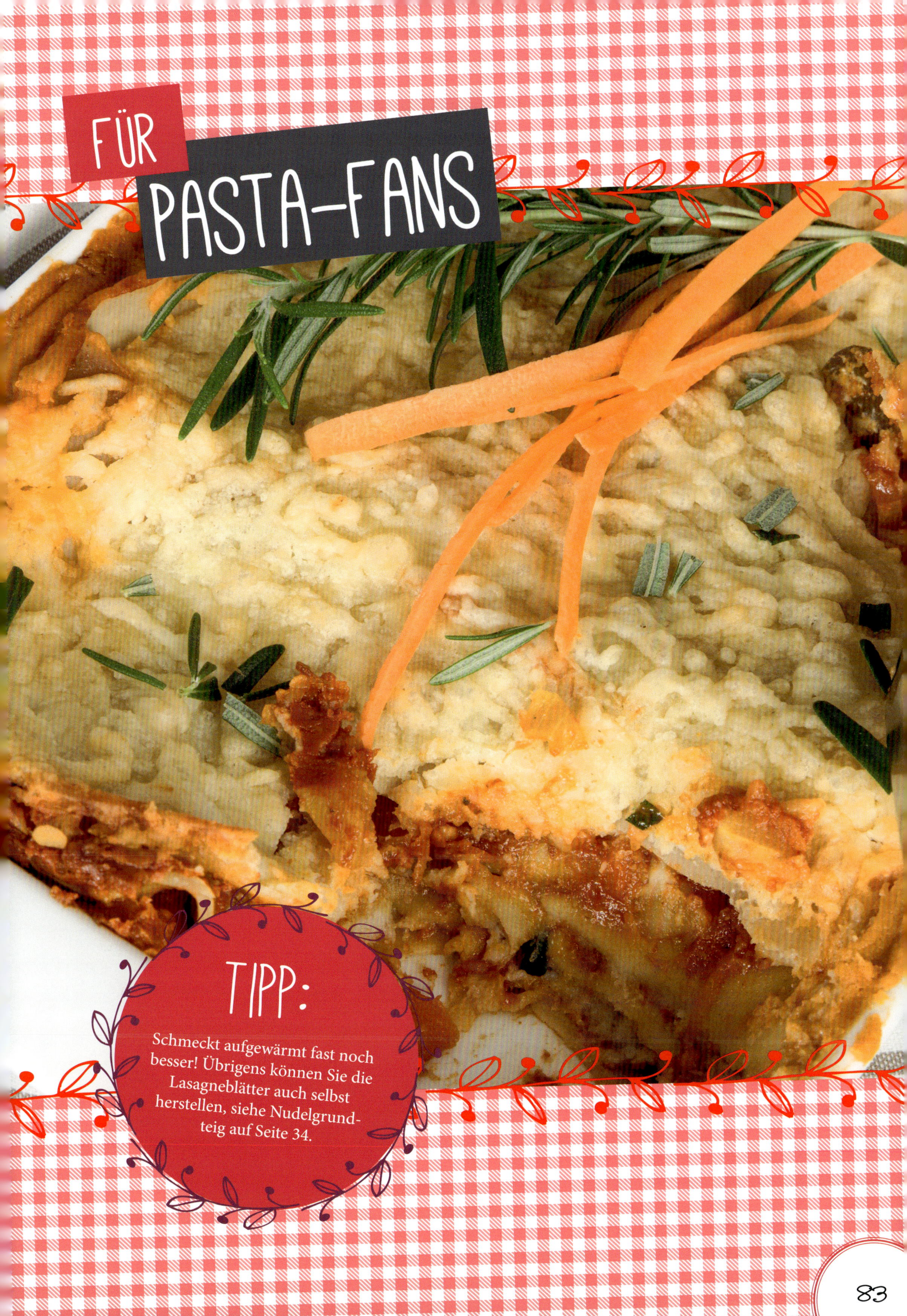
FÜR
PASTA-FANS
TIPP:
Schmeckt aufgewärmt fast noch besser! Übrigens können Sie die Lasagneblätter auch selbst herstellen, siehe Nudelgrundteig auf Seite 34.

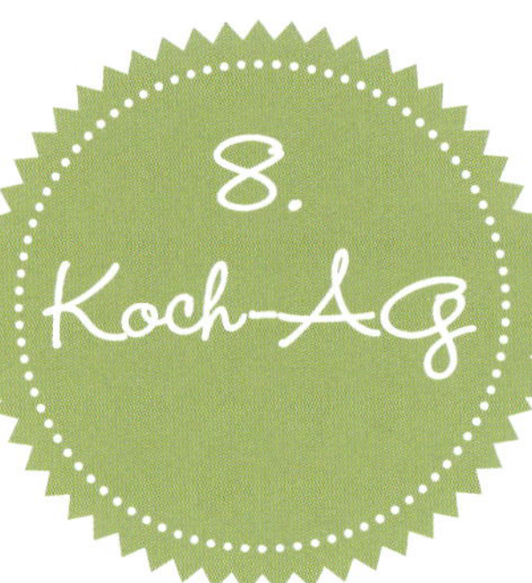

HAFERKERNE MIT HONIGSAHNE

Zutaten:

- 1 Tasse Hafer
- 2 Tassen Wasser
- 1 Becher Sahne
- 2 EL Honig
- 1 Banane (oder andere Früchte)
- Zitronenmelisse, Haferkerne und Sahnerest zur Deko

Zubereitung:

1. Hafer und Wasser in einem Topf erhitzen, 10 Minuten köcheln.
2. Ausquellen und erkalten lassen.
3. Die Sahne steif schlagen und den Honig unterheben.
4. 1 EL des gekochten Hafers beiseitestellen.
5. Den restlichen abgekühlten Hafer mit der Hälfte der geschlagenen Sahne vermengen.
6. Die Banane (oder andere Früchte) kleinschneiden und auf die Hafermasse geben.
7. Das Gericht mit Zitronenmelisse, Haferkernen und Sahnerest dekorieren.

Vielen Dank!

Vielen lieben Dank an Christa Friedrichsmeier für dieses Rezept und den Hafertest!

Hafertest

Diesen Test können Sie mit den Schülern machen, um zu verdeutlichen, wie vitalstoffhaltig das Getreidekorn ist. Verwenden Sie dafür das Rezept Haferkerne mit Honigsahne. Jedoch nur, wenn Sie Unterrichtszeit ausfüllen möchten.

Hafer enthält viele Vitalstoffe, unter anderem auch Kieselerde. Die Schülerinnen wissen oft, dass ihre Mütter diese als Nahrungsergänzungsmittel kaufen. Erklären Sie den Kindern, dass z. B. Kieselerde für stabile Fingernägel, Haarwachstum und ein schönes Hautbild sorgt.

Sie arbeiten nach nebenstehendem Rezept, erhöhen jedoch den Wasseranteil von 2 auf 6 Tassen. Der Getreideanteil bleibt gleich. Kochen Sie das Wasser mit dem Getreide wie im Rezept angegeben.

Jetzt bleibt Flüssigkeit übrig. Gießen Sie die Flüssigkeit durch ein Sieb in eine Glaskaraffe. Das Getreide lassen Sie dann ausquellen. Jetzt stellen Sie das Gefäß zur Seite. Mit den Haferkernen arbeiten die Schüler weiter nach Rezept.

Nach kurzer Zeit setzen sich in der Glaskaraffe Vitalstoffe, unter ihnen auch die Kieselerde (Silicea), am Boden ab.

Die Kinder können das beobachten und staunen meistens. Dann füllen Sie das Haferwasser mit 100 ml Sahne und Honig nach Geschmack auf. Die Schüler haben dann ein leckeres Getränk, das sie kalt oder warm genießen können. Schmeckt absolut lecker und sieht schön weiß aus!

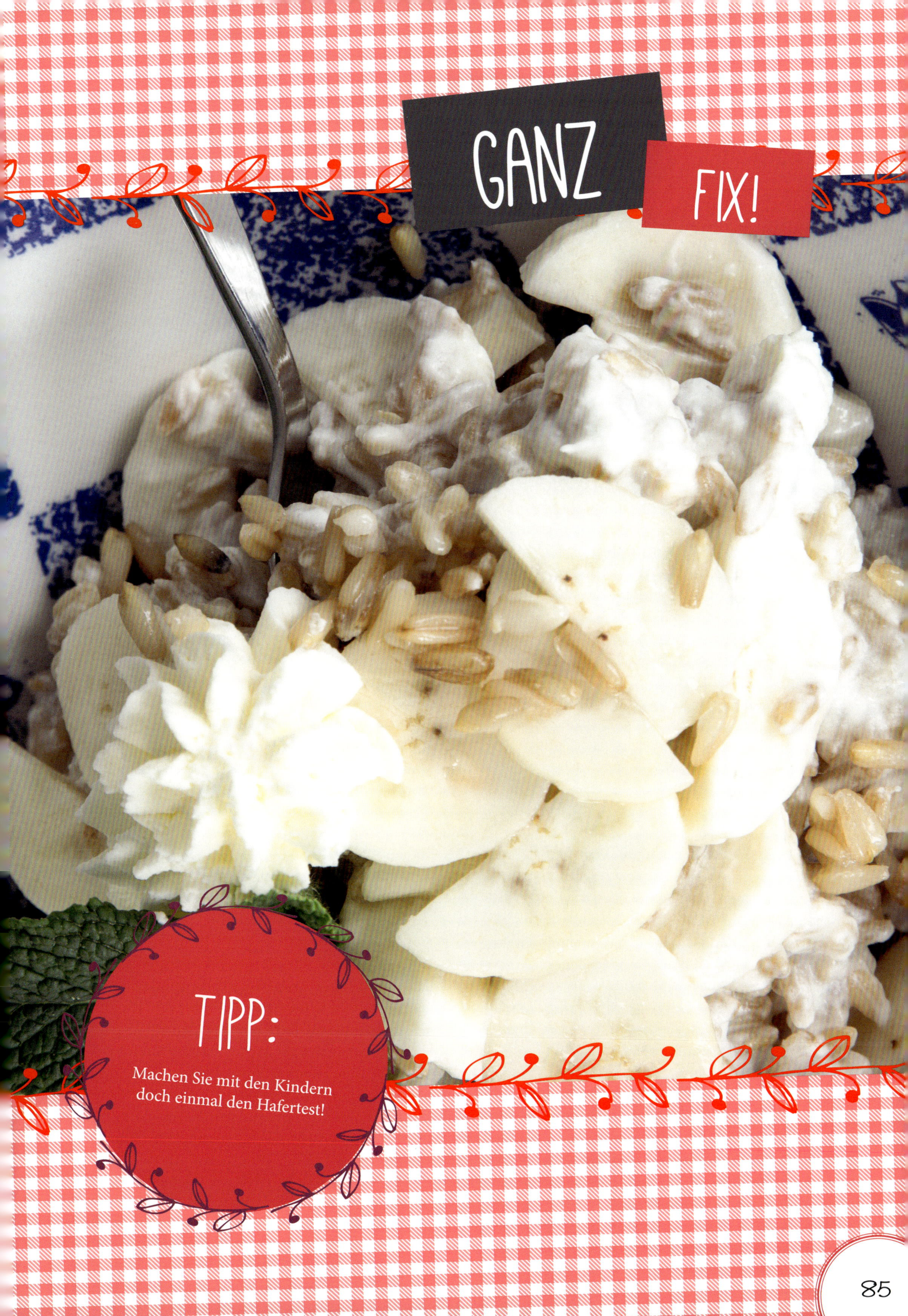

TIPP:

Machen Sie mit den Kindern doch einmal den Hafertest!

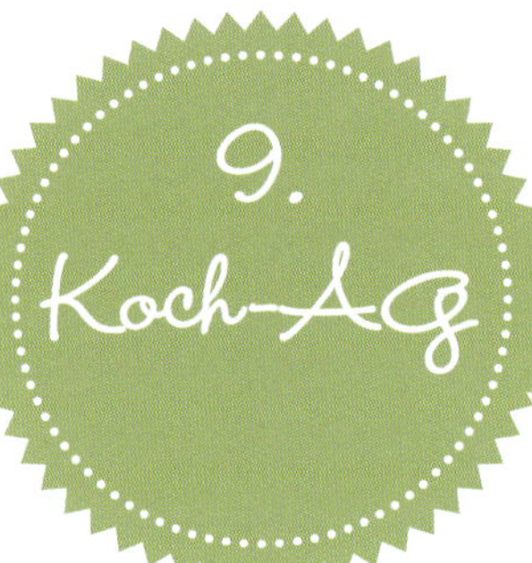

DEN HONIGFÄCHER FINDEN SIE ALS PRAKTISCHE KOPIERVORLAGE AUF SEITE 136/137

THEMA: HONIG

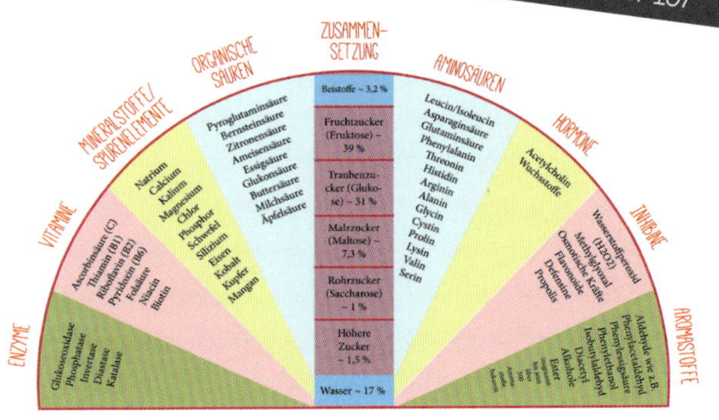

WAS ENTHÄLT DER HONIG?

Zeit: 3 Unterrichtsstunden = 135 Minuten (+ Pausen)
Tipp: Für die Theorie ca. 30 Minuten einplanen.

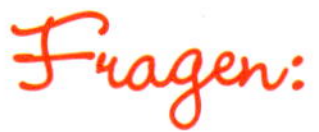

1. Mit welchen gesunden Alternativen könnt ihr Speisen süßen?
Lassen Sie die Kinder aufzählen, welche Lebensmittel sie kennen, die die Speisen süßen. In der neunten Unterrichtseinheit wissen sie viele Antworten. Zum Beispiel: reife Bananen, reife Pfirsiche, Honig, eingeweichte Trockenfrüchte. Wenn die Schüler auf keine Antwort kommen, helfen Sie ihnen und fragen, womit die Soße All'arrabbiata gewürzt war oder die Nachspeise. Dann kommen die richtigen Antworten. Wenn genügend Zeit zur Verfügung steht, lassen Sie die Antworten an die Tafel schreiben.

2. Warum ist der Verzehr von Fabrikzucker nachteilig?
Fragen Sie hier noch einmal nach der Blutzuckerkurve (4. Koch-AG). Wenn Sie Zeit haben, besprechen Sie mit den Schülern die Forschungsergebnisse zu raffinierten Kohlenhydraten (s. Anlage „Verhalten und Lernprobleme", Seite 89).

3. Welche Fabrikzuckerarten gibt es?
siehe 1. und 4. Koch-AG – Fabrikzuckerarten

4. Honigprobe
Stellen Sie 2 – 3 Sorten Honig auf den Tisch. Lassen Sie die Schüler probieren. Hier zeige ich immer den Honigfächer (siehe Seite 136/137).

5. Warum schmeckt Honig unterschiedlich?
Die Schüler stellen fest, dass eine Sorte Honig Rapshonig heißt, eine Sorte Waldhonig und die andere Sorte Blütenhonig. So unterschiedlich die Namen, so unterschiedlich ist auch der Honiggeschmack.

6. Wie stellt die Biene Honig her?
Die Biene muss für ein Kilo Honig im Schnitt drei bis vier Millionen Blüten aufsuchen. Unzählige Arbeiterinnen befinden sich im Sommer im Stock.

Jede ist Zeit ihres Lebens Sammlerin. Ein Bienenvolk kann so 20 – 30 Kilogramm Honig im Jahr produzieren.

Mit ihrem Rüssel saugen die Bienen süßen Saft aus den Blüten. Man nennt ihn Nektar. Der Nektar vermischt sich im Bienenmagen, den man auch Honigblase nennt, mit körpereigenen Stoffen der Biene. Anschließend würgt die Biene die Flüssigkeit wieder hervor und lagert sie in Waben aus Bienenwachs. Der Honig reift und verliert dabei das meiste Wasser. Übrig bleibt der zähflüssige, süße Honig.
Quelle: Internet http://kids.t-online.de/wie-machen-die-bienen-honig-/id_18357502/index

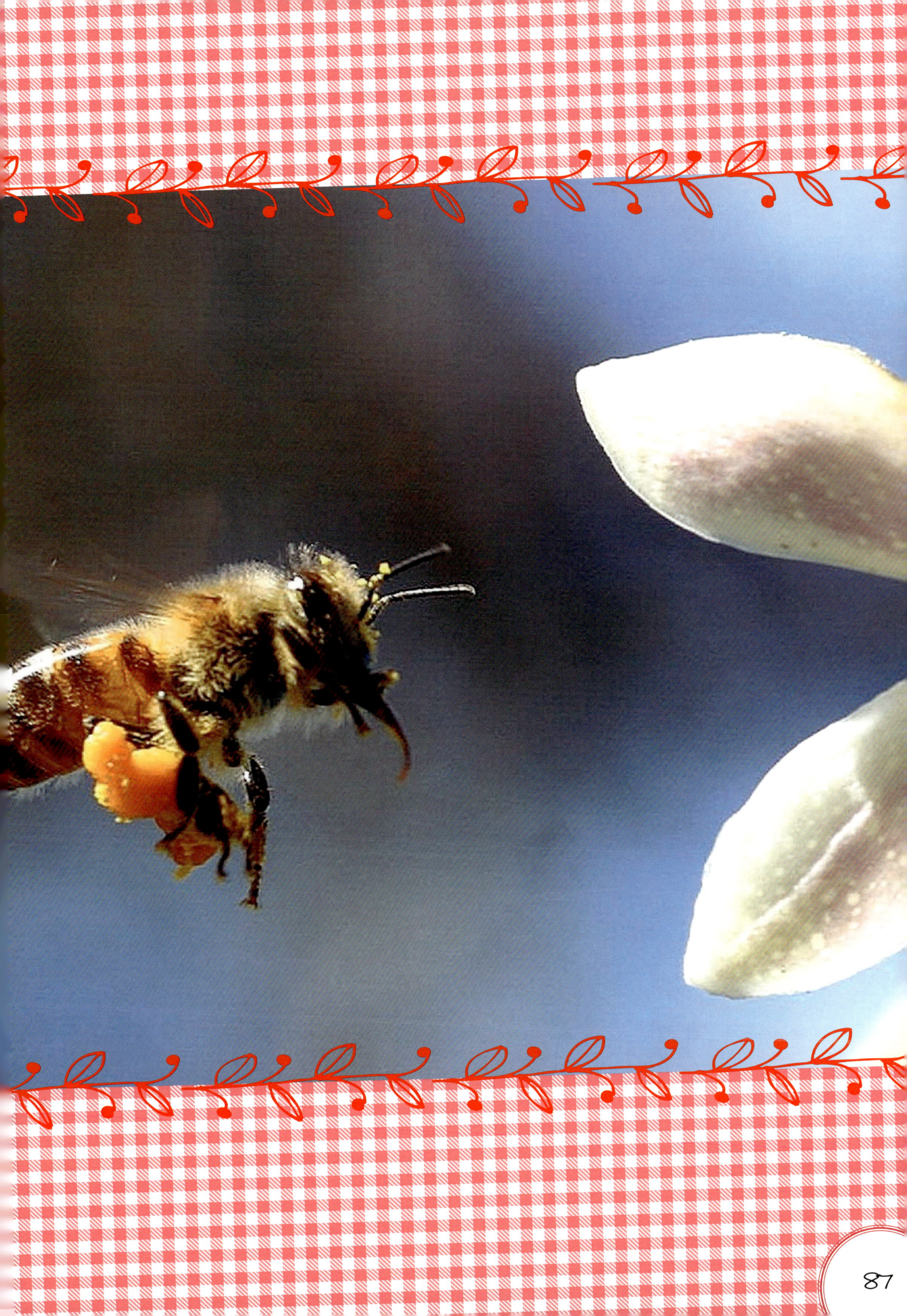

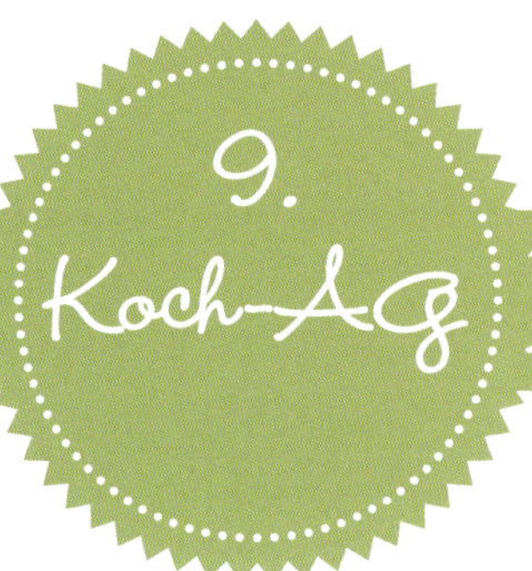

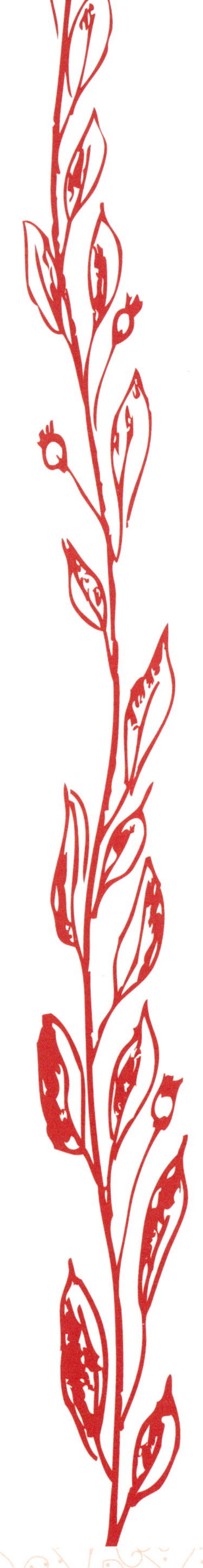

7. Was müsst ihr wissen, wenn ihr Honig kauft?
Im Supermarkt werden oft billige Honige angeboten. Er könnte mit Fabrikzucker gestreckt sein. Honig, der in EU-Ländern verkauft wird, muss laut Gesetz frei von Zusatzstoffen sein, einschließlich Antibiotika, mit denen Bienen gegen Krankheiten behandelt werden. Honig, der als Mischung von Honig aus EU-Ländern und Nicht-EU-Ländern deklariert ist, sollte nicht gekauft werden.

Kauft Honig bei einem Imker eures Vertrauens! So wird die wertvolle Arbeit der Imker unterstützt.

8. Rezeptbesprechung

Unterrichtsmaterialien:

- 3 verschiedene Honigsorten
- Infobriefe: ADS, Verhalten und Lernprobleme
- Honigfächer, siehe Anhang Seite 136/137
- Rezepte:
  Pastinaken-Dip mit Gemüse der Saison
  Kaiserschmarren mit Erdbeeren

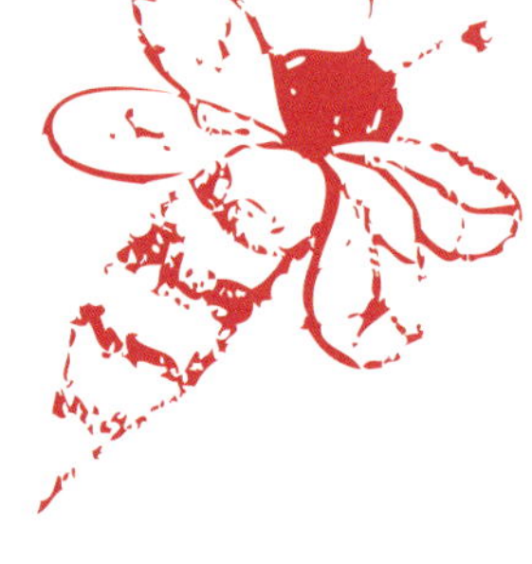

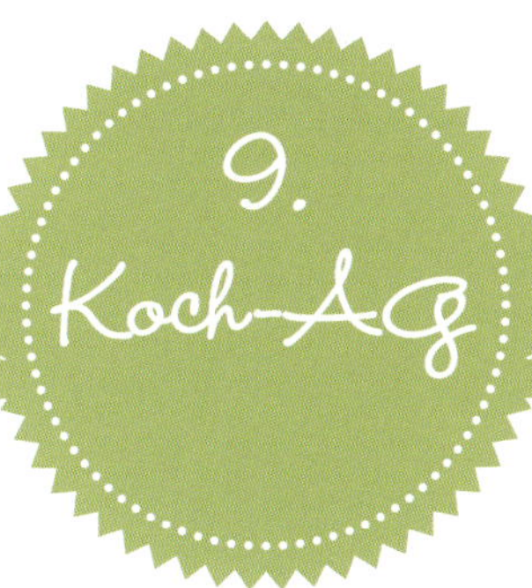

Forschungsergebnisse: Raffinierte Kohlenhydrate und ADS

Dr. Diana Fischbein, Prof. für Kriminologie an der Universität Baltimore, untersuchte den Zusammenhang zwischen raffinierten Kohlenhydraten und Verhaltensstörungen in der Lantana State-Besserungsanstalt (Florida). Sie teilte 104 Insassen in zwei Gruppen auf und setzte die erste Gruppe auf eine Diät mit sehr wenig raffinierten Kohlenhydraten, vor allem ohne weißes Mehl und weißen Zucker. Die andere Gruppe erhielt die traditionelle Ernährung, reich an raffinierten Kohlenhydraten.

Sie fand heraus, dass in der ersten Gruppe die Verhaltensstörungen wesentlich abnahmen, d. h. die Versuchsgruppe zeigte eine sehr niedrige Rate an Gesetzesbrüchen, Disziplinproblemen und Gewalttätigkeiten, verglichen mit der zweiten Gruppe und den Gefängnisinsassen allgemein.

Als die Versuchsgruppe wieder die normale Gefängniskost erhielt, bemerkten die Aufsichtsbeamten sowie die Insassen selbst den Unterschied in Verhaltensweisen, Aussehen, Schlafgewohnheiten, Angstzuständen und Aggressionen. Laut Dr. Fischbein baten die Insassen selbst darum, wieder die an raffinierten Kohlenhydraten arme Kost zu bekommen. Im Florida Department erwägt man aufgrund dieser Studie eine Reformierung der Gefängniskost.

Verhalten und Lernprobleme

In Jacksonville Beach, Florida, wurde eine Studie über 5 Jahre gemacht mit 2 Gruppen von Kindern, die Verhaltensstörungen und Lernprobleme im 1. Schuljahr zeigten und die Sonderschule besuchten. Zwei Schulen wurden verglichen. In der ersten Schule erhielten die Kinder eine ausgewogene gute Ernährung. Auch die Eltern bekamen eine Schulung in gesunder Ernährung. Die Kinder der zweiten Schule erhielten die normale Schulkost, und weder sie noch die Eltern wurden in gesunder Ernährung geschult.

Nach 5 Jahren verglichen die Forscher die Ergebnisse: Die Kinder der 1. Schule arbeiteten ihrem Alter entsprechend und konnten eine normale Schule besuchen. Die Kinder der 2. Schule, an der nicht auf Ernährung geachtet wurde, waren um 2 oder mehr Klassen hinter ihren Altersgenossen zurück und immer noch in der Sonderschule. Schauss: „Jedes Kind in einer Sonderschule kostet den Staat ca. 2000 Dollar jährlich zusätzlich. Wir wissen, dass mehr als 90% der jugendlichen Verbrecher dieser Kategorie der Lernbehinderten und Verhaltensgestörten angehören.

Aus der Jacksonville-Studie ergibt sich nach vorsichtigen Schätzungen, dass der Staat etwa 14 Milliarden Dollar sparen könnte durch die Einführung eines Ernährungsplanes. Außerdem könnte den Menschen unermesslich viel Leid erspart werden, denn die Jugendlichen stellen den höchsten Prozentsatz an Verbrechern."

Quelle: Dr. med. M. O. Bruker, „Zucker, Zucker", S. 273/274, 10. Auflage 2013, emu-Verlag

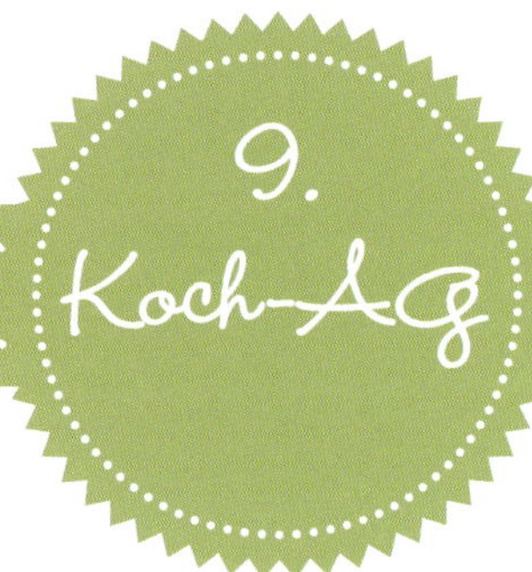

PASTINAKEN-DIP MIT GEMÜSE DER SAISON

Zutaten:

- 2 Pastinaken
- 1 Knoblauchzehe
- 2 EL Öl
- 1 Tasse Gemüsebrühe
- 2 EL Sahne
- 2 TL Senf

Zubereitung:

1. Die Pastinaken putzen und in kleine Würfel schneiden.
2. Die Knoblauchzehe schälen und kleinschneiden.
3. Beides in Öl andünsten, mit der Gemüsebrühe ablöschen und köcheln lassen, bis Pastinaken weich sind.
4. Sahne und Senf dazugeben und mit dem Stabmixer pürieren
5. Nach Belieben mit Salz und Pfeffer abschmecken.

Tipp:
Dazu Gemüsesorten der Saison

1. Gemüse waschen, putzen und in mundgerechte Stücke schneiden.
2. Dekorativ auf einen Teller legen oder in Trinkgläsern anrichten.
3. Den Dip in Schälchen dazustellen.

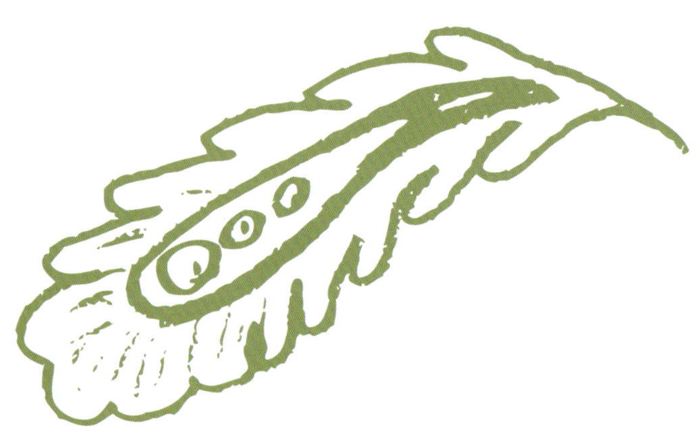

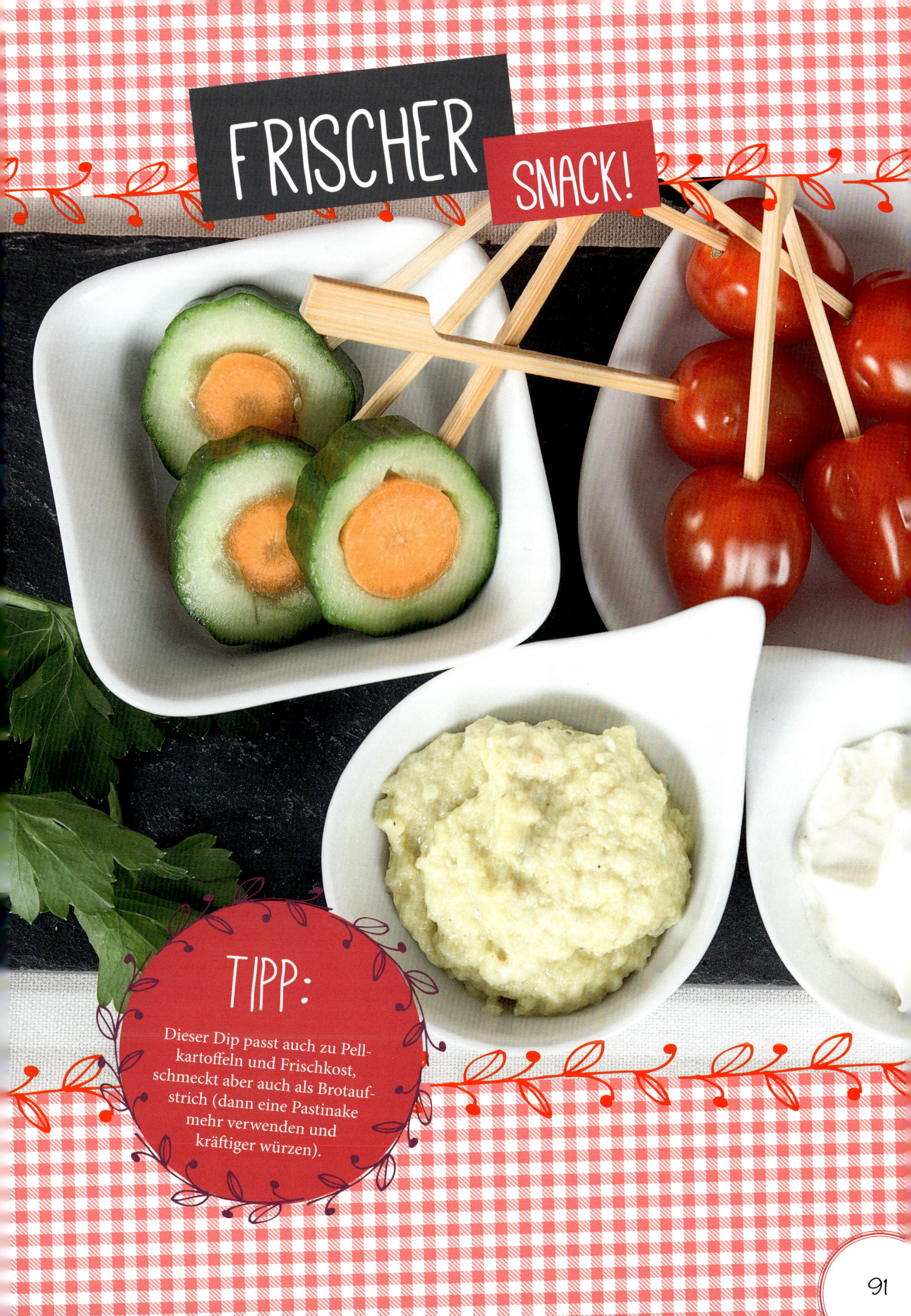
FRISCHER
SNACK!
TIPP:
Dieser Dip passt auch zu Pellkartoffeln und Frischkost,
schmeckt aber auch als Brotauf-
strich (dann eine Pastinake
mehr verwenden und
kräftiger würzen).

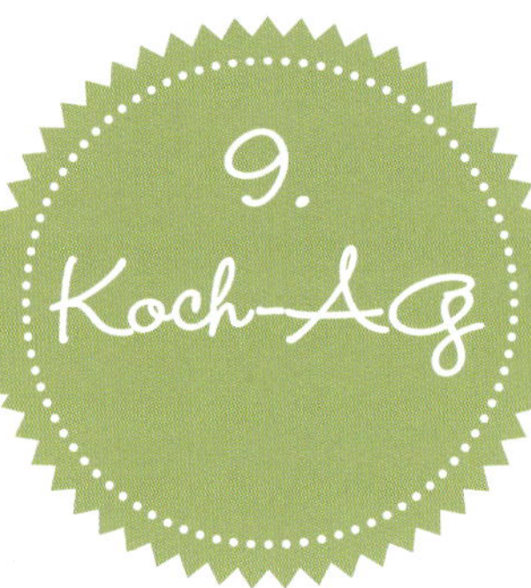

KAISERSCHMARREN MIT ERDBEEREN

Zutaten:

- 30 g Mandelblättchen
- 500 g Erdbeeren
- 3 Eiweiß
- 3 Eigelb
- 50 g Vollkorndinkelmehl
- ⅛ l Sahne
- 30 – 50 g Akazienhonig
- 70 g Schmand
- 40 g Sultaninen
- 1 ½ EL Butter

Zubereitung:

1. Die Mandelblättchen in einer Pfanne ohne Fett hellbraun rösten.
2. Erdbeeren in einem Sieb abbrausen, putzen.
3. Eine Hälfte in Viertel teilen, die andere Hälfte pürieren, beiseitestellen.
4. Eiweiß steif schlagen.
5. Den Ofen auf 100 Grad vorheizen.
6. Eigelb, Vollkorndinkelmehl, Sahne, Akazienhonig und den Schmand mit dem Mixer gut verrühren.
7. Sultaninen zerkleinern, mit den Mandelblättchen und dem Eischnee unterheben.
8. Die Butter in einer feuerfesten Pfanne erhitzen, Teig hineingeben, in den vorgeheizten Backofen stellen und ca. 10 Min. bei 100° C stocken lassen.
9. Die Pfanne aus dem Ofen nehmen, auf die erhitzte Herdplatte stellen und den Kaiserschmarren anbraten, dann mit 2 Gabeln zerreißen.
10. Erdbeersoße, Kaiserschmarren und Erdbeeren dekorativ auf einem großen Teller anrichten.

Tipp:

Darauf achten, dass der Pfannenstiel hitzestabil ist!

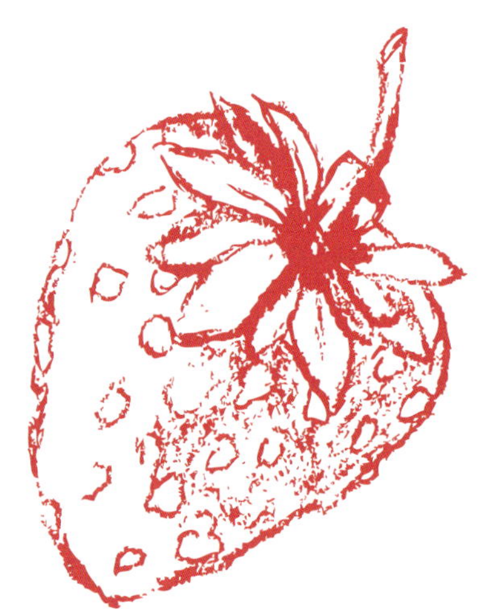

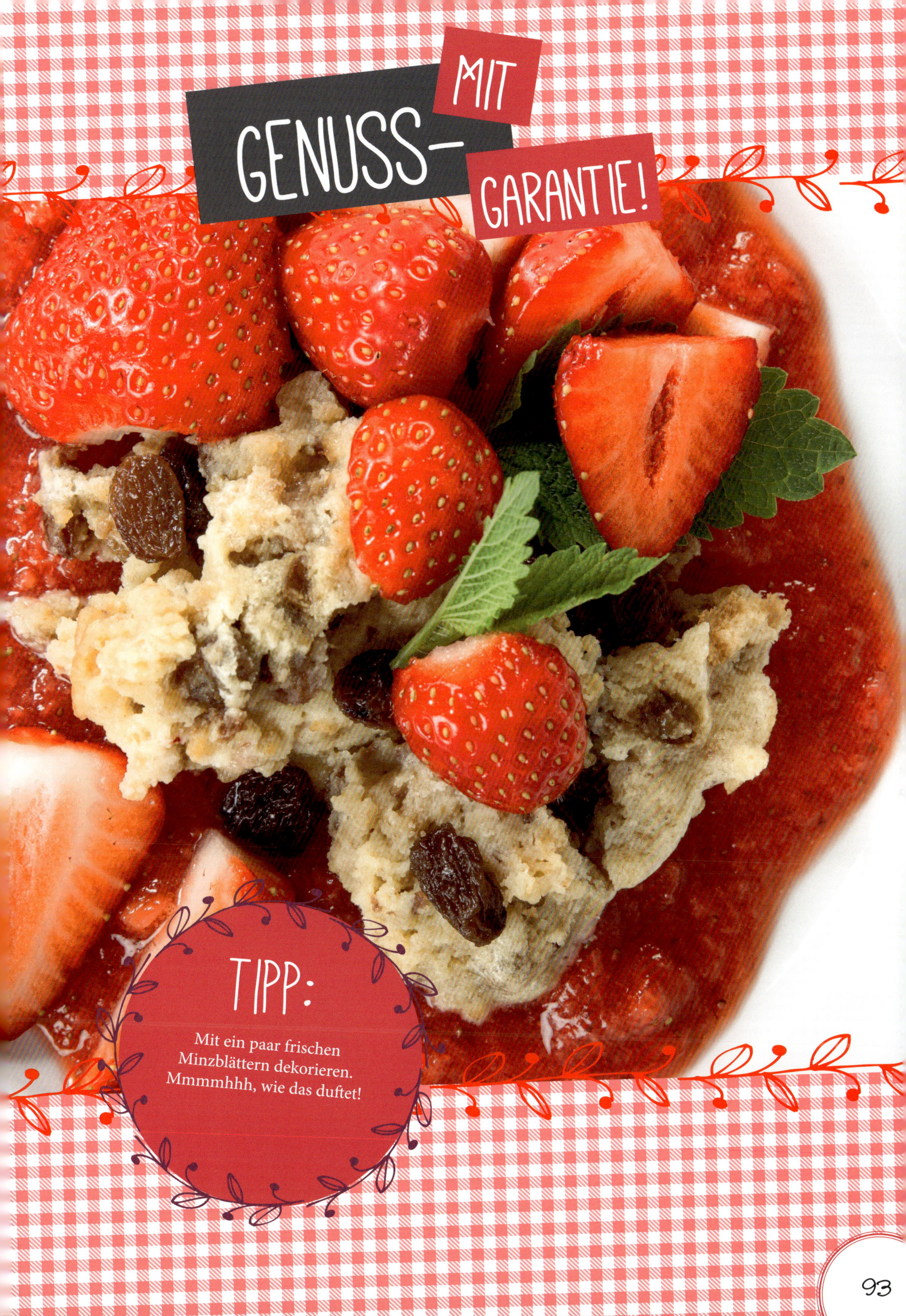
MIT
GENUSS-
GARANTIE!
TIPP:
Mit ein paar frischen Minzblättern dekorieren. Mmmmhhh, wie das duftet!

10. Koch-AG

FÜR LEHRER

THEMA: KEIMFÄHIGKEIT

Zeit: 4 Unterrichtsstunden = 180 Minuten (+ Pausen)
Tipp: Für die Theorie ca. 30 Minuten + Zeit für die Hausarbeit einplanen.

Fragen:

1. Erinnert ihr euch noch an das Getreidekissen MAX, das ich euch in der Koch-AG gezeigt habe?
Bringen Sie den Getreidemax noch einmal mit (falls vorhanden). Wenn nicht, zeichnen Sie das Getreidekorn an die Tafel, erklären Sie es anhand der Zeichnung (siehe Anlage).

2. Wisst ihr auch noch, was ich als Letztes weggenommen habe?
Antwort: den Keim

3. Woran erkenne ich, dass das Getreide noch lebendig ist?

Zeigen Sie eine angekeimte Kartoffel oder eine Möhre, die austreibt.
Das ist der Keimling, der treibt. Aus der alten Kartoffel/Möhre und den Keimanlagen plus Erde, Sonne, Licht, Wasser entsteht eine neue Pflanze. Genauso auch beim Getreide.

4. Habt ihr schon einmal gekeimtes Getreide gesehen?
Erklären Sie den Kindern, dass Keimfäfigkeit vorhanden ist, wenn neues Leben entsteht. Lassen Sie als „Lehrende/r" zu Hause Getreide keimen. Die Schüler sehen sich das Gekeimte an und probieren. Jeder Schüler legt einige Getreidekörner, z. B. Weizen, in die Erde seines Blumentopfes, der auf die Fensterbank gestellt wird. Geben Sie ihnen die Aufgabe, die Erde jeden 2. Tag etwas anzufeuchten, bis das Getreide keimt, wächst und Weizengras erscheint. So können Sie auch mit Kartoffeln experimentieren.

5. Arbeitsblätter:
Wenn Zeit übrig ist, füllen Sie diese mit den Arbeitsblättern „Das Getreidekorn" und die „Beobachtungsaufgaben für zu Hause".

6. Rezeptbesprechung

Unterrichtsmaterialien:

- Für jeden Schüler: ein kleiner Blumentopf, Erde, keimfähiges Getreide (Weizen)
- Das Getreidekorn
- Die „Beobachtungsaufgaben für zu Hause"
- Lebensmittel (angekeimte Kartoffel und/oder Möhre)
- Rezepte:
  Möhrenpastete
  Müsliriegel

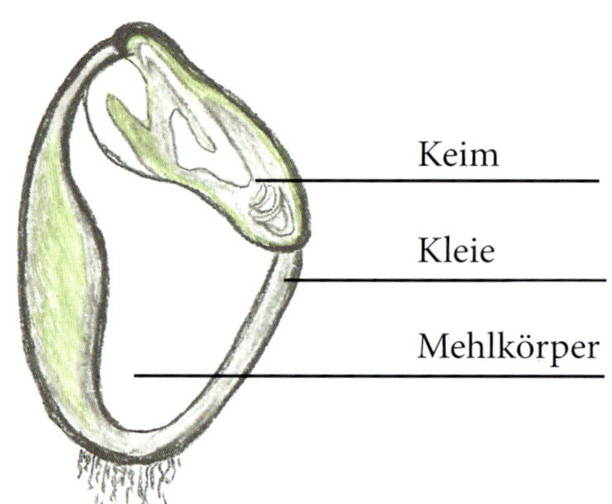

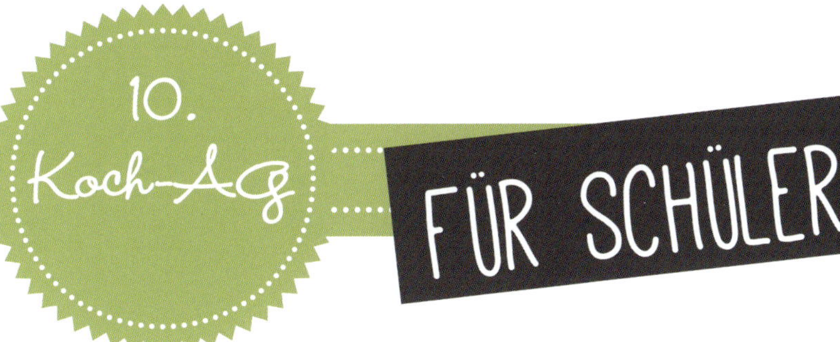

DAS GETREIDEKORN

Getreide und Mensch sind eine Symbiose seit Jahrtausenden. Im Getreidekorn sind alle Nährstoffe und Vitalstoffe vorhanden, um den Menschen gesund zu erhalten.

Hauptnährstoffe:
- Eiweiß
- Fett
- Kohlenhydrate

Vitalstoffe:
- Vitamine
- Mineralstoffe
- Spurenelemente
- Enzyme/Fermente
- Ungesättigte Fettsäuren
- Aromastoffe
- Faserstoffe (Ballaststoffe)

Aufgabe:

An welcher Stelle befinden sich Keim, Randschichten und Mehlkörper?
Bitte die Begriffe eintragen.

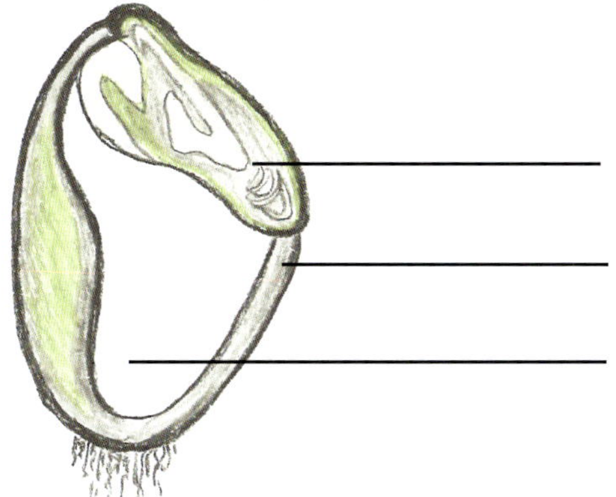

Wenn wir das Mehl aus dem vollen Korn verzehren, bekommt unser Organismus alle nötigen Nährstoffe und Vitalstoffe, die er für Gesundheit und Leistungsfähigkeit braucht.

Beobachtungsaufgaben:

1. Betrachte ein Weizenkorn sehr genau. Zeichne es von beiden Seiten ab.

2. Betrachte ein Roggenkorn und verfahre wie beim Weizen. Vergleiche die Farbgebung beider Getreidearten.

3. Schneide je ein Weizenkorn und ein Roggenkorn der Länge nach durch, betrachte es genau. Was siehst du?

Merksatz: Zum ganzen Korn (Vollkorn) gehören:
1. Keim
2. Randschichten
3. Mehlkörper

GGB-Vollkorndefinition:

Getreide der jeweiligen Sorte mit hoher Keimfähigkeit (95 – 98%), frisch gemahlen als Vollkornschrot (grob) oder als Vollkornmehl (fein) bzw. frisch geflockt oder gekeimt, wird ohne Lagerung sofort verzehrt oder verarbeitet.
Nur aus frisch gemahlenem Vollkornmehl und Vollkornschrot wird echtes Vollkornbrot gebacken.

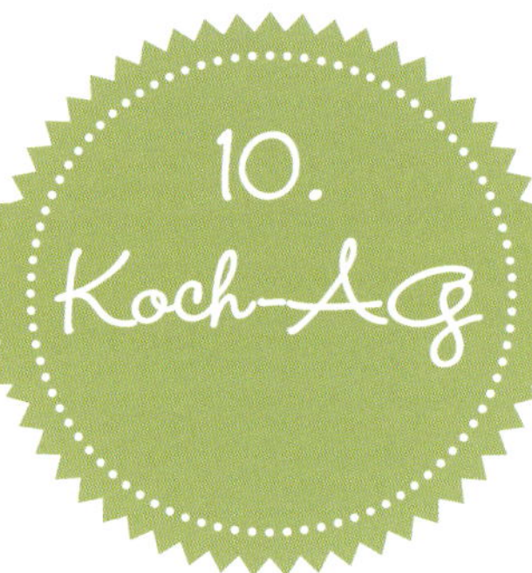

SCHNELLES SONNENBLUMENBROT

Zutaten:

- 200 g Weizen
- 200 g Emmer
- 100 g Roggen
- 1 Würfel Biohefe
- 100 g Wasser
- 1 ½ TL Salz
- 350 – 400 g Wasser
- 1 EL Obstessig
- 170 g Sonnenblumenkerne
- Butter zum Einfetten

Zubereitung:

1. Den Backofen auf 200 °C vorheizen
2. Weizen, Emmer und Roggen fein mahlen und vermengen. In die Mitte eine Vertiefung drücken.
3. Biohefe und 100 g Wasser in diese Kuhle geben und mit wenig Mehl vom Rand zu einem dickflüssigen Brei verrühren.
4. Anschließend mit Mehl vom Rand bestreuen. Ein Handtuch über die Schüssel legen und an einem warmen Ort ca. 15 Minuten gehen lassen.
5. Die Backform mit Butter einfetten und auf den Boden Sonnenblumenkerne streuen.
6. Salz, Wasser, Obstessig und 150 g Sonnenblumenkerne in die Teigschüssel geben. Restliche Sonnenblumenkerne zurückhalten.
7. Mit der Hand oder einem Löffel alles zu einem weichen Teig verrühren. Zügig in die gefettete Form füllen.
8. Restliche Sonnenblumenkerne über das Brot streuen.

Jetzt backen:

1. Backzeit: ca. 60 Min. bei 200 °C
2. Brot aus der Form stürzen und auf einem Gitter auskühlen lassen.

Tipps:

Der Teig ist recht weich. Da der Essig auf die Hefe „treibend“ wirkt, den Teig nicht stehen lassen, sondern zügig in die Form geben und sofort in den Backofen schieben.

Wenn es schneller gehen soll, gelingt das Brot auch ohne Ruhezeit.

Klingt das Brot beim Abklopfen der Bodenseite hohl, ist es gar! Andernfalls sollte man es noch einige Minuten nachbacken.

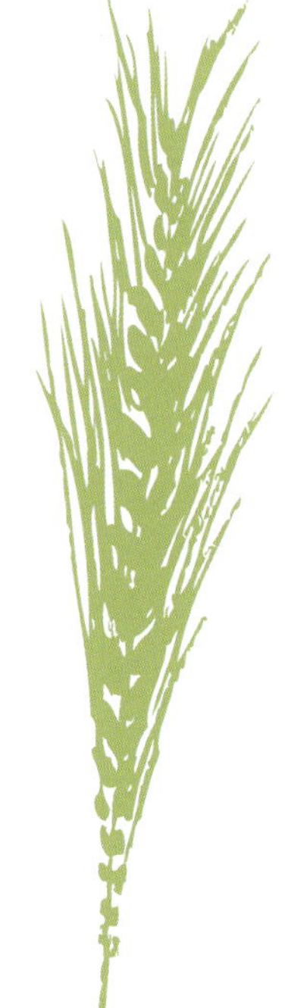

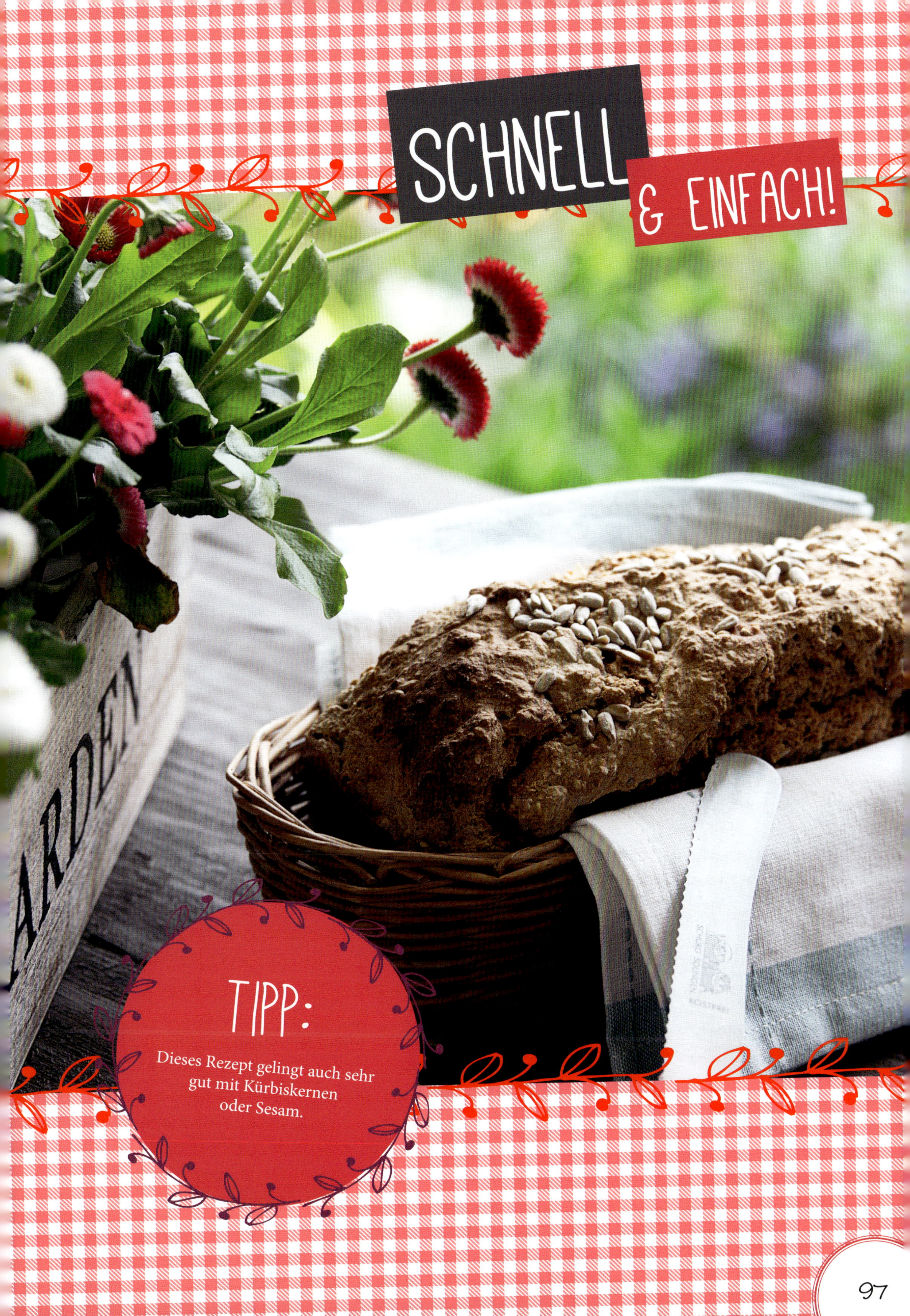
SCHNELL
& EINFACH!
GARDEN
TIPP:
Dieses Rezept gelingt auch sehr gut mit Kürbiskernen oder Sesam.

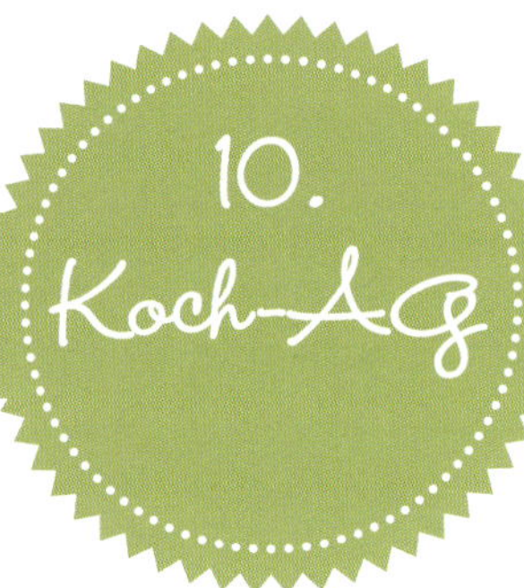

MÖHRENAUFSTRICH

Zutaten:

- 300 g Möhren
- 50 g Schalotten
- 2 TL Öl
- 5 EL Wasser oder Gemüsebrühe
- 30 g Kürbiskerne
- 2 EL Butter
- Cayennepfeffer nach Geschmack
- ½ TL Salz

Zubereitung:

1. Möhren und Schalotten putzen, in dünne Scheiben schneiden, in Öl andünsten.
2. Flüssigkeit zugeben, zugedeckt 10 –15 Minuten garen, anschließend pürieren.
3. Abkühlen lassen.
4. Kürbiskerne in trockener Pfanne kurz anrösten, abkühlen lassen und mit einem Schlagmesser grob zerkleinern.
5. Alle Zutaten mit der weichen Butter vermengen und pikant abschmecken.

Aus dem Buch „Streicheleinheiten“, emu-Verlag

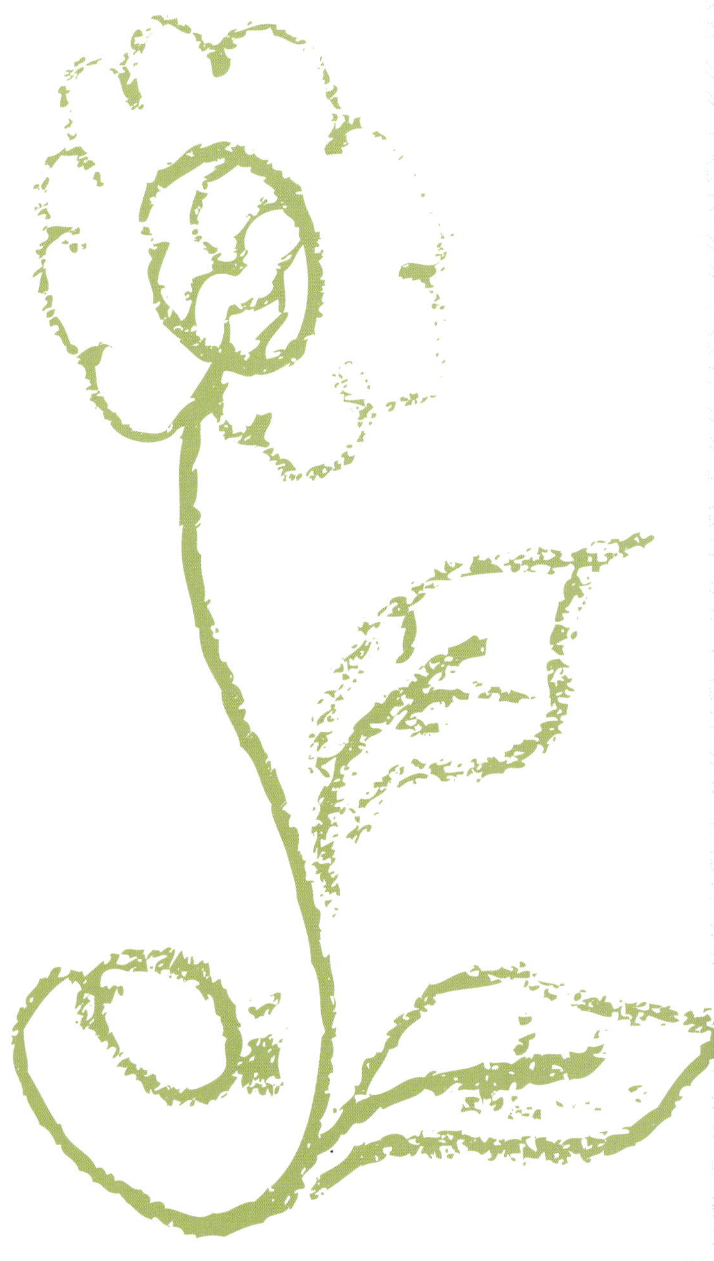

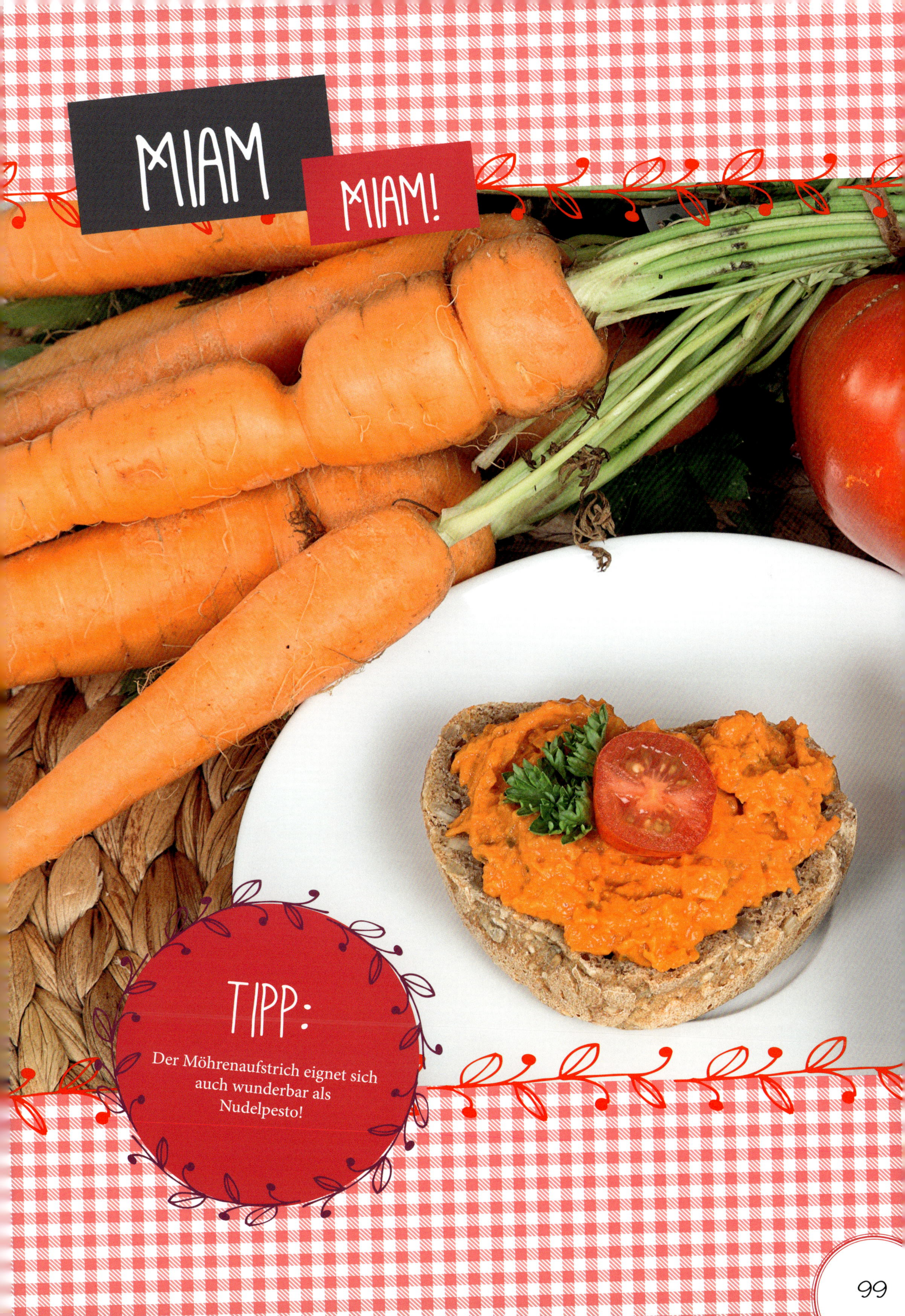
MIAM
MIAM!
TIPP:
Der Möhrenaufstrich eignet sich
auch wunderbar als
Nudelpesto!

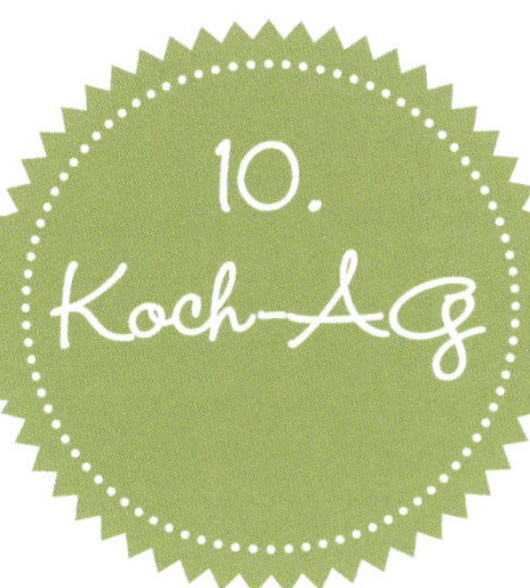

Müsliriegel

Zutaten:

- 250 g Haferschrot
- 250 g Haferflocken, grob
- 100 g Sonnenblumenkerne
- 100 g Kokosraspel
- 50 g Sesam
- 50 g Haselnüsse, gehackt oder grob gemahlen (evtl. mehr nehmen)
- 200 g Butter
- 300 g Honig
- ½ TL Salz
- 1 MS Vanille

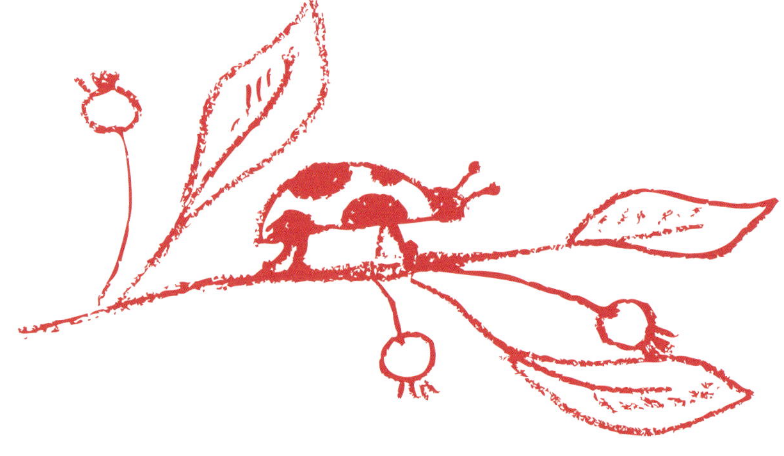

Zubereitung:

1. Ofen auf 150 Grad vorheizen.
2. Haferkörner mit dem Flocker flocken.
3. Trockene Zutaten gut mischen.
4. Butter auf kleiner Stufe schmelzen und mit Honig, Gewürzen und allen Zutaten gut vermengen.
5. Die Masse auf ein gefettetes Backblech streichen und andrücken. Mit einer Teigkarte die gewünschte Größe der Müsliriegel vorstanzen.
6. 25 – 30 Minuten im vorgeheizten Backofen bei 150 Grad backen.
7. Abkühlen lassen und schneiden.

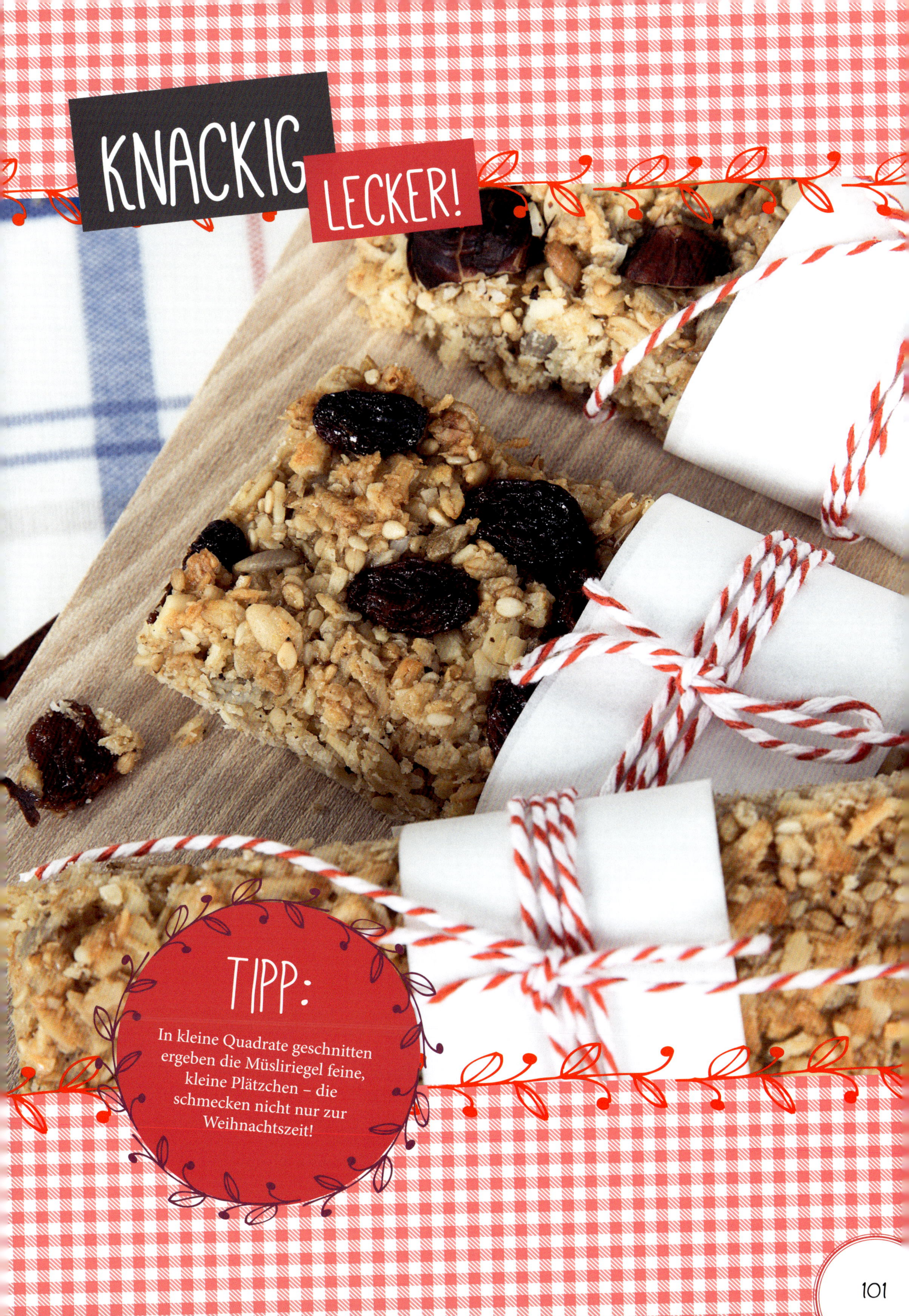
KNACKIG
LECKER!
TIPP:
In kleine Quadrate geschnitten ergeben die Müsliriegel feine, kleine Plätzchen – die schmecken nicht nur zur Weihnachtszeit!

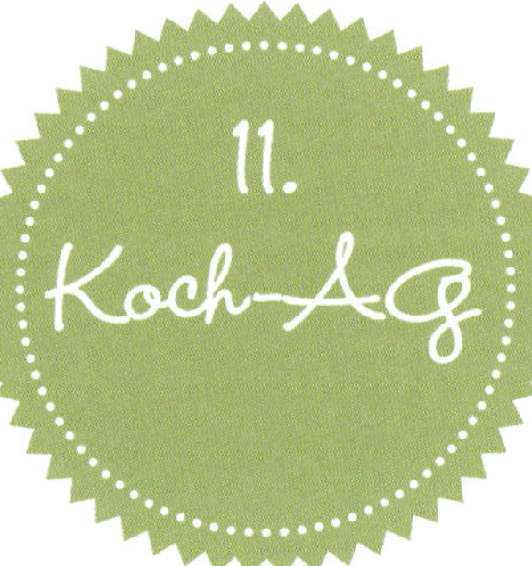

THEMA: ENERGY-DRINKS

DEN ELTERNBRIEF FINDEN SIE ALS PRAKTISCHE KOPIERVORLAGE AUF SEITE 140/141

Zeit: 4 Unterrichtsstunden = 180 Minuten (+ Pausen)

Tipp: Für die Theorie ca. 45 Minuten = eine Unterrichtsstunde einplanen.

Fragen/Aufgaben/Themen:

1. Wer von euch hat schon einmal so ein Getränk probiert?

Die meisten Schüler kennen den Geschmack. Stellen Sie eine Musterdose auf den Tisch. Lassen Sie die Schüler diskutieren. Sie werden erstaunt sein, wie die Reaktionen sind.

Mir sagen die Schüler oft, sie trinken diese Getränke nicht. Im Gespräch stellt sich dann fast immer heraus, dass sie genau wissen, wovon sie reden. Besonders die Jungen. Das Interesse dieser „coolen" Getränke ist bei den Mädchen nicht so groß. Die Werbung der Hersteller ist auf Extremsport ausgerichtet und spricht die männliche Welt mehr an.

Aus diesem Grund suche ich oft eine Dose „Monster Energy-Drink" für den Getränketest aus, den trinken auch die Mädchen gerne.

2. Wie hat das geschmeckt?
Lassen Sie die Schüler riechen.
Die meisten Energy-Drinks riechen sehr künstlich, extrem süß und oft nach Gummibärchen.

3. Welche Stoffe sind am meisten in dem Getränk enthalten?
Lassen Sie die Schüler mit dem Vordruck „Getränketest Energy-Drink" arbeiten.
Ausfüllen und rechnen lassen.

4. Elternbrief und Informationen zum Thema austeilen.

5. Rezeptbesprechung

Kinder lieben es bunt, Kinder lieben es süß und sie lieben es, cool zu sein. Das sind die Vorlieben, von denen auch die Getränkefirmen wissen.
Getränke wie Red Bull, Monster, Effect usw. haben in den Alltag längst Einzug gehalten. Die Drinks, die nach Gummibärchen schmecken und zum Wachbleiben meistens von Erwachsenen getrunken werden, gelten bei den Kindern als sehr cool.
Mit meinen Koch-AG-Kindern bespreche ich das Thema Getränke und Energy-Drinks und kläre auf. Nach meinem Eindruck sind Jungen empfänglicher für die Trendgetränke.
Die Werbung sorgt dafür! Spitzensportler, coole Typen, kraftvolle Namen! Oftmals ist es unverständlich für Kinder, dass Wasser das Hauptgetränk sein sollte. Energy-Drinks gehören längst zu ihrem Alltag und haben fabrikzuckerhaltige Limonaden und Cola-Getränke abgelöst.

Unterrichtsmaterialien:

- 1 Dose Energy-Drink
- Kopie Getränketest
- Würfelzucker
- Kopie Eltern-Informationen
- Rezepte:
  Blattsalat mit scharfer Fruchtsoße
  Möhrentaler mit Pellkartoffeln
  oder Blumenkohlpfannkuchen

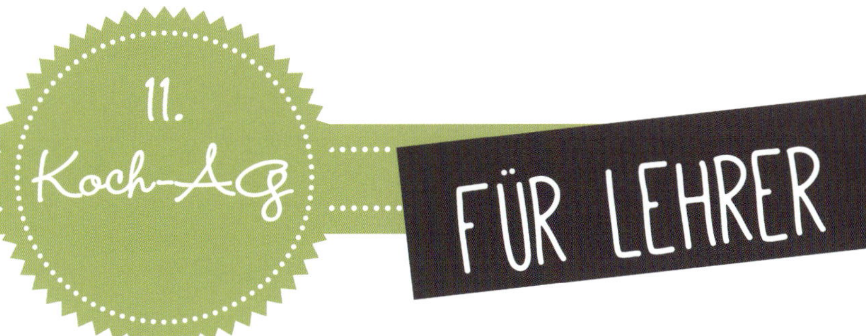

GETRÄNKETEST ENERGY-DRINK

Als Muster dient eine Dose Energy-Drink der Marke „Monster ENERGY (grün)“ des holländischen Herstellers Monster Energy Company.
Sie können natürlich auch jede andere beliebige Dose verwenden, ändern Sie dann die Angaben entsprechend.

1. Schaut euch die Dose Energy-Drink an, wie sieht sie aus?
Grell, bunt, modern.
Lassen Sie die Schüler weitere Begriffe finden und eintragen.
Besprechen Sie die gefundenen Begriffe mit den Schülern (ca. 5 Minuten).

2. Lassen Sie die Schüler den Werbetext von der Dose abschreiben. (Ein Schüler schreibt den Text an die Tafel, die anderen schreiben ab.)

„Krall Dir eine Dose Monster Energy. Das gewaltigste Energy-Drink auf diesem Planeten.
Es ist die perfekte Combo genau der richtigen Zutaten in eben der richtigen Mischung, um den Job zu erledigen – nur so wie es Monster kann.
Monster hat einen intensiven Geschmack, aber lässt sich ganz leicht runterschütten.
Studenten, Athleten, Musiker, Punk Rocker, Road Warrior, Haed Banger, Nerds und Biker trinken es – Du wirst es auch. Size Does Matter!“

Diskutieren Sie mit den Schülern über die Werbung (ca. 10 Minuten).

3. Die Schüler tragen folgende Zutaten in die Liste ein:

- Wasser
- Zucker
- Glukosesirup
- Säuerungsmittel (Citronensäure)
- Aromen
- Kohlensäure
- Taurin (0,4%)
- Säureregulator (Natriumcitrat)
- Farbstoffe E 163
- L-Carnitin – L-Tarat (0,04%)
- Koffein (0,03%)
- Konservierungsstoffe (Sorbinsäure, Benzoesäure)
- Vitaminmischung (Nicotinsäureamid,Vitamin B6, Vitamin B2, Vitamin B12)

4. Lassen Sie die Schüler den Warnhinweis notieren:

„Nicht empfohlen für Kinder, Schwangere, stillende Frauen oder koffeinempfindliche Menschen; aufgrund des erhöhten Koffeingehaltes nur in verantwortungsbewussten Mengen verzehren. Nicht mit Alkohol mischen. Verantwortungsvoll konsumieren.“

5. Lassen Sie die Schüler den Fabrikzuckergehalt bei einer 500 ml-Dose ausrechnen und anschließend die entsprechenden Zuckerwürfel als Turm aufbauen.

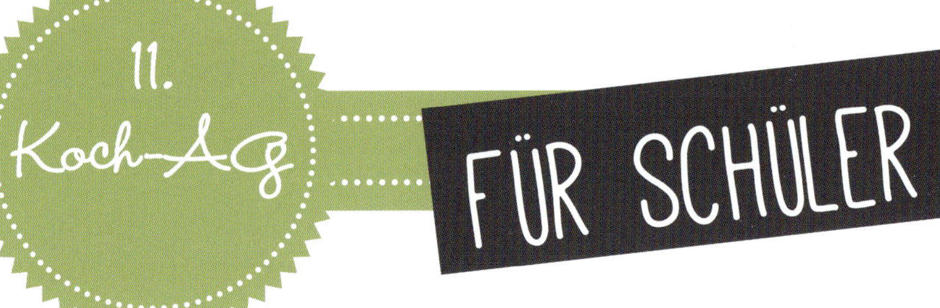

GETRÄNKETEST ENERGY-DRINK

1. Schaut euch die Dose Energy-Drink an, wie sieht sie aus?

2. Schreibt den Werbetext von der Tafel ab:

3. Tragt alle Zutaten in die Liste ein:

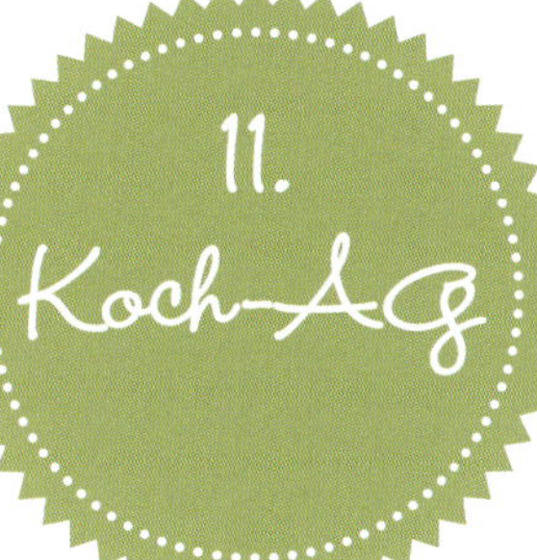

4. Notiert den Warnhinweis:

5. Rechnet den Fabrikzuckergehalt bei einer 500 ml Dose aus und baut anschließend die entsprechenden Zuckerwürfel als Turm auf! Ein Zuckerwürfel wiegt ca. 3 g.

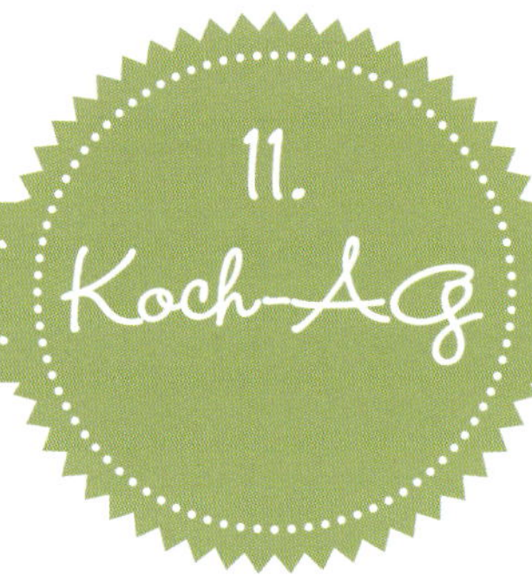

BLATTSALAT MIT SCHARFER FRUCHTSOSSE für 12 Kinder

Zutaten für den Salat:

- 1 großer Kopf Blattsalat
- 8 Aprikosen
- einige Basilikumblättchen

Zubereitung Salat:

1. Den Salat waschen, trockenschleudern und grob zerkleinern.
2. Auf Tellern anrichten.
3. Die Aprikosen waschen, entkernen und in feine Streifen schneiden. Dekorativ auf dem Salat verteilen.

Zutaten für die Salatsoße:

- 12 Aprikosen
- ½ mittelscharfe Peperoni oder Peperonisalz nach Geschmack
- 2 EL Sesamöl
- 1 EL Honig
- Kräutersalz
- Kresse als Deko

Zubereitung Salatsoße:

Zutaten pürieren, über den Salat geben und mit Kresse dekorieren.

Etwas abgewandelt aus „fantastisch frisch", emu-Verlag

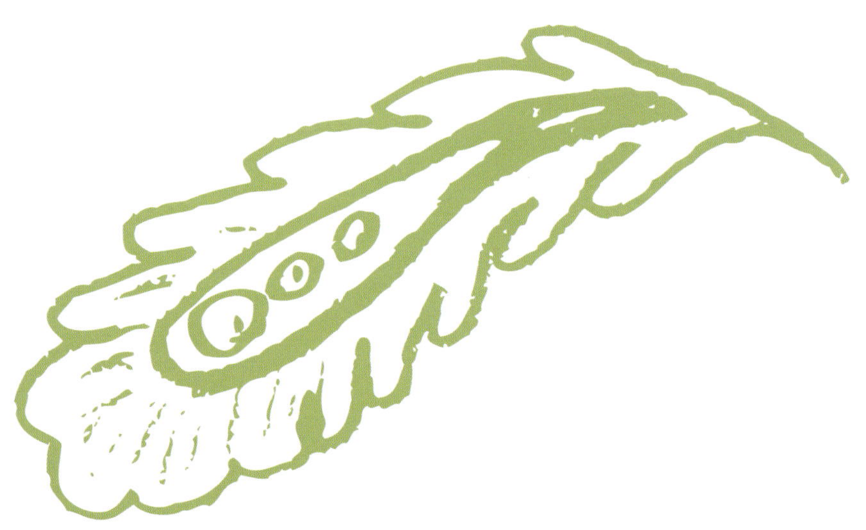

FRUCHTIGER SALATGENUSS

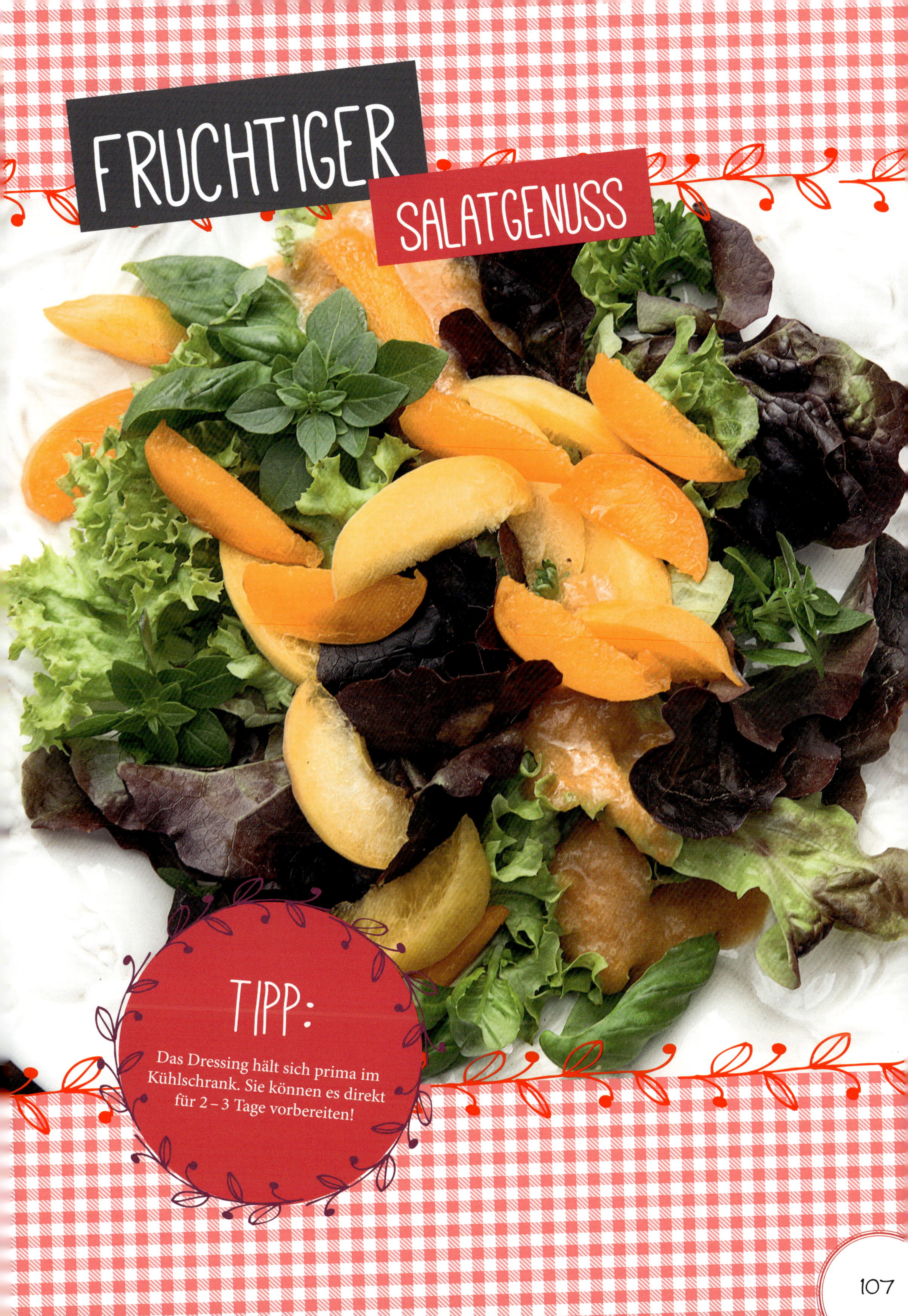

TIPP:

Das Dressing hält sich prima im Kühlschrank. Sie können es direkt für 2 – 3 Tage vorbereiten!

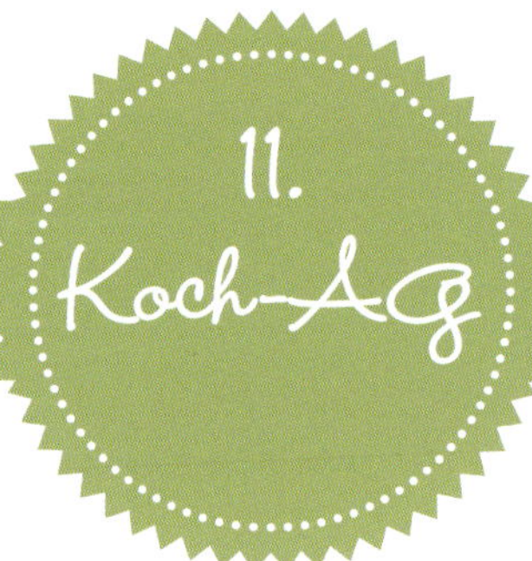

MÖHRENTALER MIT PELLKARTOFFELN UND BUTTER

4 Portionen

Zutaten:

- 2 – 3 festkochende Kartoffeln pro Person
- 200 g Dinkel
- 250 g Möhren
- 150 g saure Sahne
- 100 ml süße Sahne
- 2 Eier
- 1 ½ TL Kräutersalz
- ¼ TL Pfeffer
- Butter
- Öl

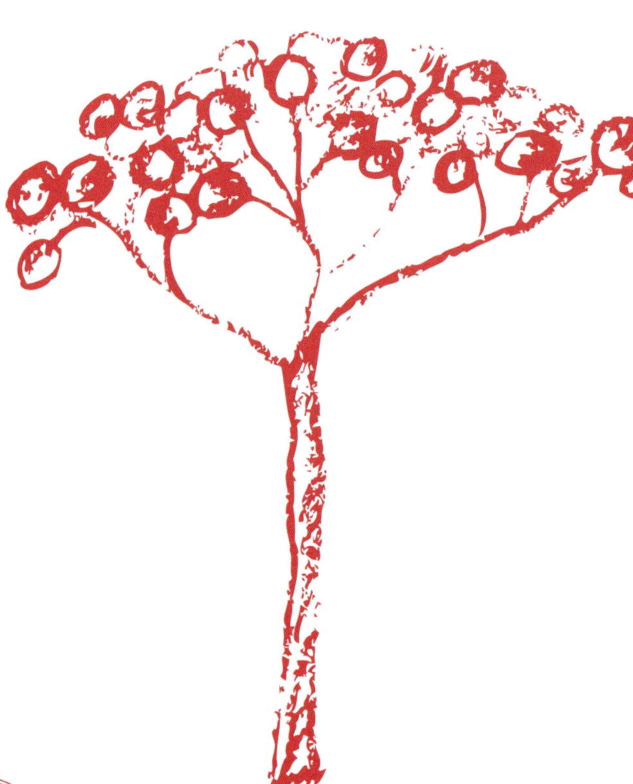

Zubereitung:

1. Die Kartoffeln waschen und in einem Topf mit wenig Wasser zum Kochen bringen. Topfdeckel auflegen. Die Kochplatte herunterschalten, ca. 15 Min. köcheln lassen (je nach Größe der Kartoffeln). Garprobe mit einem spitzen Messer machen. Die Messerspitze in die Kartoffel stechen, wenn es leicht geht, ist die Kartoffel gar.
2. Dinkel schroten (grob mahlen), in einer trockenen Pfanne leicht anrösten, bis er duftet.
3. Auskühlen lassen.
4. Die Möhren waschen, putzen und grob raffeln.
5. Mit dem Dinkel mischen.
6. Saure Sahne, süße Sahne und Eier mit dem Schneebesen verquirlen und mit Dinkel und Möhren mischen.
7. Mit Salz und Pfeffer würzen.
8. 30 Minuten quellen lassen. (funktioniert auch ohne Quellzeit)
9. Öl in einer Pfanne mäßig heiß werden lassen.
10. Möhrentaler zu dünnen Plätzchen formen (ca. 1 cm dick), von beiden Seiten braten.
11. Teller anrichten. Die Pellkartoffeln und Plätzchen mit Salz und Butter servieren.

Rezept: Inge Thron

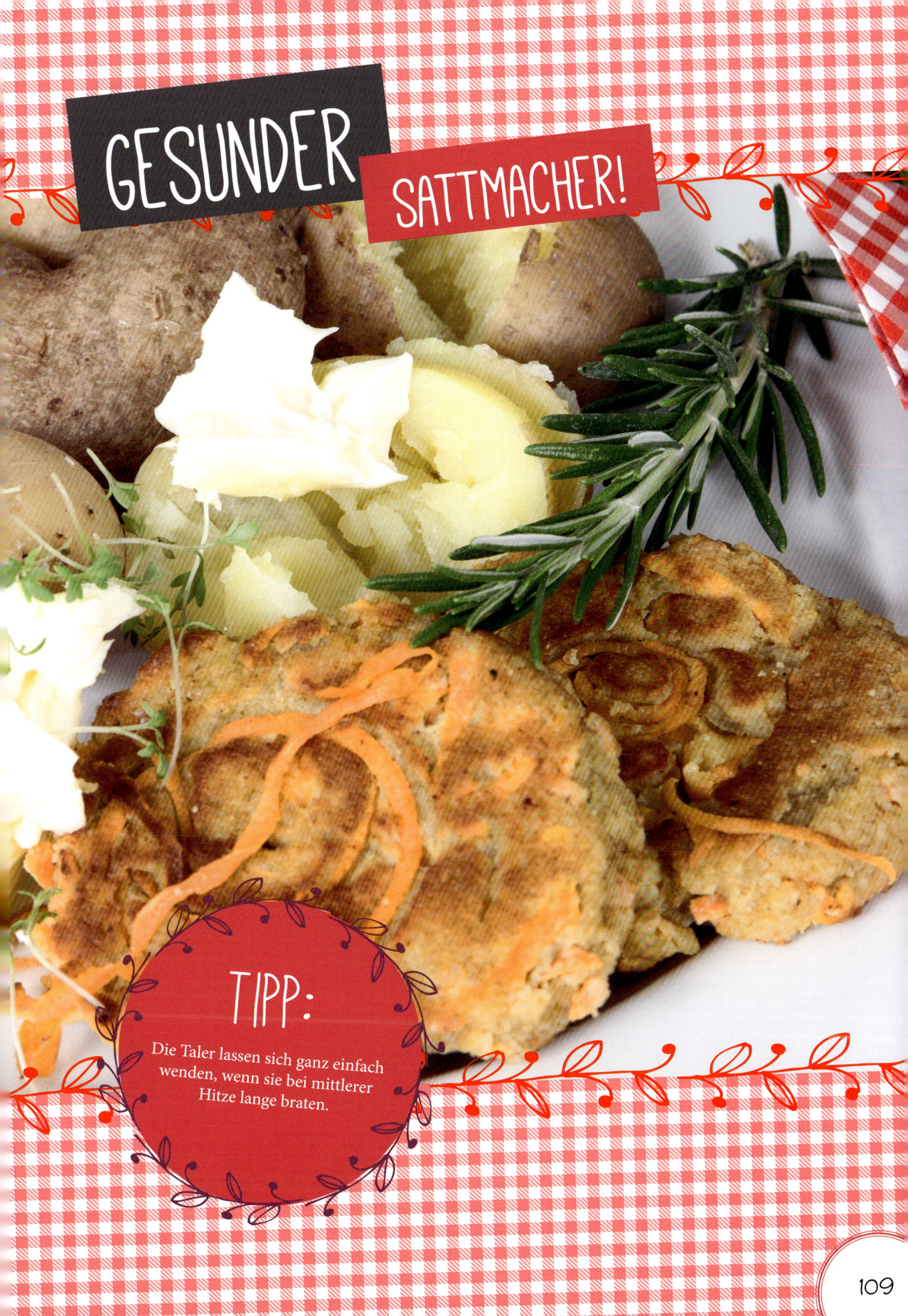
GESUNDER SATTMACHER!
TIPP:
Die Taler lassen sich ganz einfach wenden, wenn sie bei mittlerer Hitze lange braten.

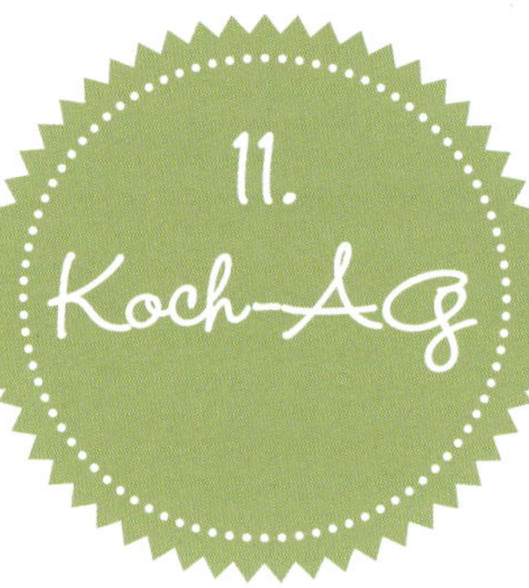

BLUMENKOHLPFANNKUCHEN

Zutaten:

- 125 g Vollkornmehl
- 100 ml Wasser
- 100 ml Sahne
- 2 Eier
- Salz nach Geschmack
- 1 kleiner Blumenkohl
- 75 g Parmesan
- Öl zum Ausbacken

Zubereitung:

1. Aus dem Mehl, Wasser, Sahne, Eiern, Salz einen Teig rühren.
2. Den Blumenkohl putzen, waschen und raspeln. Anschließend in den Teig einrühren.
3. Den Parmesan reiben und unterheben. Das Rezept gelingt auch ohne Parmesan.
4. Kleine Pfannkuchen formen und in mäßig heißem Öl ausbacken.

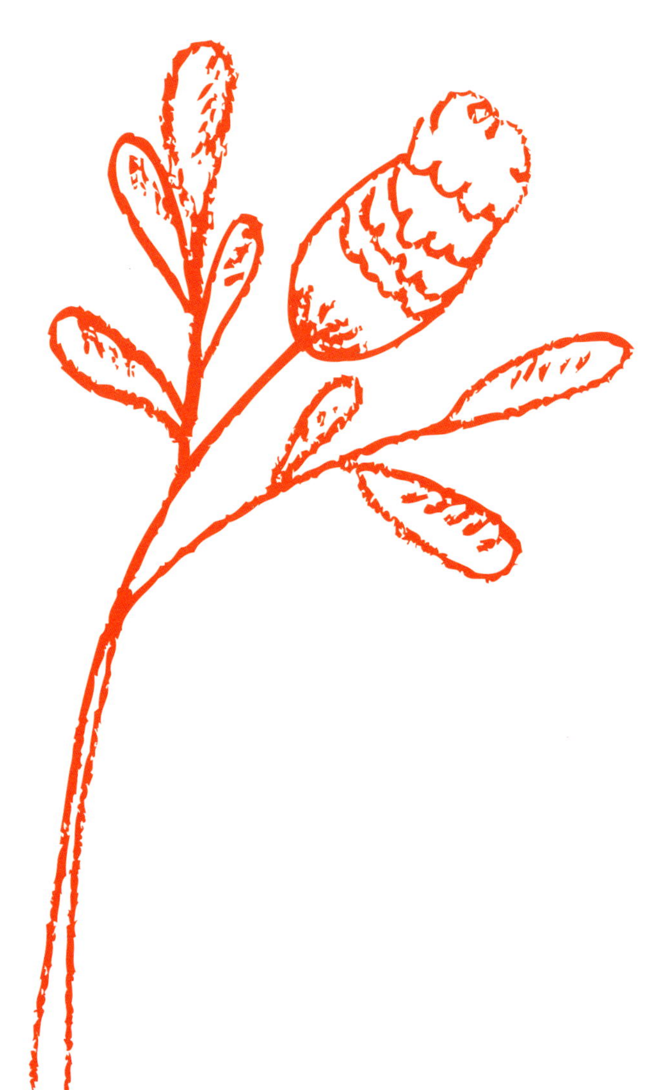

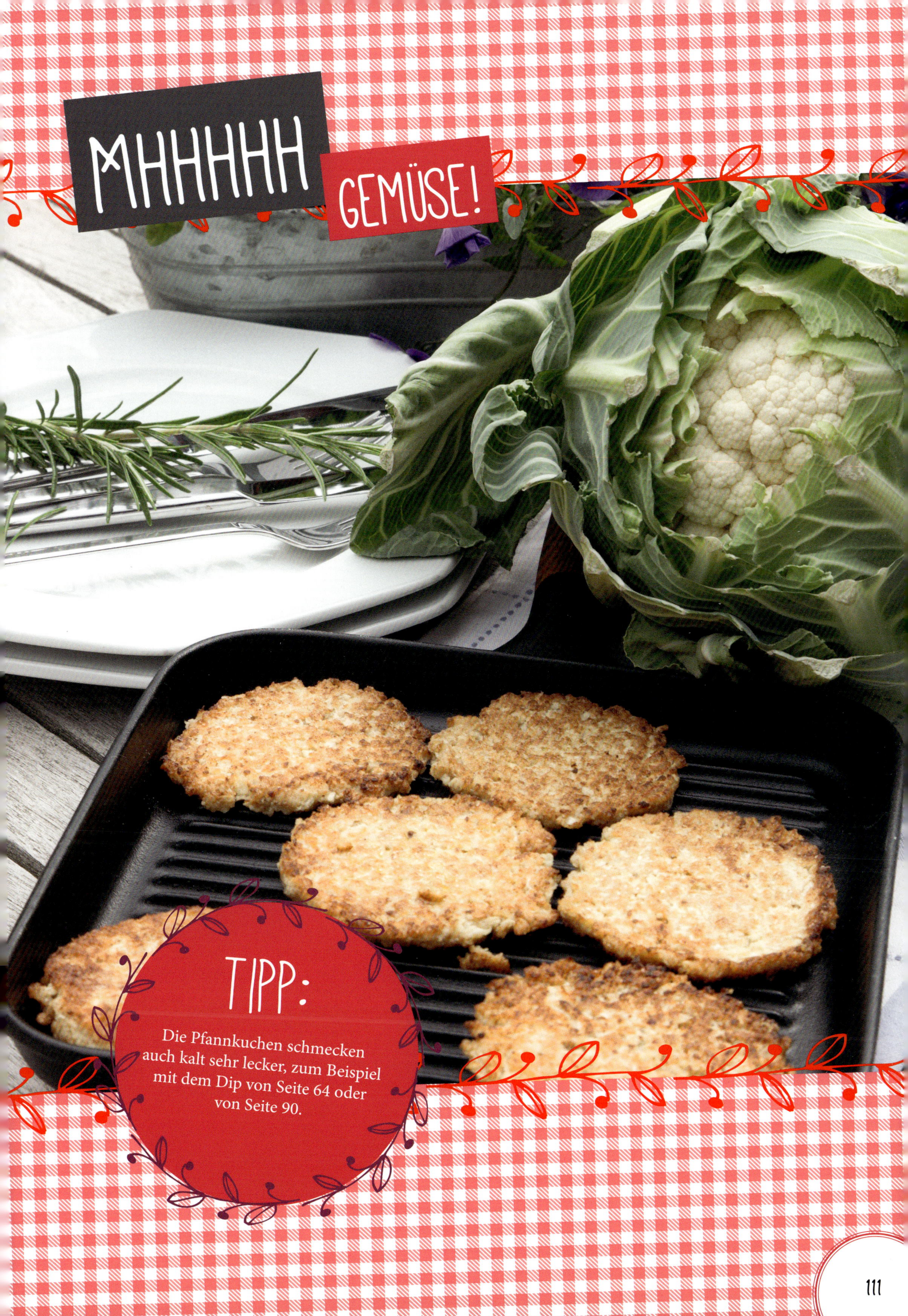
MHHHHH
GEMÜSE!
TIPP:
Die Pfannkuchen schmecken
auch kalt sehr lecker, zum Beispiel
mit dem Dip von Seite 64 oder
von Seite 90.

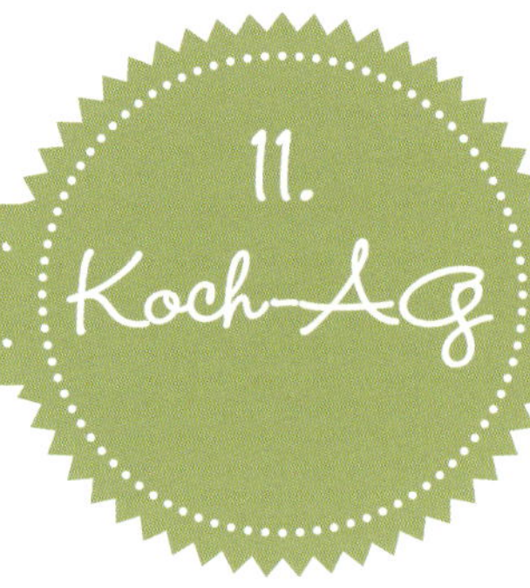

DESSERT MIT REIS UND BEEREN

Zutaten:

- 125 g Rundkornreis
- 300 g Wasser
- 200 g süße Sahne
- Honig
- 500 g Beeren, frisch
  (oder 1 Beutel Tiefkühlbeeren)
- 2 – 3 EL Reismehl zum Andicken

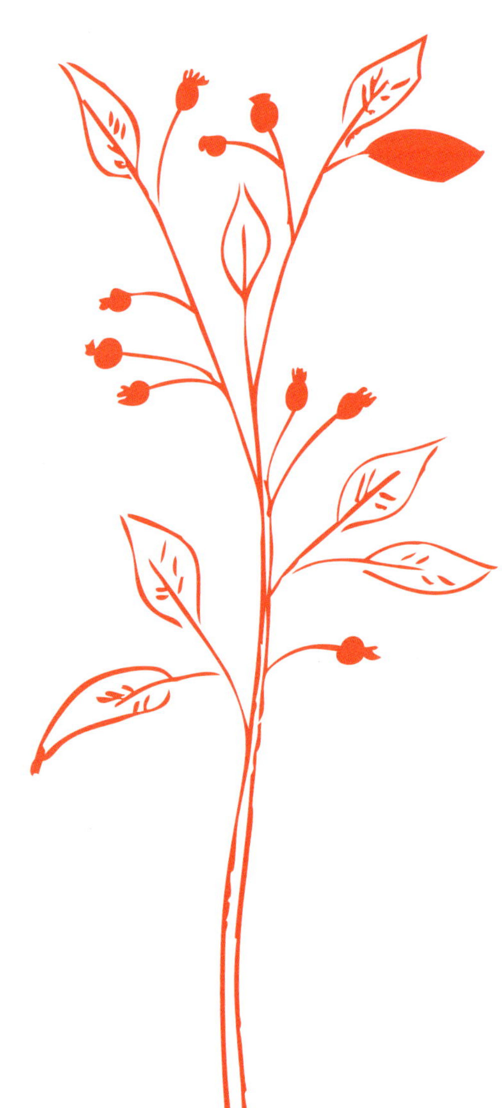

Zubereitung:

1. Den Rundkornreis fein mahlen.
2. Wasser und süße Sahne zugeben und unter Rühren aufkochen. Quellen lassen.
3. Honig nach Geschmack zugeben.
4. Die Beeren pürieren, ggf. mit Honig süßen. (Tiefkühlbeeren vorher auftauen lassen).
5. Das Reismehl in die kalte Beerenmasse geben, verrühren, anschließend kurz aufkochen lassen.
6. Fruchtmasse schichtweise mit dem Reis in kleine Gläser füllen, erkalten lassen.
7. Mit Beeren dekorieren.

Tipp:

Die Fruchtmasse langsam mit einem Spritzbeutel schichtweise einfüllen.

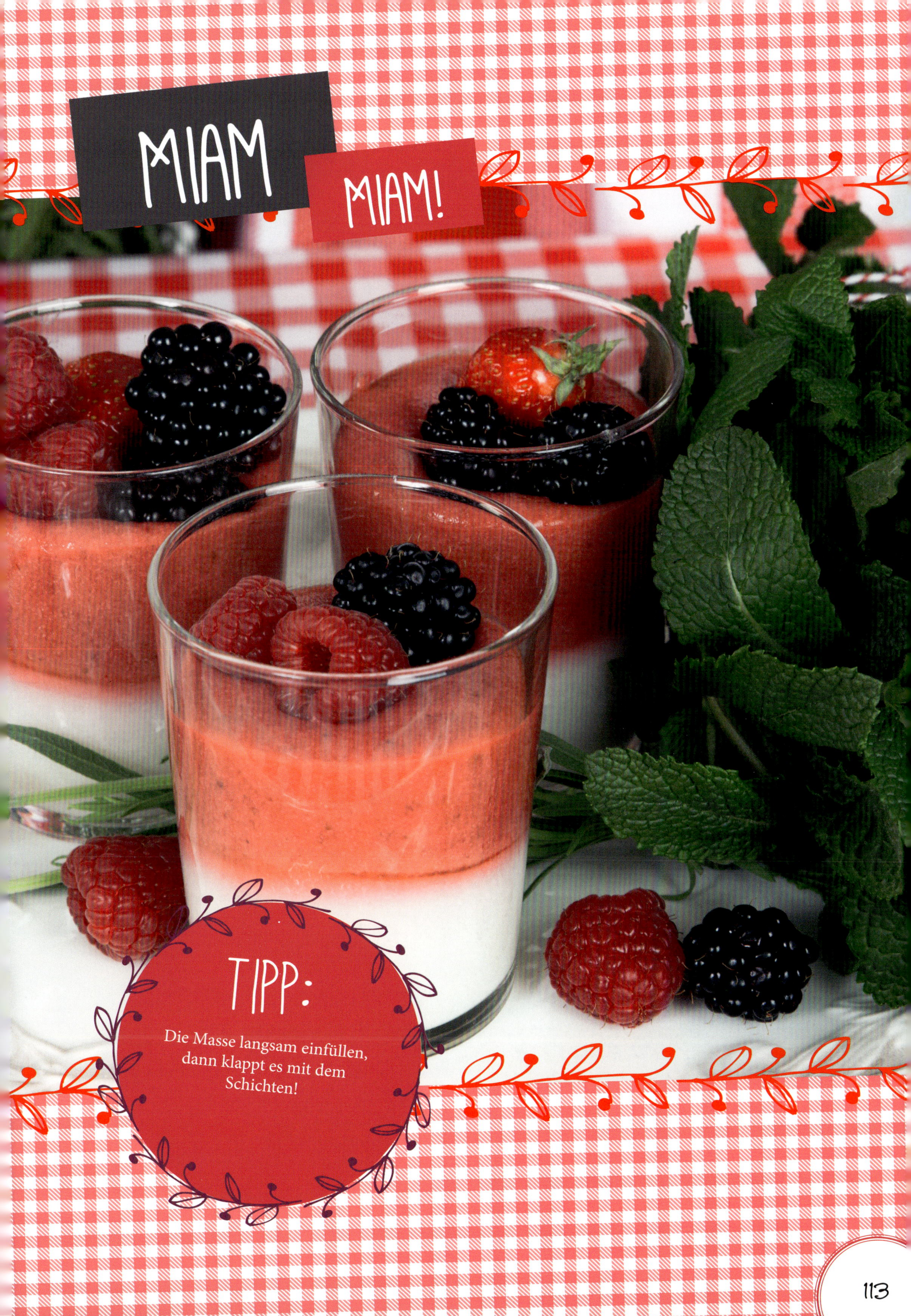
MIAM
MIAM!
TIPP:
Die Masse langsam einfüllen, dann klappt es mit dem Schichten!

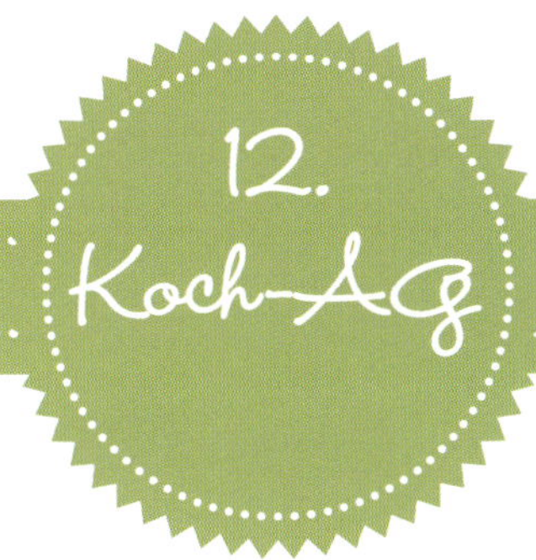

THEMA: FETT MACHT NICHT FETT

Zeit: 4 Unterrichtsstunden = 180 Minuten (+ Pausen)
Tipp: Für die Theorie ca. 45 Minuten = eine Unterrichtsstunde einplanen.

Fragen:

1. In welchen Lebensmitteln/Nahrungsmitteln ist Fett enthalten?
Die Schüler schreiben die Lebensmittel/Nahrungsmittel an die Tafel. Dann ergänzen Sie diese noch mündlich.

2. Gibt es Unterschiede bei den Fetten?
Die Schüler erarbeiten, dass es natürliche Fette gibt: native, unraffinierte Öle, Butter, Sahne, native Fette in Nüssen und Ölsaaten.
„Tote" Fette: übliche Margarinen und raffinierte Öle, künstliche Kochfette wie Cremefine.

3. Welche Fette sind hochwertiger?
Die natürlichen Fette! Fette sind ein wichtiger Nährstoff (Grundnahrungsmittel). Fett dient als Energielieferant und Energiespeicher und ist wichtig für die Zufuhr von fettlöslichen Vitaminen A, D, E und K. Dr. M. O. Bruker: „Solange auf Grund der alten Ernährungslehre nicht erkannt war, dass ernährungsbedingte Krankheiten durch chronischen Vitalstoffmangel (infolge fabrikatorischer Bearbeitung der Lebensmittel) entstehen, nahm man irrtümlich an, bestimmte Krankheiten entstünden durch zu viel Fett und fettes Essen. Deshalb wird z. B. den Übergewichtigen immer noch vorgeredet, sie seien zu dick, weil sie zu viel und zu fett essen."

4. Ist der Rat richtig, dass Übergewichtige kein Fett essen sollen?
Fettsucht (Adipositas) ist eine Stoffwechselkrankheit. Sie entsteht durch den Verzehr minderwertiger Fabriknahrungsmittel: speziell durch raffinierte Kohlenhydrate in Form von Fabrikzucker und Auszugsmehlen, dazu minderwertige Fabrikfette. Ganz besonders ungünstig ist es, wenn industriell hergestellte Süßigkeiten (z. B. Mars, Raider, Snickers, Bounty usw.) verzehrt werden. Fabrikzucker wird hier mit Fabrikfetten und Auszugsmehlen kombiniert.

Natürliche Lebensmittel (Frischkost) kann auch ein Übergewichtiger unbegrenzt verzehren, da sie die Nährstoffe nie in konzentrierter Menge enthalten und zugleich auch alle wichtigen Vitalstoffe mitliefern, die für eine optimale Verarbeitung im Körper benötigt werden. Ein Übergewichtiger sollte allerdings keine Zwischenmahlzeiten verzehren!

Erarbeiten Sie mit den Schülern das Kapitel „Gesund durch richtige Ernährung", siehe Seite 142.

5. Wir stellen selber Butter her.

6. Rezeptbesprechung

Unterrichtsmaterialien:

- Arbeitsblatt Butter
- Rezepte:
  Möhrensalat mit Äpfeln
  Reis mit Kürbispfanne
  Reis mit Butter und gedünsteten Gemüsestreifen

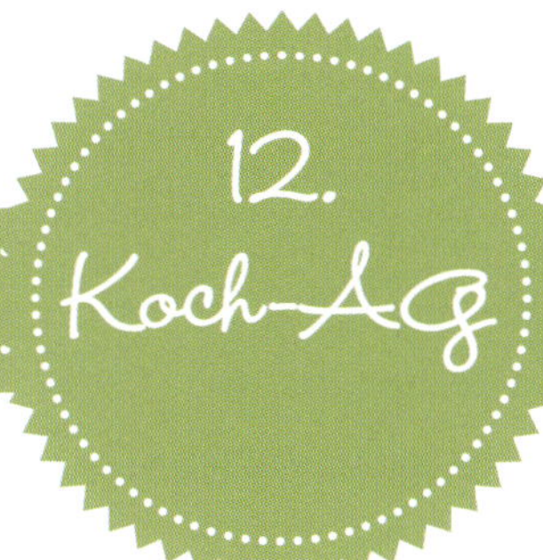

FÜR LEHRER

WIR STELLEN BUTTER SELBER HER

Material für je 4 Schüler:

- 200 g Bio-Schlagsahne (pasteurisiert, aber nicht homogenisiert, ohne Stabilisatoren, ohne Carrageen = E 407)
- 1 Handrührgerät mit Rührbesen
- 1 Sieb
- 1 Schüssel mit kaltem Wasser
- 1 Brettchen
- 2 Holzspatel
- Behälter für fertige Butter

Zubereitung/Fragen:

1. Zuerst schlagt ihr die Sahne. Beobachtet die Farbe. Die Farbe der Schlagsahne ist weiß.
2. Schlagt die Sahne weiter, ihr seht eine Farbänderung hin zu gelb.
3. Es kann passieren, dass plötzlich Buttermilch aus dem Rührgefäß herausspritzt.
4. Jetzt siebt ihr die Flüssigkeit ab. Ein Stück Butter bleibt im Sieb liegen.
5. Probiert die Flüssigkeit, sie schmeckt säuerlich, nach Buttermilch.
6. Ihr bewahrt die Buttermilch im Kühlschrank auf. Man kann sie zum Brotbacken, für Hefeteig, Pizza und Kuchen verwenden. Sie ist einige Tage haltbar.
7. Spült nun die Butter unter kaltem Wasser ab. Gebt sie auf ein nasses Brettchen, knetet sie zu einem Ballen und formt sie mit dem Holzspatel zu einer beliebigen Form.
8. Anschließend stellt ihr die Butter in den Kühlschrank.

Kurzanleitung:

1. Schlagt die Sahne mit dem Handrührgerät so lange, bis sich Butterteile bilden.
2. Siebt die Buttermilch ab und fangt sie auf.
3. Spült die zurückgebliebene Butter mit kaltem Wasser ab.
4. Knetet die Butter auf einem nassen Brettchen.
5. Bringt sie mit 2 Spateln in Form.
6. Stellt die Butter in den Kühlschrank.

Diese Kurzanleitung brauchen Sie, wenn die Unterrichtszeit zu knapp ist.

Tipp:

Manchmal gebe ich den Schülern diese Aufgabe als Hausaufgabe mit. Achtung: Vergessen Sie nicht, die Speisen anders auszuwählen, also ein Rezept mit Butter.

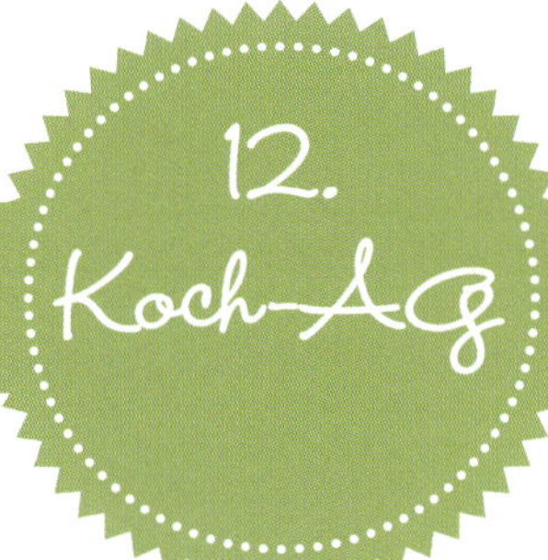

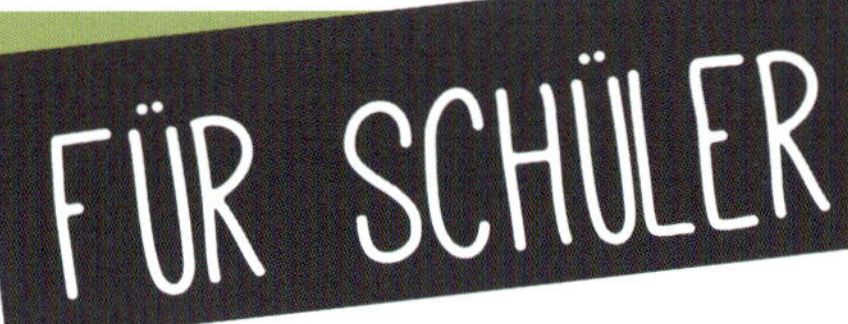

WIR STELLEN BUTTER SELBER HER

Material für je 4 Schüler:

- 200 g Bio-Schlagsahne (pasteurisiert, aber nicht homogenisiert, ohne Stabilisatoren, ohne Carrageen = E 407)
- 1 Schüssel mit kaltem Wasser

Benötigte Geräte:

- 1 Handrührgerät mit Rührbesen
- 1 Sieb
- 1 Brettchen
- 2 Holzspatel
- Behälter für fertige Butter

Zubereitung/Fragen:

1. Zuerst schlagt ihr die Sahne. Beobachtet die Farbe. Die Farbe der Schlagsahne ist

....

2. Schlagt die Sahne weiter, ihr seht eine Farbänderung hin zu

....

3. Es kann passieren, dass plötzlich

....

aus dem Rührgefäß herausspritzt.

4. Jetzt siebt ihr die .... ab.

Ein Stück .... bleibt im Sieb liegen.

5. Probiert die Flüssigkeit, sie schmeckt

....

6. Ihr bewahrt die Buttermilch im

.... auf.

Man kann sie zum Brotbacken, für Hefeteig, Pizza und Kuchen verwenden. Sie ist einige Tage haltbar.

Spült nun die Butter unter kaltem Wasser ab. Gebt sie auf ein nasses Brettchen, knetet sie zu einem Ballen und formt sie mit dem Holzspatel zu einer beliebigen Form. Anschließend stellt ihr die Butter in den Kühlschrank.

GEHT DOCH!

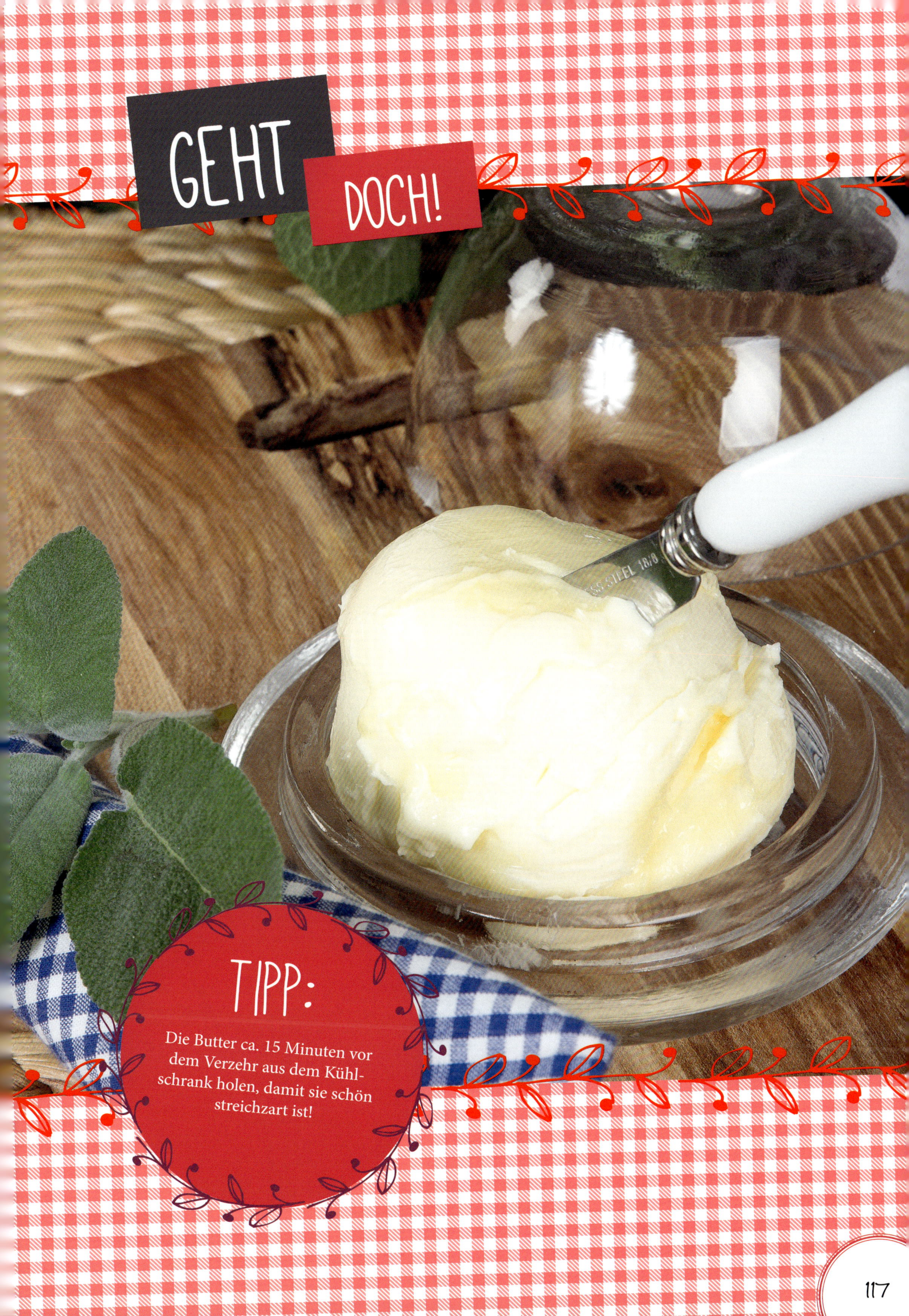

TIPP:

Die Butter ca. 15 Minuten vor dem Verzehr aus dem Kühlschrank holen, damit sie schön streichzart ist!

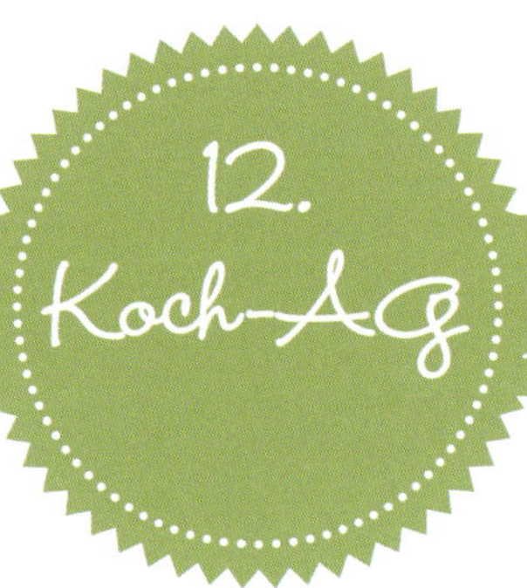

MÖHRENSALAT MIT ÄPFELN für 10 – 12 Kinder

Zutaten:

- 500 g Möhren
- 2 Äpfel
- 1 EL Zitronensaft
- 1 TL Honig
- 2 EL Öl
- Kräutersalz
- ⅛ l saure Sahne
- Grob gehackte Haselnüsse und/oder Mandelstifte

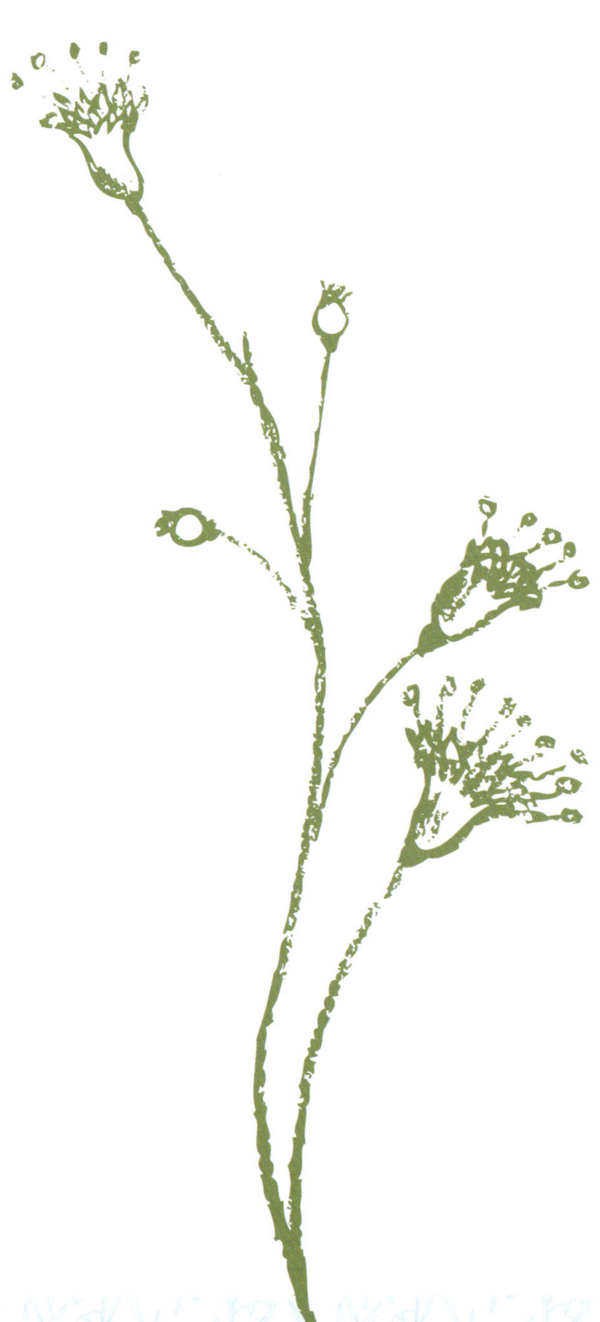

Zubereitung:

1. Möhren putzen und grob reiben.
2. Äpfel waschen, trockenreiben und in kleine Stücke schneiden oder ebenfalls grob reiben.
3. Beides mit dem Zitronensaft mischen.
4. Aus restlichen Zutaten eine Salatsoße bereiten und mit der Möhren-Apfelmasse vermengen.
5. Salat mit den Nüssen bestreuen.

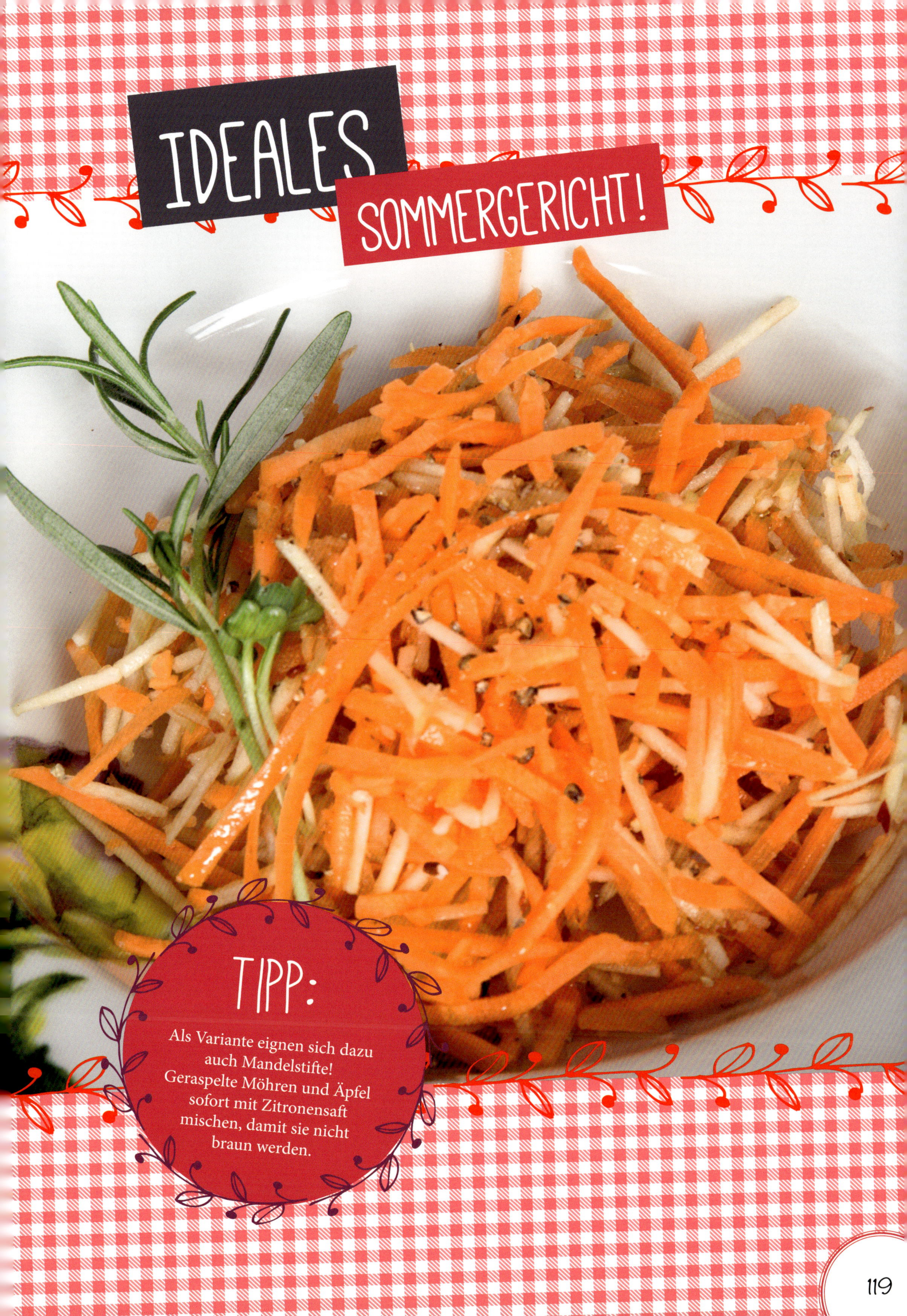
IDEALES
SOMMERGERICHT!
TIPP:
Als Variante eignen sich dazu auch Mandelstifte! Geraspelte Möhren und Äpfel sofort mit Zitronensaft mischen, damit sie nicht braun werden.

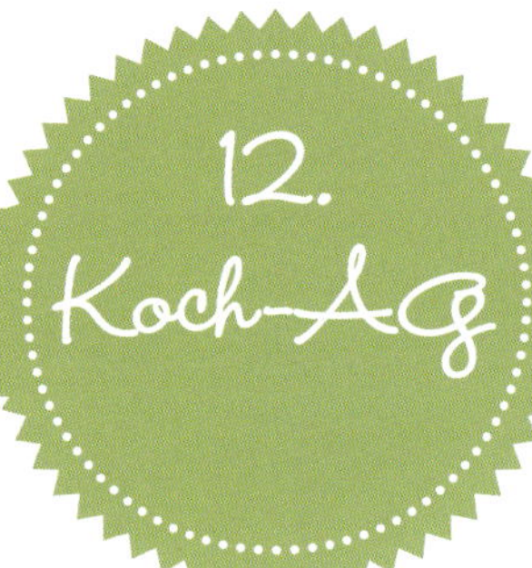

Reis mit Kürbispfanne

Zutaten:

- 500 g Vollkornreis
- 1 l Wasser
- 2 – 3 Zwiebeln
- 2 EL Öl
- 750 – 1000 g Hokkaido oder Butterkürbis
- 1 reife Mango
- Kräuter und Gewürze nach Geschmack: Salbei, Rosmarin, Thymian, Pfeffer, Curry, Paprika usw.
- ¼ l Gemüsebrühe
- 50 g Butter
- Sahne nach Geschmack
- Knoblauch (geht auch ohne)
- Petersilie, Basilikum oder Schnittlauch

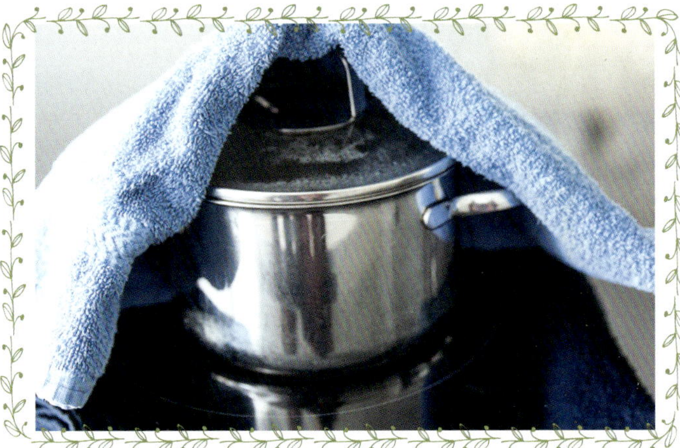

Prinzip Kochkiste

Zubereitung:

1. Den Reis in 1 l sprudelndem Salzwasser bei geschlossenem Deckel garen.

Tipp:

Den Topf mit gefalteten Geschirrtüchern oder einem Handtuch rundherum gut abdecken. Die Herdplatte auf Stufe 0 herunterschalten, den Topf darauf stehen lassen. Nach 30 bis 40 Minuten ist der Reis gar (Prinzip Kochkiste).

2. Die klein geschnittenen Zwiebeln in dem Öl goldbraun anbraten. Der Kürbis braucht nicht geschält zu werden. Den Kürbis halbieren, Kerne entfernen, in ca. 1 cm große Stücke schneiden. Den Kürbis mit den Zwiebeln kurz mitdünsten lassen.
3. Die geschälte und geschnittene Mango untermengen.
4. Die Gemüsebrühe und die Gewürze zufügen, abschmecken und fertig garen (ca. 15 Min.).
5. Unter das Gemüse die Butter und den durch die Presse gedrückten Knoblauch ziehen. Evtl. noch mit Kräutersalz nachwürzen. Sahne nach Geschmack hinzugeben.
6. Auf Tellern erst den Reis und dann den Kürbis anrichten und anschließend mit gehackter Petersilie, Basilikum oder Schnittlauch bestreuen.

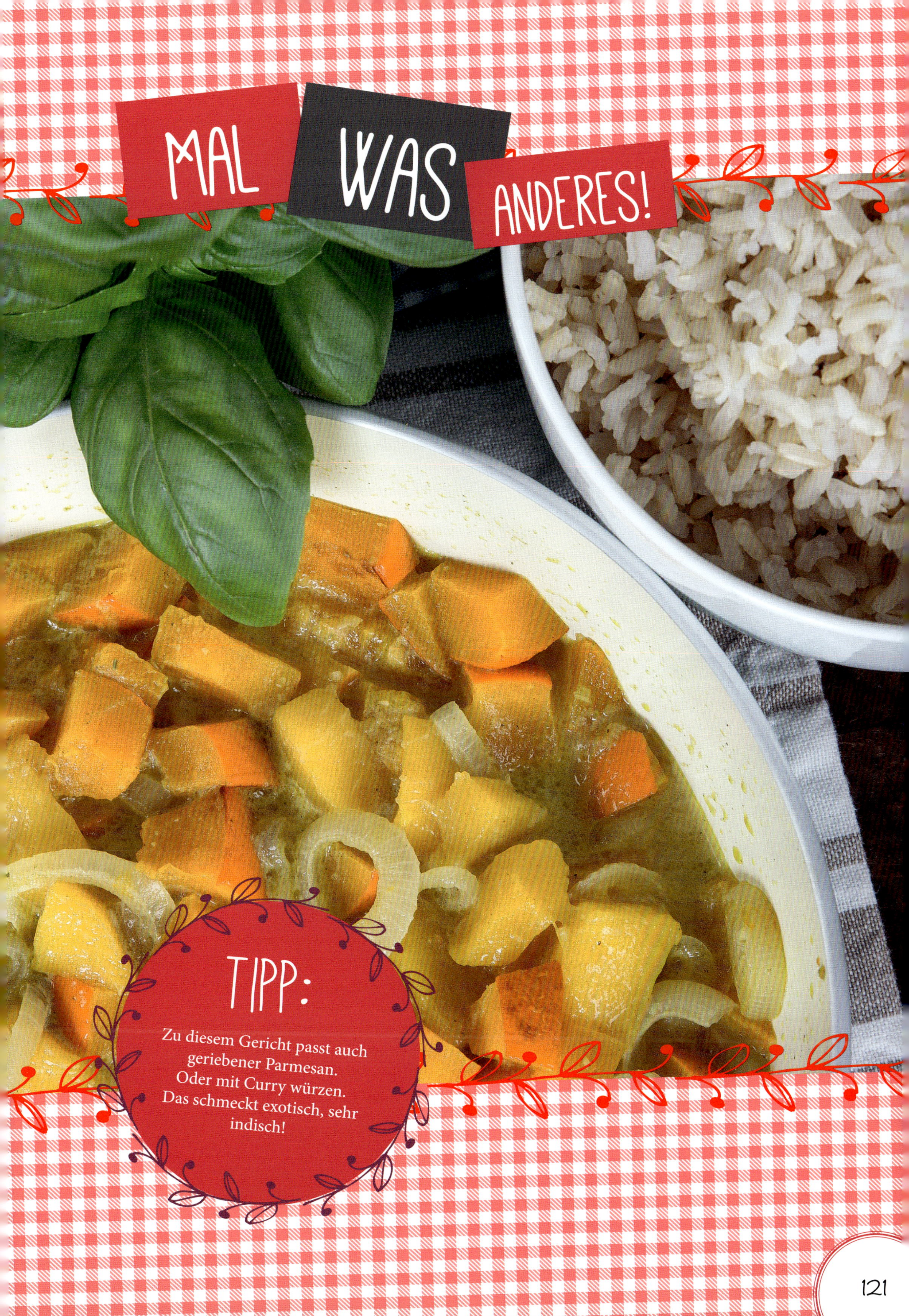
MAL WAS ANDERES!
TIPP:
Zu diesem Gericht passt auch geriebener Parmesan. Oder mit Curry würzen. Das schmeckt exotisch, sehr indisch!

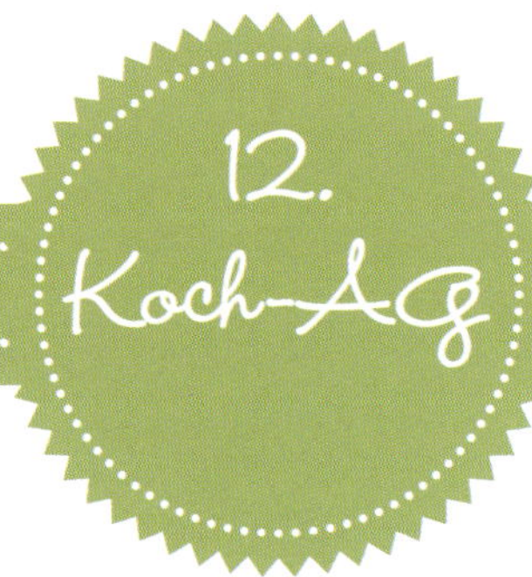

Reis mit Butter und gedünsteten Gemüsestreifen

für ca. 10 Kinder

Zutaten:

- 500 g Vollkornreis
- 1 l Wasser
- 2 EL Öl
- 2 Zwiebeln
- 750 g Gemüse (z. B. Paprika, Karotten, Kohlrabi und vieles mehr)
  Am besten schmeckt eine Mischung aus vielen Gemüsearten!
- Kräuter und Gewürze nach Geschmack: Salbei, Rosmarin, Thymian, Pfeffer, Curry, Paprika usw.
- Butter, Kräutersalz, Schnittlauch

Zubereitung:

1. Den Reis in 1 l sprudelndem Salzwasser bei geschlossenem Deckel garen.
2. Öl in einer Pfanne erhitzen.
3. Die Zwiebeln putzen, in Streifen schneiden und in dem Öl andünsten.
4. Das Gemüse putzen und in feine Streifen schneiden. Mit der Zwiebel mitdünsten.
5. Kräuter, Gewürze, Butter, Kräutersalz und Schnittlauch vor dem Servieren auf den Reis geben, das gedünstete Gemüse dazu appetitlich anrichten.

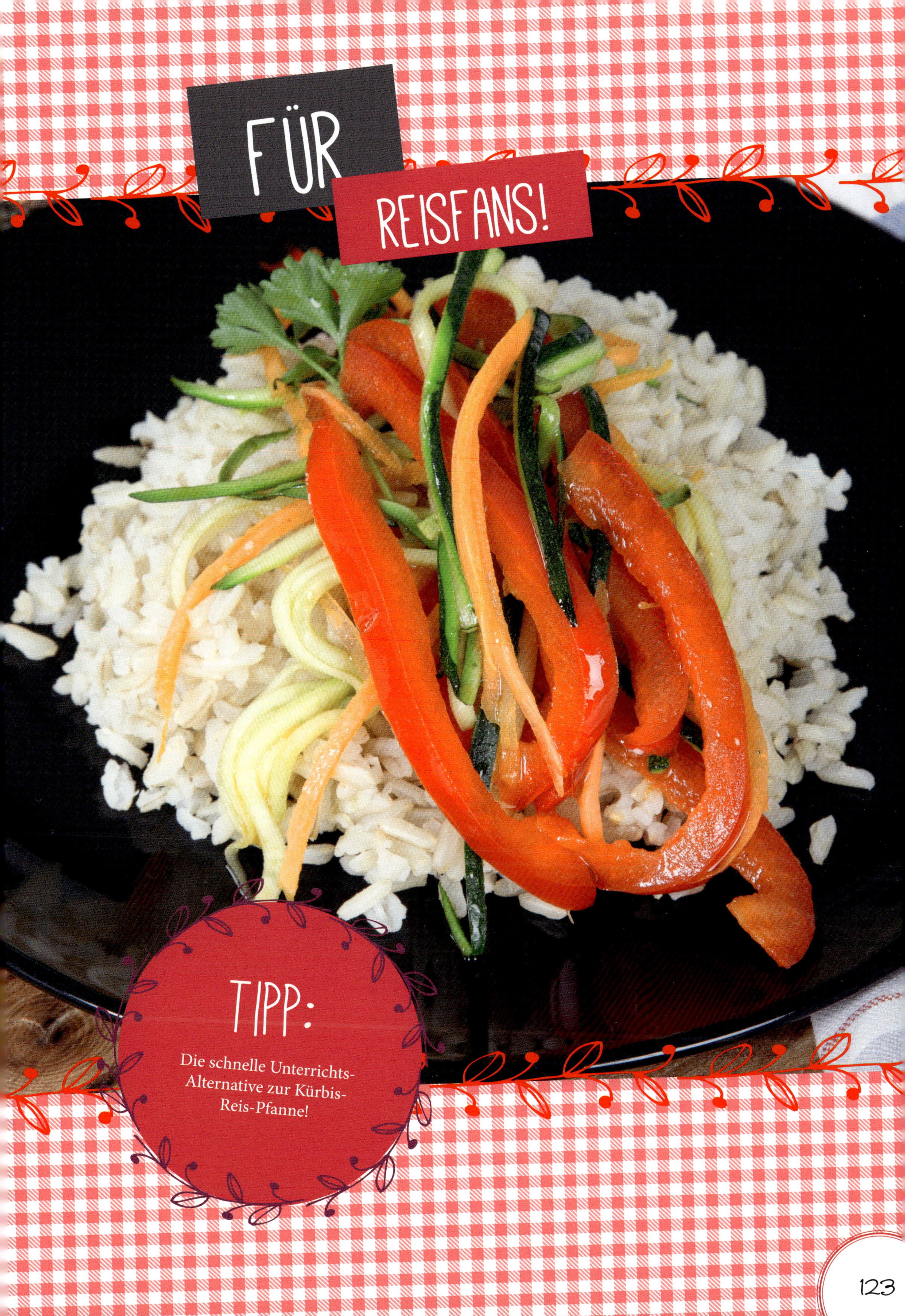
FÜR
REISFANS!
TIPP:
Die schnelle Unterrichts-Alternative zur Kürbis-Reis-Pfanne!

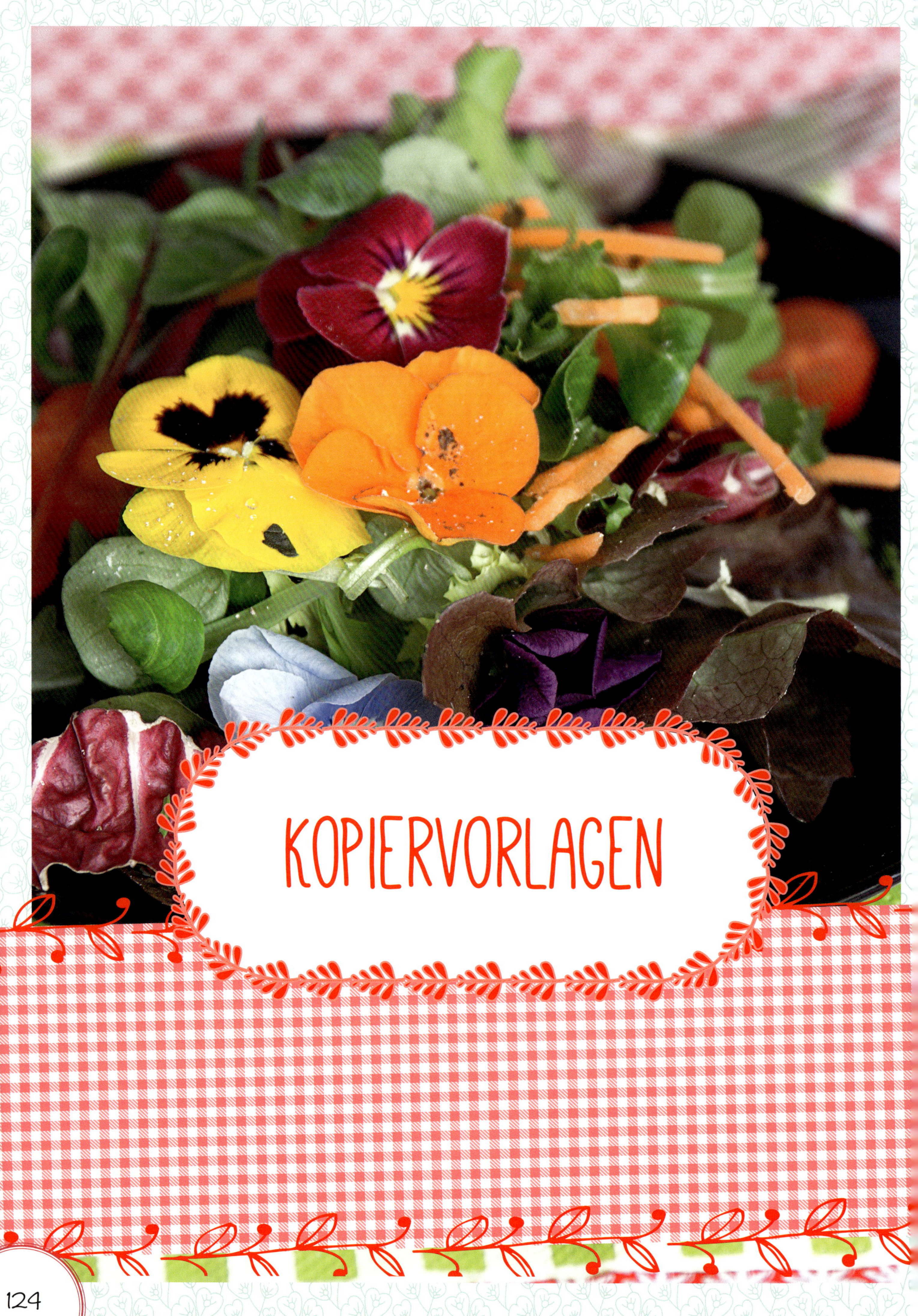

KOPIERVORLAGEN

Vegetarisch kochen

Was haben Albert Einstein, Wilhelm Busch,
Paul McCartney, Whitney Houston,
Jean Claude van Damme und Lisa Simpson
gemeinsam? Sie sind (waren) Vegetarier!

Ob aus ideologischen, ethischen oder gesundheitlichen Gründen, hier könnt ihr gemeinsam den Kochlöffel schwingen und Gerichte zaubern. Die moderne vegetarische Küche ist frisch, jung, raffiniert und immer ein Genuss. Immer mehr Gourmets kommen auf den Geschmack. Lasst euch überraschen.
Wir kochen ohne Fabrikzucker und Auszugsmehl.

Ihr geht mit einem prall gefüllten Rezeptordner am Ende der Koch-AG nach Hause.

Bitte mitbringen:

- Haargummis bei langem Haar
- Vorratsbehälter
- wenn vorhanden, eine Schürze

Koch-AG
Vegetarisch kochen

Vegetarisch kochen

Wir kochen gemeinsam verschiedene vegetarische Gerichte und dekorieren den Tisch auf einfache, unterschiedliche Weise, so dass wir anschließend gemeinsam gemütlich essen können.

Euer Vorteil:
Kochen macht Spaß!
Ihr erfahrt viel Wissenswertes über Lebensmittel.
Ihr lernt selbstständig in der Küche zu arbeiten und erhaltet einen Eintrag in euer Zeugnis.

Wir treffen uns am .... um .... Uhr

im Klassenraum Nr. ....

Dort besprechen wir alles Weitere!
Bitte Block und Stift mitbringen.

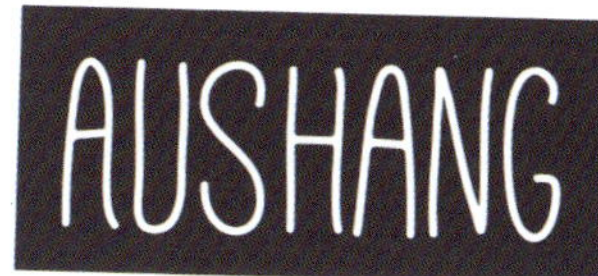

Termine Koch-AG:

Wir kochen immer von .... bis .... Uhr in der Schulküche.

Am:

....

....

....

....

Vorherige Anmeldung im Sekretariat ist erforderlich!

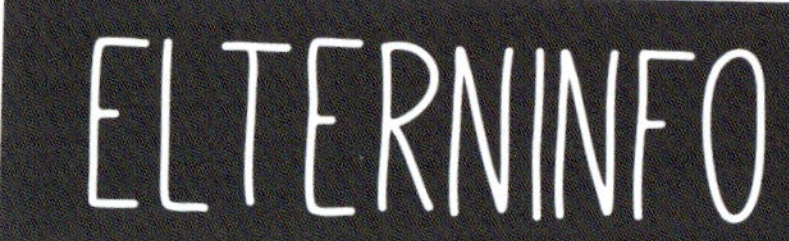

Liebe Eltern der Koch-AG Kinder!

die Koch-AG findet .... statt.

An manchen Tagen kochen wir etwas aufwendigere Gerichte, die mehr Zeit in Anspruch nehmen. Da wir immer gemeinsam und in Ruhe essen, wäre ich dankbar, wenn einige Kinder dann etwas länger bleiben dürften, um noch beim Spülen und Abtrocknen zu helfen.

Wir kochen und backen mit Bio-Lebensmitteln, ohne Fabrikzucker und ohne Auszugsmehl.
Ich möchte erreichen, dass Ihr Kind Spaß und Freude am Zubereiten von Speisen gewinnt, mindestens ein Mal in der Stunde lacht und mindestens ein Mal etwas Neues probiert. Sie können Ihr Kind unterstützen, indem Sie es ermutigen, die gelernten Gerichte zu Hause auszuprobieren.

Lassen Sie sich doch am Wochenende einmal eine Mahlzeit servieren.
Sparen Sie nicht mit Lob für die Köchin, den Koch!
Jedes Kind sammelt die Rezepte in einem Schnellhefter.

Bitte geben Sie Ihrem Kind zu jedem Kochen .... € für Lebensmittel mit.

Die Termine für die Koch-AG:

....

....

....

....

....

Ich freue mich auf eine schöne Koch-AG-Zeit.

Liebe Grüße

Klassenliste

Name	Klasse	Datum	teil-genommen	mit Erfolg teilgenommen	mit besonderem Erfolg teilgenommen	anwesend	K	F

Ämterplan

	Gruppe 1	Gruppe 2	Gruppe 3
Spülamt			
Trockenamt			
Herdamt			
Geschirramt			
	Gruppe 1	Gruppe 2	Gruppe 3
Spülamt			
Trockenamt			
Herdamt			
Geschirramt			
	Gruppe 1	Gruppe 2	Gruppe 3
Spülamt			
Trockenamt			
Herdamt			
Geschirramt			

Die Ordnung unserer Nahrung nach Prof. Dr. Werner Kollath

	Lebensmittel			Nahrungsmittel		
	a) natürlich	**b) mechanisch**	**c) fermentativ**	**d) erhitzt**	**e) konserviert**	**f) präpariert**
		verändert				
Pflanzenreich	**Samen I** Ölsaaten Nüsse Mandeln Oliven	**Öle** zerkleinerte Ölsaaten	**Eigenfermente** Hefe Bakterien	**Gebäcke** aus Vollkorn	**Gebäcke** Dauerbackwaren auch aus Vollkornmehl	**Pflanzliche Präparate** **Fabrikfette** raffinierte Öle, Margarinen, Eiweiß **alle Fabrikzuckerarten** weißer u. brauner Zucker, Trauben-, Frucht-, Milch u. Malzzucker, Vollrohrzucker, Ur-Süße, Ur-Zucker, Sucanat, Rübensirup, Ahornsirup, Birnen- u. Apfeldicksaft, Maltodextrin, Melasse, Isomalt, Frutilose, Leucrose, Rapadura, Mascobado, Glucosesirup, Demerara u.a.m.
	Samen II Getreide	**Mahlprodukte** Vollkornmehl Schrote	**Breie** ungekocht aus Vollkorn	**Breie** gekocht aus Vollkorn		**Produkte aus Auszugsmehl** (Weißmehl, Graumehl) Stärke, Grieß, Nudeln, geschälter Reis
	Früchte Honig	**Salate** aus Früchten Naturtrübe Säfte	**Gärsäfte**	**Früchte**	**Fruchtkonserven** Marmeladen	
	Gemüse	**Salate** aus Gemüsen	**Gärgemüse** Sauerkraut	**Gemüse**	**Gemüse-konserven**	Aromastoffe, Vitamine, Wuchsstoffe, Fermente, Nährsalze
Tierreich	**Eier** **Milch**	**Blut** **Milchprodukte**	**Fleisch** Schabefleisch **Gärmilch** Quark, Käse	**Fleisch** Fisch **Gekochte Milch**	**Tierkonserven** **Milchkonserven** H-Milch	**Tierpräparate** **Milchpräparate** Säuglingsnahrung Trockenmilch
Getränke	**Quellwasser**	**Leitungswasser**	**Gärgetränke**	**Extrakte** Teearten Brühe	**Gemische** Kunstwein	**Destillate** Künstl. Mineralwasser Branntwein

Die Ordnung unserer Nahrung nach Prof. Dr. Werner Kollath

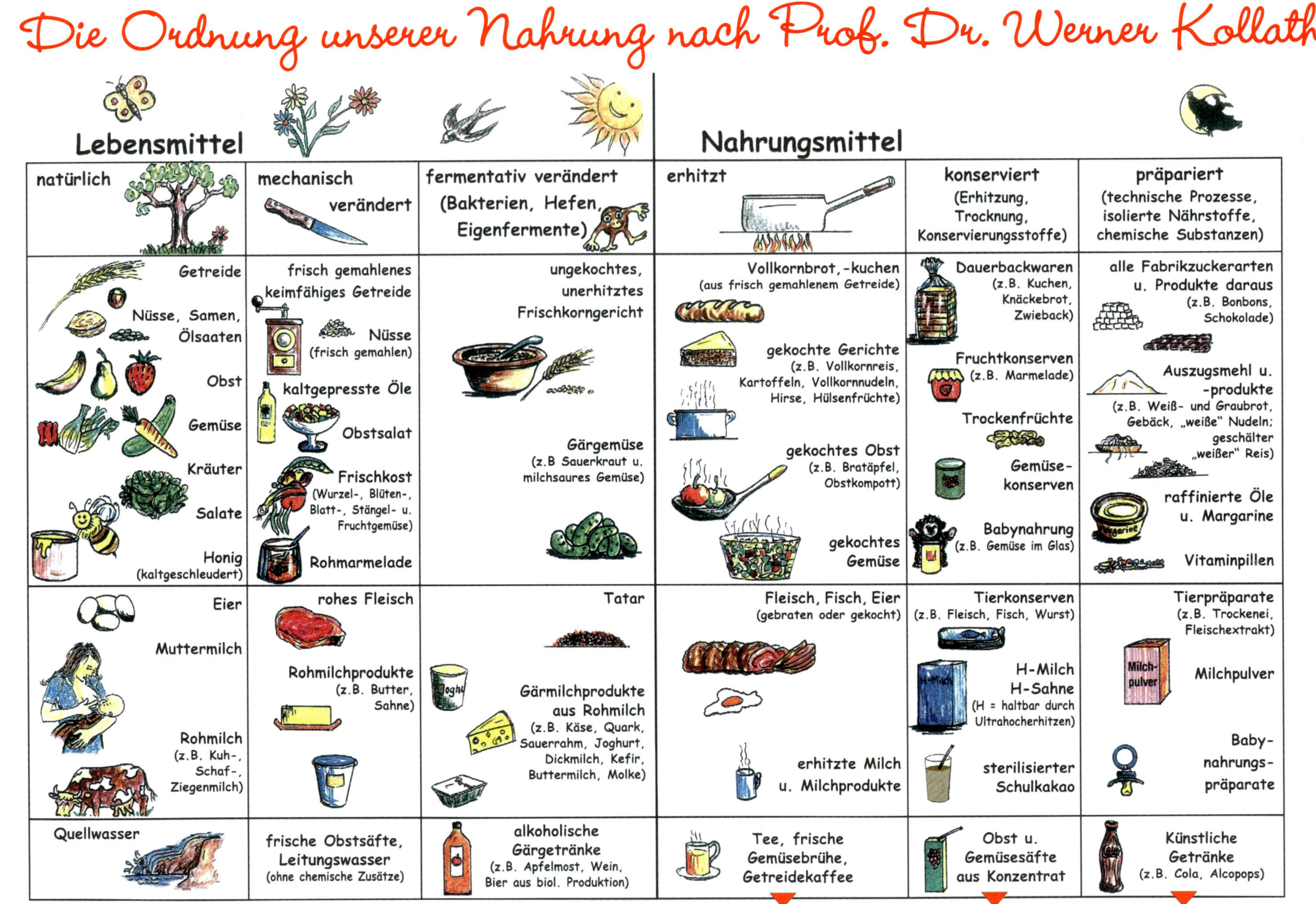

Lebensmittel			**Nahrungsmittel**		
natürlich	mechanisch verändert	fermentativ verändert (Bakterien, Hefen, Eigenfermente)	erhitzt	konserviert (Erhitzung, Trocknung, Konservierungsstoffe)	präpariert (technische Prozesse, isolierte Nährstoffe, chemische Substanzen)
Getreide Nüsse, Samen, Ölsaaten Obst Gemüse Kräuter Salate Honig (kaltgeschleudert)	frisch gemahlenes keimfähiges Getreide Nüsse (frisch gemahlen) kaltgepresste Öle Obstsalat Frischkost (Wurzel-, Blüten-, Blatt-, Stängel- u. Fruchtgemüse) Rohmarmelade	ungekochtes, unerhitztes Frischkorngericht Gärgemüse (z.B Sauerkraut u. milchsaures Gemüse)	Vollkornbrot, -kuchen (aus frisch gemahlenem Getreide) gekochte Gerichte (z.B. Vollkornreis, Kartoffeln, Vollkornnudeln, Hirse, Hülsenfrüchte) gekochtes Obst (z.B. Bratäpfel, Obstkompott) gekochtes Gemüse	Dauerbackwaren (z.B. Kuchen, Knäckebrot, Zwieback) Fruchtkonserven (z.B. Marmelade) Trockenfrüchte Gemüse-konserven Babynahrung (z.B. Gemüse im Glas)	alle Fabrikzuckerarten u. Produkte daraus (z.B. Bonbons, Schokolade) Auszugsmehl u. -produkte (z.B. Weiß- und Graubrot, Gebäck, „weiße" Nudeln; geschälter „weißer" Reis) raffinierte Öle u. Margarine Vitaminpillen
Eier Muttermilch Rohmilch (z.B. Kuh-, Schaf-, Ziegenmilch)	rohes Fleisch Rohmilchprodukte (z.B. Butter, Sahne)	Tatar Gärmilchprodukte aus Rohmilch (z.B. Käse, Quark, Sauerrahm, Joghurt, Dickmilch, Kefir, Buttermilch, Molke)	Fleisch, Fisch, Eier (gebraten oder gekocht) erhitzte Milch u. Milchprodukte	Tierkonserven (z.B. Fleisch, Fisch, Wurst) H-Milch H-Sahne (H = haltbar durch Ultrahocherhitzen) sterilisierter Schulkakao	Tierpräparate (z.B. Trockenei, Fleischextrakt) Milchpulver Baby-nahrungs-präparate
Quellwasser	frische Obstsäfte, Leitungswasser (ohne chemische Zusätze)	alkoholische Gärgetränke (z.B. Apfelmost, Wein, Bier aus biol. Produktion)	Tee, frische Gemüsebrühe, Getreidekaffee	Obst u. Gemüsesäfte aus Konzentrat	Künstliche Getränke (z.B. Cola, Alcopops)

Die Wertigkeit unserer Nahrung: von links nach rechts abnehmend. Gekochtes, Konserviertes, Präpariertes = tägliche Nahrung der meisten Menschen!

Die Ordnung unserer Nahrung

nach Prof. Werner Kollath

	Lebensmittel			Nahrungsmittel		
	a) natürlich	**b) mechanisch verändert**	**c) fermentativ verändert**	**d) erhitzt**	**e) konserviert**	**f) präpariert**
Pflanzenreich	**Samen I** Ölsaaten Nüsse Mandeln Oliven	**Öle** zerkleinerte Ölsaaten	**Eigenfermente** Hefe Bakterien	**Gebäcke** aus Vollkorn	**Gebäcke** Dauerbackwaren auch aus Vollkornmehl	**Pflanzliche Präparate** **Fabrikfette** raffinierte Öle, Margarinen, Eiweiß **alle Fabrikzuckerarten** weißer u. brauner Zucker, Trauben-, Frucht-, Milch u. Malzzucker, Vollrohrzucker, Ur-Süße, Ur-Zucker, Sucanat, Rübensirup, Ahornsirup, Birnen- u. Apfeldicksaft, Maltodextrin, Melasse, Isomalt, Frutilose, Leucrose, Rapadura, Mascobado, Glucosesirup, Demerara u.a.m. **Produkte aus Auszugsmehl** (Weißmehl, Graumehl) Stärke, Grieß, Nudeln, geschälter Reis Aromastoffe, Vitamine, Wuchsstoffe, Fermente, Nährsalze
	Samen II Getreide	**Mahlprodukte** Vollkornmehl Schrote	**Breie** ungekocht aus Vollkorn	**Breie** gekocht aus Vollkorn		
	Früchte Honig	**Salate** aus Früchten Naturtrübe Säfte	**Gärsäfte**	**Früchte**	**Fruchtkonserven** Marmeladen	
	Gemüse	**Salate** aus Gemüsen	**Gärgemüse** Sauerkraut	**Gemüse**	**Gemüse-konserven**	
Tierreich	**Eier** **Milch**	**Blut** **Milchprodukte**	**Fleisch** Schabefleisch **Gärmilch** Quark, Käse	**Fleisch** Fisch **Gekochte Milch**	**Tierkonserven** **Milchkonserven** H-Milch	**Tierpräparate** **Milchpräparate** Säuglingsnahrung Trockenmilch
Getränke	**Quellwasser**	**Leitungswasser**	**Gärgetränke**	**Extrakte** Teearten Brühe	**Gemische** Kunstwein	**Destillate** Künstl. Mineralwasser Branntwein

Erläuterungen zur Tabelle „Die Ordnung unserer Nahrung" nach Prof. Werner Kollath

1. Ganz natürliche Lebensmittel
Am wertvollsten sind die ganz natürlichen Lebensmittel, unter den pflanzlichen Produkten die lebendigen Getreidekörner, die Nüsse, die frischen Gemüse und rohes Obst, aus dem Tierreich die rohe Milch und rohe Eier und unter den Getränken das Quellwasser.

2. Mechanisch veränderte Lebensmittel
Die nächste Stufe sind die durch kalte Pressung aus den Ölfrüchten gewonnenen Öle, die Vollkornmehle und -schrote, soweit sie alsbald genossen werden, die aus dem Obst hergestellten naturtrüben frischen Säfte und die Salate aus Frischgemüsen; die Milchprodukte Rahm, Magermilch, Buttermilch, Butter und Molke gehören hierher, da sie lediglich durch mechanische Eingriffe gewonnene Teilprodukte sind. Sie sind aber deutlich gegenüber der naturbelassenen Vollmilch in biologischem Wert zweitrangig, obwohl sie noch zu den lebendigen Nahrungsprodukten gehören. Der frische Obstsaft, der zwar wertvoller ist als gekochtes oder eingemachtes Obst, kann z. B. das frische Obst nicht voll ersetzen, da die auxonhaltigen Rückstände, die im Trester bleiben, nicht mitgenossen werden. Dasselbe gilt für die Öle, während die auxonfreie Butter durch auxonhaltige Buttermilch ergänzt und dadurch wieder zu einem ganzheitlichen Komplex zusammengefügt werden kann. Damit soll der Wert des sogenannten kaltgeschlagenen Öls durch seinen Gehalt an hochungesättigten Fettsäuren und fettlöslichen Vitaminen etwa gegenüber den durch chemische Extraktion gewonnenen Ölen nicht gemindert werden; es kommt in diesem Zusammenhang nur darauf an, zu zeigen, dass es innerhalb der Nahrungsprodukte eine Rangordnung gibt. Auf dem Gebiet der Getränke ergibt sich aus der Tabelle, dass das Leitungswasser gegenüber dem Quellwasser ein mechanisch verändertes Produkt ist. Neuerdings ist es bekanntlich auch noch durch den Zusatz von Chlor verändert, es droht der Zusatz von Fluor.

3. Fermentativ veränderte Lebensmittel
Hierzu gehören durch Eigenfermente, Hefe und Bakterien umgewandelte Lebensmittel wie die Vollkornschrot-Breie, die Gärsäfte, die milchsauren Gärgemüse (z. B. Sauerkraut), das Schabefleisch, die Gärmilch, Quark, Käse und die alkoholischen Getränke Wein und Bier. Die Minderung der Wertigkeit der fermentativ veränderten Lebensmittel beruht auf dem Verlust an Vitaminen durch Oxidation. Diesem Nachteil stehen aber Vorteile gegenüber, indem der Geschmack durch Bildung von neuen Aromastoffen bereichert wird und andererseits Stoffe entstehen, die krankheitsverhütende Wirkung haben, wie z. B. die Milchsäure, die in der Krebsverhütung eine Rolle spielt. Außerdem sind z. B. die Hefen imstande, Vitamine (z. B. Vitamin B1) zu produzieren; so kann durch Hefe aus minderwertigem entkeimtem Grau- oder Weißmehl ein aufgewertetes Brot entstehen.

4. Durch Erhitzung veränderte Nahrungsmittel
Durch die Erhitzung werden die nahrungseigenen Fermente und die Aroma- und Duftstoffe vernichtet, der Vitamingehalt wird herabgesetzt, und das Verhältnis der einzelnen Vitamine untereinander wird wegen der unterschiedlichen Hitzeempfindlichkeit verschoben. Die Mineralsalze werden ausgelaugt, und auch hier wird infolge der unterschiedlichen Löslichkeit der einzelnen Salze das ursprüngliche Verhältnis der Mineralien zueinander verändert.

5. Durch Konservierung veränderte Nahrungsmittel
Eine noch weitere Verschlechterung erleidet die Nahrung bei der nächsten Gruppe der Nahrungsmittel, den Konserven. Spricht man von Konserven, denkt jeder zunächst an Nahrungsmittel in Büchsen. Dabei wird es kaum jemandem bewusst, dass auch Gebäcke, Torten, Kuchen und Dauerbackwaren zu den Konserven rechnen. Die Konservierung geschieht durch Erhitzung, Trocknung und durch chemische Verfahren. Bei der chemischen Konservierung kommt es zusätzlich noch zu gesundheitlichen Schäden durch den Konservierungsstoff.

6. Durch Präparierung veränderte Nahrungsmittel
Die biologisch minderwertigsten Nahrungsstoffe finden wir in der letzten Rubrik, bei den sogenannten Präparaten. Alle Produkte, die in diese Gruppe gehören, sind durch technische Prozesse gewonnen; z.T. sind sie aus Lebensmitteln hergestellt, indem bestimmte Nährstoffe isoliert herausgezogen werden. Die dabei entstehenden Nährstoffe haben völlig andere Wirkungen als ihre Ausgangsprodukte. Wenn man einen strengen Maßstab an das Wort Nahrungsmittel anlegt, dürften eigentlich die Nährpräparate gar nicht unter die Nahrungsmittel gerechnet und müssten von einer Nahrungsmitteltabelle gestrichen werden. Damit gehören auch das Brot aus Auszugsmehl, also das Weißbrot und Graubrot, und Teigwaren zu den minderwertigsten Nahrungsmitteln. Dasselbe gilt für die Kunstfette, die Margarinen und die chemisch gewonnenen Öle, die Stärkepräparate und alle Fabrikzuckerarten. Sie enthalten zwar Grundnährstoffe (Fette, Kohlenhydrate) in konzentrierter Form und entsprechen damit den Vorstellungen der alten Ernährungslehre, sind aber praktisch frei von Vitalstoffen. Bei Milchpräparaten gilt es zu bedenken, dass gerade die Säuglinge, die eine besonders vollwertige Kost aus der Rubrik der natürlichen Lebensmittel nötig hätten, mit den wertärmsten Präparaten aufgezogen werden.

Entnommen aus „Unsere Nahrung – unser Schicksal" von Dr. M. O. Bruker, emu-Verlag, Lahnstein. Weitere Infos erhalten Sie kostenlos bei: Gesellschaft für Gesundheitsberatung GGB e.V. • 56112 Lahnstein • eMail: info@ggb-lahnstein.de

Zuckerplakat

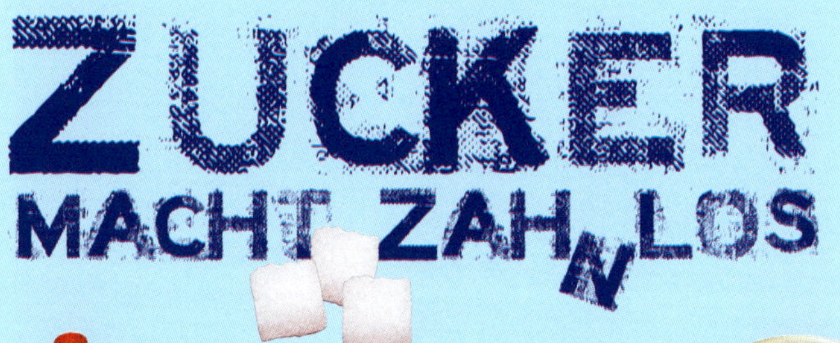

Hätten Sie das gedacht?

Fabrikzucker ist allgegenwärtig. Wohin man auch blickt, es gibt fast keine Nahrungsmittel mehr, in denen der Fabrikzucker fehlt. Selbst da, wo man es nicht vermutet, wie in Pizza, Brot oder Kondensmilch. Und Vorsicht: Nicht immer steht Zucker drauf, und zuckerfrei heißt nicht ohne Zucker. Vielfach werden verschleiernde Begriffe verwendet wie Saccharose, Fructose oder Glukose.

1 Stück Würfelzucker wiegt ca. 2,8 Gramm

ZUCKER MACHT ZAHNLOS
www.emu-verlag.de

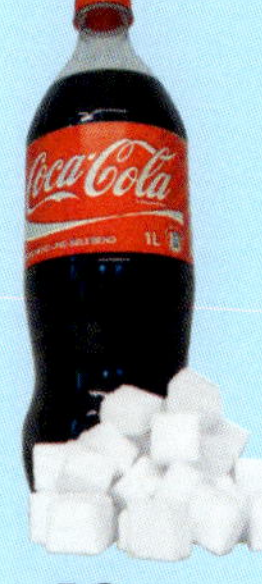

40 Stück Würfelzucker stecken in 1 Liter Coca-Cola

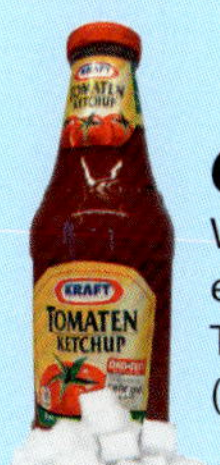

61 Stück Würfelzucker enthält Kraft Tomatenketchup (0,75 Liter)

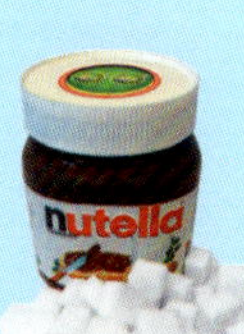

78 Stück Würfelzucker enthält 1 Glas Nutella (450 g)

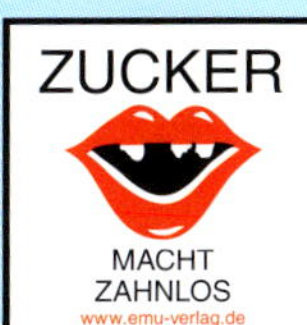

10 Stück Würfelzucker in 1 Dose Red Bull (0,25 Liter)

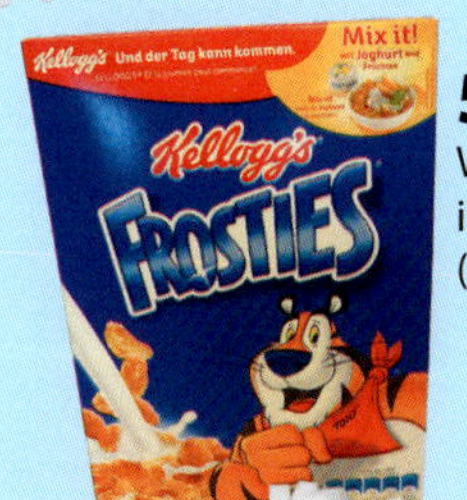

51 Stück Würfelzucker in Kellogs Frosties (375 Gramm)

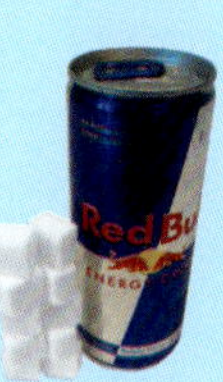

22 Stück Würfelzucker in Alpenmilch-Schokolade (100 g)

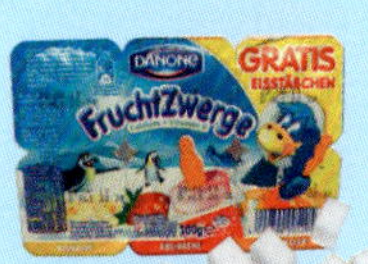

13 Stück Würfelzucker stecken da drin – Fruchtzwerge (Sechserpack 300 g)

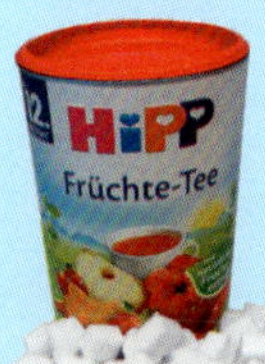

140 Stück Würfelzucker stecken sage und schreibe im Hipp Früchtetee (400 g Trockensubstanz)

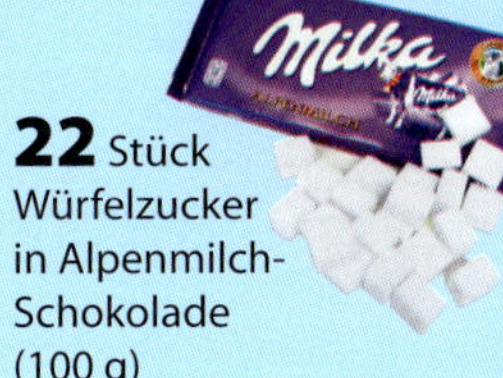

3 Stück Würfelzucker in 1 Milchschnitte (28 g)

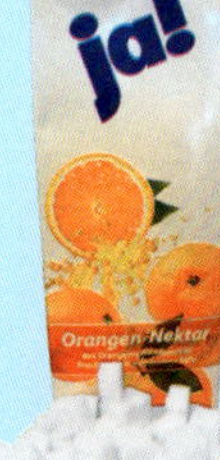

40 Stück Würfelzucker in „Ja"-Orangennektar (1,5 Liter)

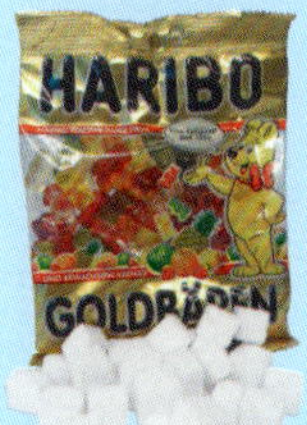

33 Stück Würfelzucker enthalten die Haribo Goldbären (200 g)

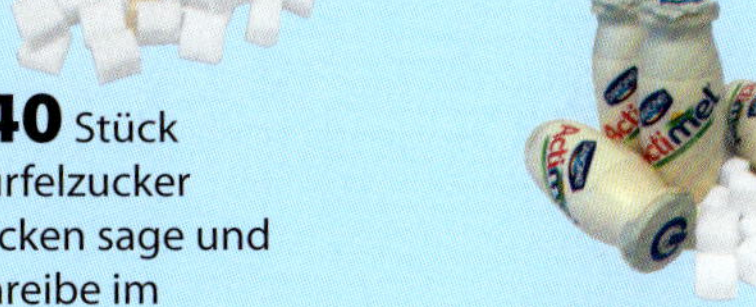

14 Stück Würfelzucker findet man im Actimel-Viererpack (400 g)

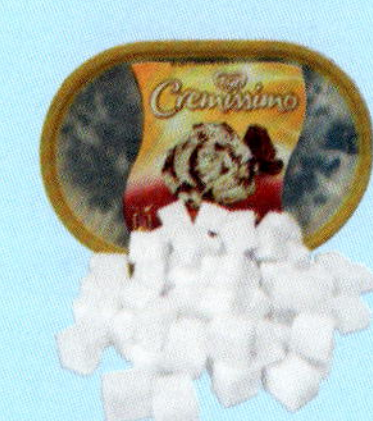

81 Stück Würfelzucker in Eiscreme Cremissimo Vanille/Langnese (1,0 Liter)

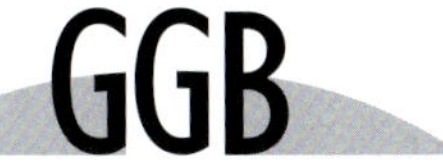

Gesellschaft für Gesundheitsberatung GGB
Dr.-Max-Otto-Bruker-Straße 3
56112 Lahnstein
Telefon: 0 26 21 / 91 70 25

E-Mail: info@ggb-lahnstein.de / www.ggb-lahnstein.de

Honigfächer

Dieser Honigfächer zeigt mit aller Deutlichkeit den wesentlichen Unterschied zwischen Fabrikzucker und Honig.

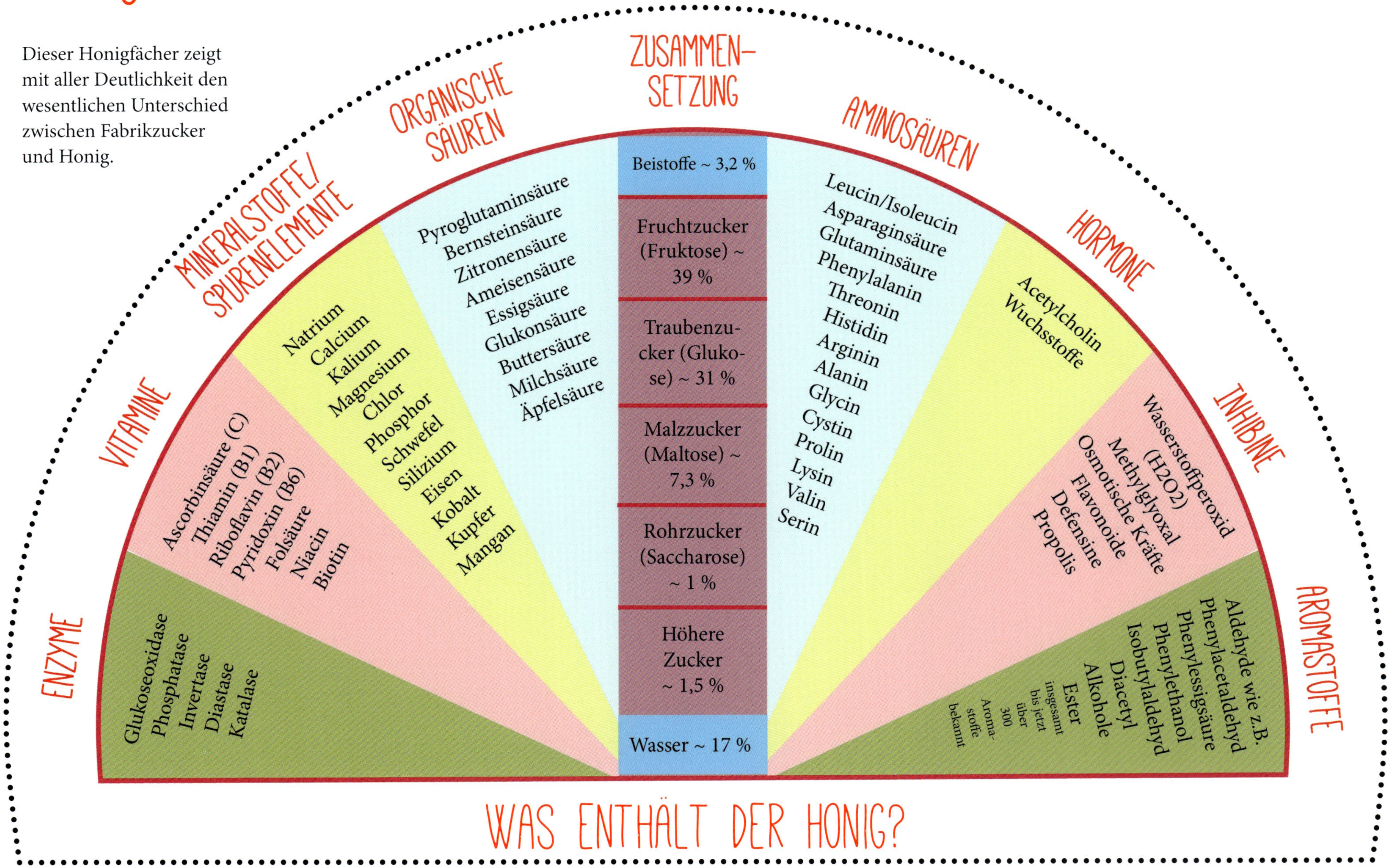

Zuckerfächer

SONST

Rüben
(Rohr)-
Zucker

NICHTS

WAS ENTHÄLT UNSER HAUSHALTSZUCKER?

FLEISCH FRI

Wussten Sie schon ...?

1. dass zwischen 1961 und 2011 der Fleischverbrauch in Deutschland von durchschnittlich 64 kg auf 90 kg pro Kopf und Jahr anstieg?

2. dass Frauen nur etwa halb so viel Fleisch verzehren als Männer?

3. dass in den USA weniger als 1 % der für die Fleischproduktion geschlachteten Tiere aus Familienmetzgereien stammt?

4. dass auf dem Münchener Oktoberfest (2008) 500000 halbe Händel verspeist wurden? Die Hühner mussten dafür extra gezüchtet werden, damit sie exakt auf die Spieße passten.

5. dass McDonald's (2013) in Deutschland 6 Millionen Big-Mac im Monat verkaufte?

6. dass McDonald's 2012 international 27.567 Milliarden Dollar Umsatz und 5.464 Milliarden Dollar an 34.480 Standorten erwirtschaftete?

7. dass McDonald's weltweit die meisten Kinderspielsachen vertreibt? (Durch die Beigabe zum HAPPY Meal)

8. dass ein Deutscher während seines Lebens durchschnittlich 1094 Tiere verspeist (4 Rinder, 4 Schafe, 12 Gänse, 37 Enten, 46 Schweine, 46 Puten, 945 Hühner)?

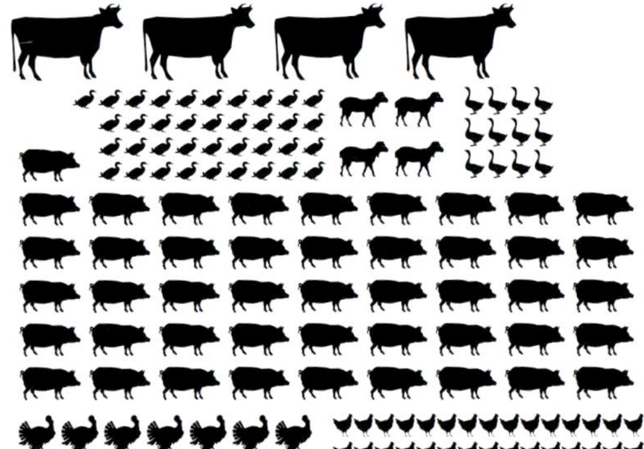

9. dass 3/4 aller Agrar-Nutzflächen in irgendeiner Weise für die Tierfütterung beansprucht wird? Effizienter wäre es, für die pflanzliche Nahrung zu produzieren!

10. dass Dr. Mikkel Hindhede, Dänischer Arzt und Ernährungswissenschaftler (1862–1945) die Dänen während der Blockade im ersten Weltkrieg vor der Hungersnot bewahrte? Hindhede: »In Dänemark schlachteten wir vier Fünftel unserer Schweine, verkauften sie nach England und Deutschland zu hohen Preisen und behielten das Schweinefutter für die Menschen. Deutschland ist sich klar darüber, dass es gegen drei Großmächte zu kämpfen hat. Aber es ist sich wohl kaum ebenso klar, dass es noch gegen eine 4. kämpft, die vielleicht gefährlicher ist als alle anderen, nämlich – gegen das deutsche Schwein!«

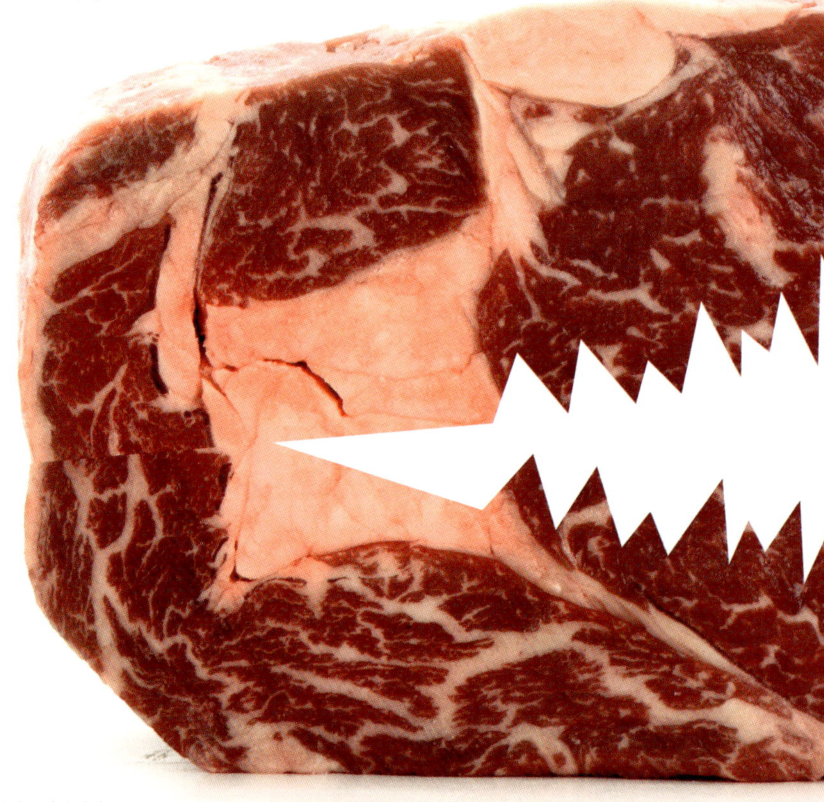

11. dass Bundespräsident Joachim Gauck sagte: »Noch immer stirbt heute alle zehn Sekunden ein Kind unter 5 Jahren, weil es an Nahrung fehlt. Deshalb dürfen wir in unseren Bemühungen nicht nachlassen.«

12. dass auf der Welt 7 Milliarden Menschen leben und einer von acht jeden Abend hungrig zu Bett gehen muss?

13. dass Hunger das größte Gesundheitsrisiko weltweit ist und mehr Menschen an Hunger sterben als an AIDS, Malaria und Tuberkulose zusammen?

14. dass eines von sechs Kindern in den Entwicklungsländern unterernährt ist?

SST MENSCH

15. dass die natürliche Lebenserwartung der sogenannten »Nutztiere« sehr hoch ist?

Huhn 20 Jahre
5–6 Wochen für Masthendl
1 $^{1}/_{2}$ Jahre für Lege- bzw. Suppenhühner

Schwein 21 Jahre
5 Monate, 2–3 Jahre für Zuchtschweine

Kuh 30 Jahre, im Einzelfall bis 60 Jahre
3–5 Monate Kalb, 8–10 Monate Jungrind, 4–5 Jahre Milchkuh, 18–20 Monate Stier

Schaf 20 Jahre
6 Monate Lamm

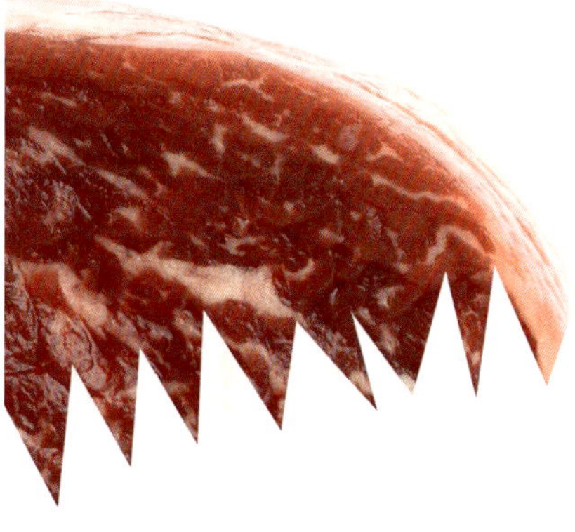

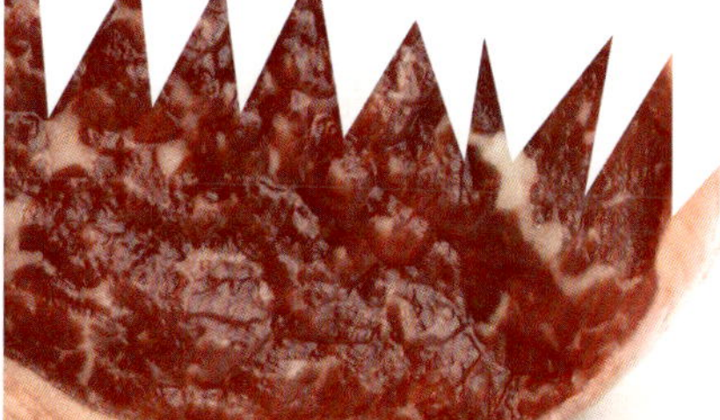

Ente 15–20 Jahre
3–4 Monate Massentierhaltung

Gans 35–40 Jahre
einige Monate

16. dass 20 000 Liter Wasser nötig sind, um 1 kg Fleisch zu produzieren – aber nur 50 Liter, um 1 kg Weizen zu ernten?

17. dass viele Nutztiere ohne Antibiotika bis zur Schlachtung gar nicht überleben würden?

18. dass für McDonald's Deutschland ca. 20 Millionen Hühner im Jahr geschlachtet werden?

19. dass ein McChicken-Burger aus 55 % Hühnerbrust, Panade (Weizenmehl, Maismehl, Reismehl), pflanzlichem gehärteten Öl, Maisstärke, Eialbumin, Hefeextrakt, Backtriebmittel: E 450 (Disphosphate) E 500 (Natriumcarbonate) , E 503 (Ammoniumcarbonate), Salz, Aromen, Fabrikzucker, Pfeffer, Senfpulver, Molkeprotein, Paprikaextrakt, Kräutern, Verdickungsmittel E461 (Methylcellulose), Gewürzextrakt Kaliumchlorid, Wasser, Kartoffelstärke besteht?

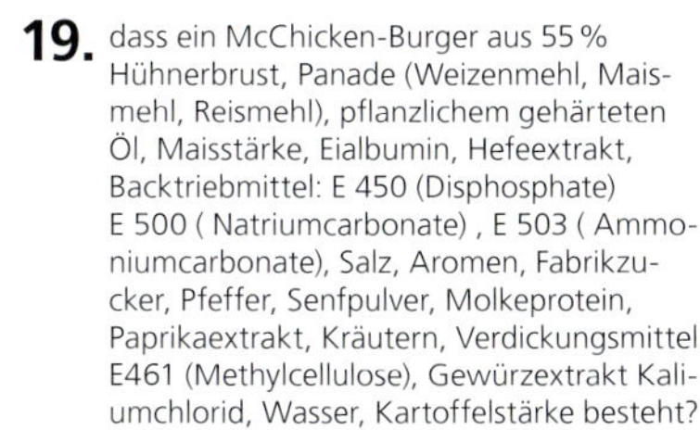

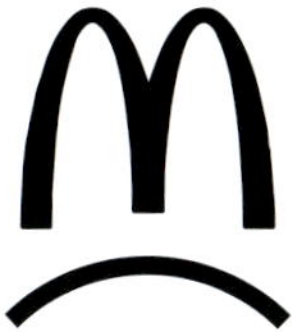

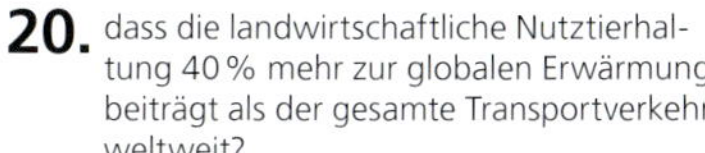

20. dass die landwirtschaftliche Nutztierhaltung 40 % mehr zur globalen Erwärmung beiträgt als der gesamte Transportverkehr weltweit?

21. dass KFC (Kentucky Fried Chicken) Jahr für Jahr fast eine Milliarde Hühner kauft? Packte man diese alle dicht an dicht, würden sie die gesamte Halbinsel Manhattan bedecken und noch aus den oberen Stockwerken der Bürohochhäuser quellen!

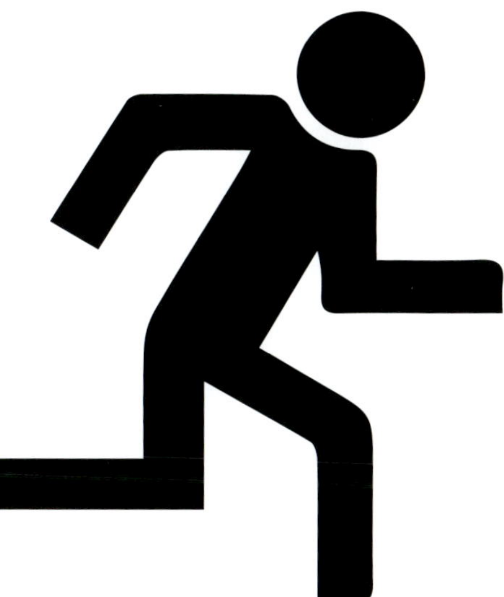

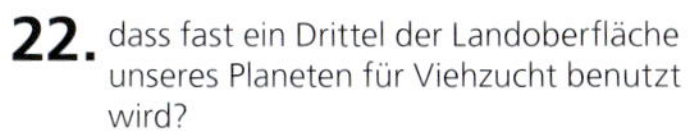

22. dass fast ein Drittel der Landoberfläche unseres Planeten für Viehzucht benutzt wird?

23. dass wir 55 Mrd. Tiere pro Jahr füttern, um 7 Mrd. Menschen zu ernähren?

24. dass für ein Rind 9 kg Futtermittel benötigt werden, um 1 kg Fleisch zu liefern?

25. dass unser hoher Fleischkonsum weltweit Entwaldung, Klimawandel und Nahrungsmittelknappheit fördert?

26. dass in der Massentierhaltung Antibiotika und Sulfonamide mit dem Tierfutter verabreicht werden, um das Wachstum zu fördern?

27. dass Legehennen bis zu 300 Eier legen? Mehr als 10 mal so viele wie ihre Vorfahren!

28. dass Masthühnern das Sättigungsgefühl weggezüchtet wurde? Dadurch setzen sie unglaublich viel Brustfleisch an!

29. dass die natürliche Lebenserwartung der Hühner ca. 20 Jahre beträgt? In der Massentierhaltung werden sie nach 5–6 Wochen geschlachtet!

30. dass männlichen Ferkeln 10 Tage nach der Geburt, in der Massentierhaltung, die Hoden aus dem Leib gerissen werden? Ohne Betäubung! Der Grund: Der bessere Fleischgeschmack!

31. dass auf dem Fleischerverbandstag 1994 den Metzgern die moderne Welt der Fleischerzeugung schmackhaft gemacht wurde? Der Ministerialrat sagte: »Vor 40 Jahren entstand die Fleischverordnung mit dem Hintergedanken, Fleischerzeugnisse hätten nur aus Fleisch zu bestehen. Dieser Grundsatz hat sich über die Jahre nicht halten können!«

32. dass Firmen es schaffen, aus Schlachtabfällen, Schweinehäuten und ähnlichem Zeug leckeren Schinken zu produzieren? Dank eines Klebstoffs namens Protamex!

33. dass Wissenschaftler aus den Niederlanden die erste Kunstfleischfrikadelle aus Stammzellen gezüchtet haben? Sie schmeckt fade, ist zu teuer und noch nicht im Handel.

Guten Appetit!

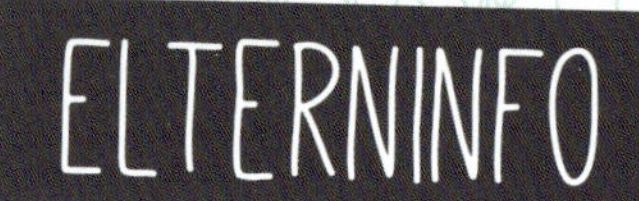

Liebe Eltern der Koch-AG Kids!

Verleihen Energy-Drinks wirklich Flügel?
Wie lebensgefährlich sind diese Drinks?
Kinder lieben es bunt, Kinder lieben es süß und sie lieben es, cool zu sein. Das sind ihre Vorlieben, von denen auch die Getränkefirmen wissen. Getränke wie Red Bull, Monster, EFFEKT usw. haben in den Alltag längst Einzug gehalten. Die Drinks, die nach Gummibärchen schmecken und früher zum Wachbleiben meistens von Erwachsenen getrunken wurden, gelten bei den Kindern als sehr cool. Mit meinen Koch-AG-Kindern bespreche ich das Thema Getränke und Energy-Drinks und kläre auf. Nach meinem Eindruck sind Jungen empfänglicher für die Trendgetränke. Die Werbung sorgt dafür! Spitzensportler, coole Typen, kraftvolle Namen! Oftmals ist es unverständlich für Kinder, dass Wasser das Hauptgetränk sein sollte. Energy-Drinks gehören längst zu ihrem Alltag und haben fabrikzuckerhaltige Limonaden und Cola-Getränke abgelöst. Aus diesem Grund möchte ich Ihnen einige Informationen zukommen lassen.

Verleihen Energy-Drinks wirklich Flügel?
Oder: Die Versuchung, sich selbst Flügel zu verleihen, um die eigene Leistungsgrenze zu überschreiten.

Welche Inhaltsstoffe enthalten diese Getränke?

Je nach Marke sind die Inhaltsstoffe der Energydrinks unterschiedlich. Folgende sind in (fast) allen enthalten:

- Wasser
- Fabrikzucker (bei zuckerfreien Drinks Süßstoffe)
- Kohlensäure
- Koffein (oft als Guarana enthalten)
- Taurin
- Glucuronolacton
- Vitamine
- Mineralstoffe
- Natürliche, naturidentische oder synthetische Aromastoffe
- Farbstoffe

In erster Linie enthalten Energy-Drinks viel Wasser und Fabrikzucker. Dass dieser Karies und Knochenabbau verursacht, ist kein neues Wissen. Auch dass Fabrikzucker im Zusammenhang mit weiteren Gesundheitsproblemen steht, z. B. Übergewicht, ist lange wissenschaftlich erwiesen. Koffein, Taurin und Glucuronolacton sind Zusatzstoffe, deren Wirkungen in dieser Kombination unzureichend erforscht sind.

E-Drinks zählen zu der Kategorie „functional food". Das sind Getränke, die anregende Wirkungen auf den Organismus haben sollen. Glucuronolacton soll zum Beispiel den Stoffaustausch zwischen Gehirn und Körper beeinflussen. (BHS = Blut-Hirn-Schranke)
Die Bundesbehörde (BgVV) spricht bereits am 18. März 2002 dazu die folgende Warnung aus:
„[…] dass bei der gemeinsamen Aufnahme von Ethylalkohol, Koffein, Taurin und Glucuronolacton in hohen Konzentrationen verschiedene Interaktionen in Betracht zu ziehen sind, die insbesondere wegen des Einflusses auf das gleiche Organsystem (z. B. ZNS, Herz-Kreislauf-System bei Ethylalkohol, Koffein und Taurin) bzw. der Ähnlichkeit toxikologischer Effekte (z. B. reproduktionstoxikologische Wirkungen von Ethylalkohol und Koffein) der einzelnen Komponenten zu einer möglicherweise toxikologisch relevanten Wirkungsverstärkung im Vergleich zum Einsatz der isolierten Substanzen führen könnten."[1]
Seit 2012 sind Höchstmengen von 2400 mg/l dieses Stoffes in E-Drinks erlaubt. In der EU gilt Glucuronolacton nicht als Lebensmittelzusatzstoff, sondern als „Zutat" = Stoffe, die den Nährwert, Geruch oder Geschmack des Nahrungsmittels verändern. Der Effekt der E-Drinks ist umstritten. Koffein gaukelt eine Leistungssteigerung vor, nachzulesen in der Kleinschrift von Dr. M. O. Bruker „Vom Kaffee und seinen Wirkungen" (emu-Verlag).
Andere Kritiker dieser Getränke sprechen von neuen Effekten durch den Mix der speziellen Inhaltsstoffe. Das ist neu, das Zusammenspiel der vielen künstlichen Bestandteile in den Energy-Getränken. Flying Horse z. B. enthält pro 250 ml-Dose 80 mg Koffein. Das entspricht dem Koffein-Gehalt von ca. 2 Tassen Kaffee. Durch spezielle Zusätze, die in diesen Getränken verwendet werden, kann die Wirkung bis zu 3 Stunden andauern, da der Abbau verzögert wird.
Gerade im Zusammenhang mit Alkohol und Sport erscheint das Risiko extrem hoch. Vor Herzrhythmusstörungen, Krampfanfällen und Nierenversagen wird gewarnt, insbesondere bei Risikopersonen. Herzrhythmusstörungen können auftreten durch einen zu niedrigen Kaliumspiegel im Blut. Durch den hohen Glukose- und Fruktose-Gehalt dieser Getränke kann es zu einer erhöhten Kalium-Ausscheidung kommen.

Der Fall des 14-jährigen Mädchens Anais (Maryland, USA) geriet in die Schlagzeilen. Sie trank zwei Energy-Drinks innerhalb von 24 Stunden und starb! Die Diagnose: Koffeinvergiftung. Die Mutter sagte: „Für Jungen und Mädchen sind diese Getränke eine tödliche Falle!" Sie verklagte anschließend den Konzern „Monster Beverage Corporation". Das Unternehmen wies die Vorwürfe zurück.[2]

Wodka-E ist momentan das beliebteste Getränk bei den Disco- und Party-Gängern. Die Werbung für E-Drinks wirbt mit Spitzensportlern, die gerade Jugendliche enorm ansprechen. Das Bundesinstitut für Risikobewertung warnt vor gesundheitlichen Risiken und fordert Warnhinweise auf den Verpackungen. Diese findet man auch auf den Dosen, doch leider so klein und unübersichtlich geschrieben, dass man zum Lesen eine Lupe braucht. Das Verbraucherministerium änderte im Mai 2012 die Fruchtsaftverordnung und feiert diese als Erfolg zum Schutz der Verbraucher! Für Energy-Drinks gelten seitdem verbindlich Höchstwerte für Inhaltsstoffe wie Koffein und Taurin. Leider gilt diese Änderung nicht für Energy-Shots! Das sind kleinere Portionen von Energy-Drinks (60 ml) mit denselben Anteilen wie in den 250 ml-Dosen, allerdings um das 4-fache höher dosiert. Food Watch startete eine Unterschriftenaktion gegen diese „Shots". Die Hersteller umgehen die Fruchtsaftverordnung, indem sie diese stark dosierten Getränke offiziell als Nahrungsergänzungsmittel verkaufen. Auch diese Shots sind frei verkäuflich, trotz der Warnung des Bundesinstituts für Risikobewertung bereits im Jahr 2009 und der Warnung einiger Wissenschaftler, keine E-Shots zuzulassen, da die Warnhinweise auf der Packung nicht ausreichend sind. Geschehen ist seitdem von Seiten des Gesetzgebers nichts!

Warum verbietet der Gesetzgeber diese Getränke nicht für Jugendliche unter 18 Jahren?

Eine mögliche Erklärung wäre eine massive Einflussnahme durch die Industrie. Red Bull, ein österreichisches Unternehmen, ist zur Zeit der Marktführer in Deutschland. Allein 2012 verkaufte es nach eigenen Angaben 5,2 Milliarden Dosen Energy-Drinks. 1987 kündigte dieser Konzern nicht nur die Einführung eines neuen Produktes an, sondern auch die Entstehung einer völlig neuen Produktkategorie.
Übrigens: Red Bull war bis 2008 in Frankreich verboten. Erst auf Druck durch EU-Vorschriften konnte es nach einem 12-jährigen Bann eingeführt werden. Ab 2014 wird auf Energy-Getränke eine Steuer von 25 Centimes je Dose erhoben. Der Staat erhofft sich dadurch eine Verhaltensänderung. Wie in unseren Geschäften beobachtet werden kann, sind die Regale seit Ende 2012, Anfang 2013 regelrecht explodiert. Da gibt es neue Produkte, die heißen z. B. Monster, Magic Man, Booster, Flying Horse, Rockstar, Angel, Ed Hardy, Booster, 28 Black, AMP Energie Booster, Bad Dog Energie, Blue Bear, Relentless Energie Shot, EFFEKT, Buffalo Junior Kinder Energie und viele mehr . . .

Werbeträchtige Spitzen- und Extremsportler aus den Bereichen Freerunning, Formel 1, Moto GP, Cliffdiving, Eishockey und andere mehr suggerieren, dass sportliche Höchstleistungen vollbracht werden können nach Genuss der zuckersüßen „Gummibärchenbrause". Darunter Namen wie Sebastian Vettel, Jason Paul und Felix Baumgartner.[3]

Welche Auswirkungen haben die neuen Trend-Getränke auf die Gesellschaft?

Eine Realschule in einer Kleinstadt, große Pause! Nachdem eine Schulkonferenz (auf Wunsch und Drängen der Eltern) beschlossen hat, dass die Schüler der Klassen 9 und 10 in den Pausen das Schulgelände verlassen dürfen, stürmen die Kinder dieser Jahrgänge in den Supermarkt und zur nahegelegenen Tankstelle.
Die ungesunden Einkäufe dürfen später nicht in der Schule verzehrt werden, da diese viel Wert auf gesunde Nahrung legt und bis vor Kurzem die Bezeichnung „Gesunde Schule" führen durfte. Zu genau diesen Zeiten kaufe ich auch im Markt Bio-Lebensmittel für die Koch-AG (Arbeitsgemeinschaft) ein. Schon vor Betreten des Geschäftes sehe ich zahlreiche Schüler in den Ecken stehen. Die meisten haben eine auffällig bunte Dose „Energy" in der Hand. Ganz zu schweigen von den Chips, Flips und diversen anderen Süßigkeiten.Über die Auswirkungen dieser Getränke wissen sie nichts und machen sich keine Gedanken darüber.
Wie sollten sie auch. Selbst Wissenschaftler und die Industrie kennen die gesundheitlich nachteiligen Langzeitwirkungen dieser neu eingeführten „functional foods" auf den menschlichen Organismus noch nicht.

Die Industrie legt keinen Wert auf Aufklärung.
Wir fordern, dass die Regierung endlich aufwacht und Gesetze beschließt, die unsere Kinder schützen.
Bis dahin bleibt mir nur eins, in meinen Kochkursen nicht nur vitalstoffreich vollwertig zu kochen, sondern auch über Energy-Drinks zu informieren. Aufklärung ist wichtig, denn Gesundheit ist ein Informationsproblem.
Wir müssen weiterhin darüber aufklären!

Anmerkungen:

1. BgVV: Gesundheitliche Bewertung von Energydrinks. (PDF; 57 kB) Stellungnahme vom 18. März 2002
2. http//www.bild.de
3. Internet-Seite Red Bull

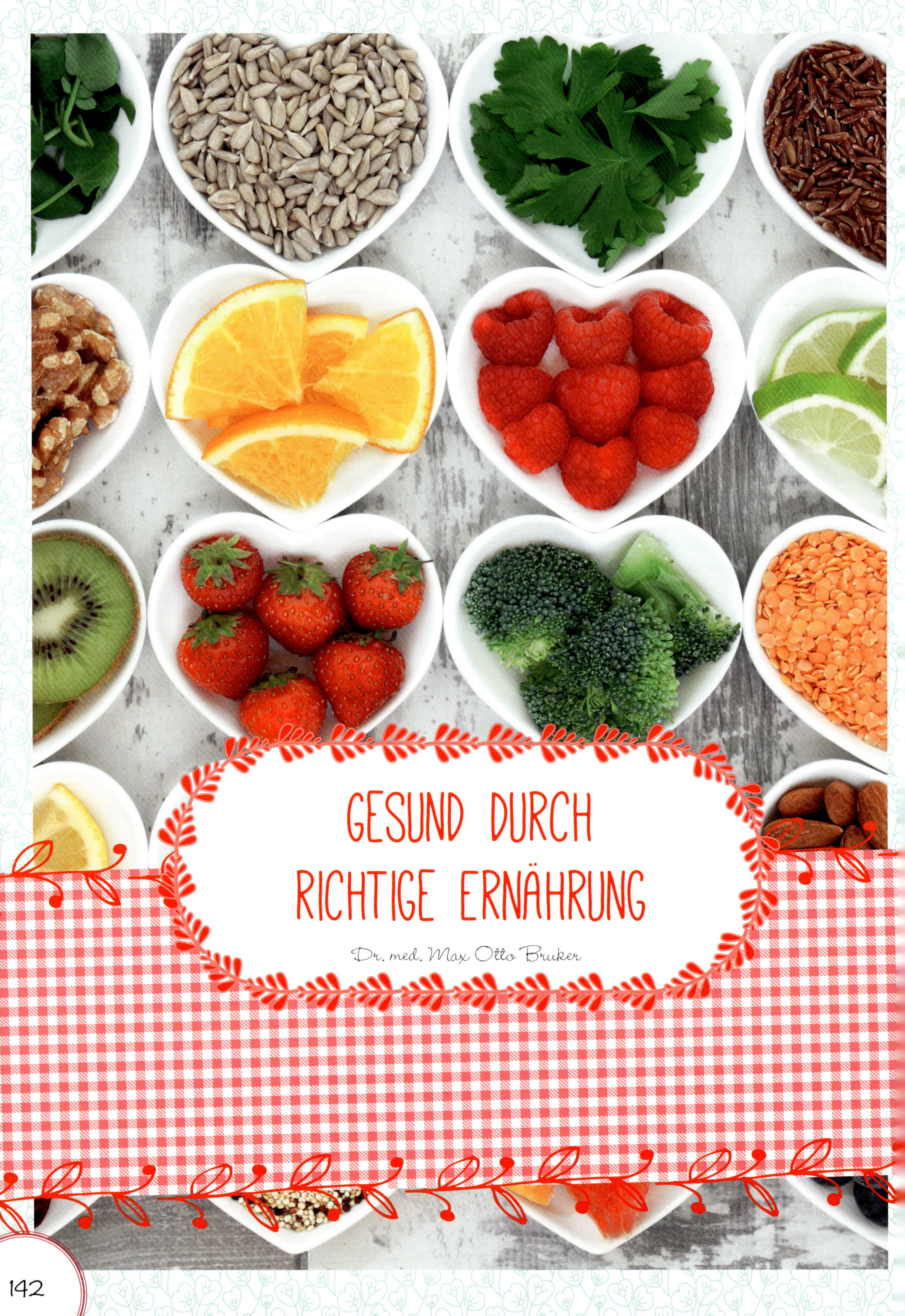

GESUND DURCH RICHTIGE ERNÄHRUNG

Dr. med. Max Otto Bruker

Die Ernährung

Bei Meinungsumfragen nach den häufigsten Wünschen steht die Gesundheit an erster Stelle. Für die meisten ist aber Gesundheit etwas Selbstverständliches. Erst wenn jemand krank ist, beginnt er, sich für Gesundheit zu interessieren. Besser wäre es aber, sich so zu verhalten, dass man erst gar nicht krank wird. Das ist verhältnismäßig leicht. Man muss nur wissen, dass jede Krankheit eine Ursache hat, meistens sogar mehrere. Kennt man diese, kann man sie vermeiden und bleibt gesund.

Wer Mitglied in einer Krankenkasse ist, kann seiner Gesundheit gegenüber gleichgültig werden. Er könnte denken, wenn du krank wirst, brauchst du keine Sorgen zu haben, die Kasse kommt ja für alle Kosten auf. Dies ist ein gefährlicher Trugschluss, denn die Verantwortung für die Gesundheit des Einzelnen kann kein anderer übernehmen. Die kostenlose Behandlung schützt außerdem nicht vor Schmerzen und unangenehmen Beschwerden.
Auch für die Familie bringt eine Krankheit Unannehmlichkeiten. Und hinter dem drohenden Verlust des Arbeitsplatzes stehen wirtschaftliche Nachteile für den Einzelnen und die Allgemeinheit.
In den letzten Jahrzehnten erkranken immer mehr Menschen an immer mehr Krankheiten. Der Grund für diese lawinenartige Zunahme liegt darin, dass sich die medizinische Wissenschaft fast ausschließlich um die Behandlung der Krankheiten kümmert und dabei die Erforschung der Ursachen vernachlässigt. So begegnet dem Arzt in der Sprechstunde kaum ein Patient, auch wenn dieser schon viele Jahre krank ist, der weiß, weshalb er krank geworden ist. Wie aber soll sich ein Mensch vor Krankheiten schützen, wenn er deren Ursachen nicht kennt? Deshalb ist es das Wichtigste, über die Krankheitsursachen informiert zu sein.

Krankheitsursachen

Von den Ursachen her gesehen können wir die Krankheiten in drei große Gruppen einteilen: die ernährungsbedingten, die so genannten lebensbedingten und die umweltbedingten Erkrankungen. Die ernährungsbedingten Zivilisationskrankheiten umfassen alle Erkrankungen, die durch Fehler in der Ernährung verursacht sind.

Etwa 80% der Krankheiten, deretwegen heute die Patienten einen Arzt aufsuchen, sind ernährungsbedingt, das heißt durch Fehler in der Ernährung verursacht. Unter lebensbedingten Krankheiten versteht man solche Erkrankungen, die aus Verstößen gegen Lebensgesetze, aus mangelnden Erkenntnissen, falschen Vorstellungen, Konflikten, der Fehleinschätzung des Willens und widrigen Lebensumständen entstehen. Jedermann in unserer komplizierten Gesellschaft ist solchen Gefahren ausgesetzt.
Die Ursache der umweltbedingten Krankheiten ist die toxische Gesamtsituation (nach Prof. Eichholtz).

Ernährungsbedingte Zivilisationskrankheiten

Es ist erstaunlich, wie wenige Menschen wissen, dass der größte Teil der Krankheiten, unter denen wir leiden, durch falsche Ernährung entsteht. Die moderne Ernährungsforschung hat nachgewiesen, dass folgende Krankheiten ernährungsbedingt sind:

1. Der Gebissverfall, die Zahnkaries, die Parodontose und Zahnfehlstellungen. Letztere als Folge der Ernährungsfehler der vorigen Generationen.
2. Die Erkrankungen des Bewegungsapparates, die so genannten rheumatischen Erkrankungen, die Arthrose und Arthritis, die Wirbelsäulen- und Bandscheibenschäden.
3. Alle Stoffwechselkrankheiten wie Übergewicht, Zuckerkrankheit, Leberschäden, Gallensteine, Nierensteine, Gicht usw.
4. Die meisten Erkrankungen der Verdauungsorgane wie Stuhlverstopfung, Leber-, Gallenblasen-, Bauchspeicheldrüsen- sowie Dünn- und Dickdarmerkrankungen, Verdauungs- und Fermentstörungen.
5. Gefäßerkrankungen wie Arteriosklerose, Herzinfarkt, Schlaganfall und Thrombosen.
6. Mangelnde Infektabwehr, die sich in immer wiederkehrenden Katarrhen und Entzündungen der Luftwege, den so genannten Erkältungen, und in Nierenbecken- und Blasenentzündungen äußert.
7. Die meisten der so genannten Allergien.
8. Manche organische Erkrankungen des Nervensystems.
9. Auch an der Entstehung des Krebses ist die Fehlernährung in erheblichem Maße beteiligt.

Alte und neue Ernährungslehre

Die alte Ernährungslehre ist schuld an den ernährungsbedingten Zivilisationskrankheiten.
Im 19. Jahrhundert wusste man zum Glück noch nichts von den Kalorien sowie dem Eiweiß, Fett und den Kohlenhydraten. Die Menschen waren gesund, weil sie nur das essen konnten, was der Bauer erzeugte.

Dann entwickelte sich eine Ernährungslehre. Man ging dazu über, alle Nahrungsmittel chemisch auf ihre einzelnen Bestandteile zu untersuchen. Dabei ergab sich, dass diese nur aus drei Grundnährstoffen bestehen:
Eiweiß, Fett und Kohlenhydraten. Andere Nährstoffe gibt es nicht. Eine solche rein chemische Betrachtungsweise ist schuld daran, dass es zu dem heutigen katastrophalen Gesundheitsverfall gekommen ist.

Diese überholte Ernährungslehre besagte, dass ein Mensch vollwertig ernährt wäre, wenn er genügend Eiweiß, genügend Fett und genügend Kohlenhydrate esse, und zwar so viel, dass der Brennwert in Kalorien etwa 3000 – 4000 (= 12360 – 16640 Joule) ausmache, je nach Energieverbrauch des Einzelnen.

Schon frühzeitig erkannte man, dass außer den drei Grundnährstoffen noch Mineralien, wie Kalium, Calcium, Natrium, Eisen, Magnesium usw., nötig waren. Und als schließlich die ersten Vitamine entdeckt wurden, hätte eigentlich die alte Ernährungslehre ihre Gültigkeit verlieren müssen. Sie konnte nicht mehr der Maßstab für die richtige Auswahl der einzelnen Nahrungsmittel sein.

Den Grund für die neue zeitgemäße Ernährungslehre hat der Schweizer Arzt Bircher-Benner gelegt. Von dem großen Ernährungsforscher Prof. Kollath wurde sie wissenschaftlich untermauert. Danach bemisst man den Wert einer Nahrung nicht mehr nach ihrem Gehalt an Kalorien und Nährstoffen, sondern nach ihrer Lebendigkeit und Natürlichkeit. Wer natürliche Lebensmittel genießt, braucht sich nicht mehr um Kalorien und den Gehalt an Fett, Eiweiß und Kohlenhydraten zu kümmern. Es hat sich nämlich ergeben, dass in der naturbelassenen Nahrung nicht nur alle Nährstoffe, sondern auch, was viel wichtiger ist, biologische Wirkstoffe enthalten sind, die für die Verwertung der Nahrung notwendig sind. Heute fasst man diese Stoffe mit dem Begriff **Vitalstoffe** zusammen. Man versteht darunter die Vitamine, bei denen man wasserlösliche und fettlösliche unterscheidet, Mineralstoffe, Spurenelemente, Enzyme (in lebenden Zellen gebildete Stoffe – Fermente), ungesättigte Fettsäuren, Aromastoffe und Faserstoffe (sog. Ballaststoffe).

Nur wenn diese Vitalstoffe in einem richtigen Verhältnis in der Nahrung mit enthalten sind, ist die Nahrung vollwertig und volle Gesundheit möglich. Die Vitalstoffe, die in ursprünglichen Lebensmitteln noch enthalten sind, werden durch menschliche Eingriffe verändert, geschädigt bzw. zerstört. Diese Denaturierung geschieht durch Erhitzung, Konservierung und Präparierung. Demnach ordnet man die Nahrungsmittel nicht mehr nach ihrem Gehalt an Kalorien und Nährstoffen, sondern nach ihrer biologischen Wertigkeit.

Lebensmittel und Nahrungsmittel

Man teilt die Nahrung heute ein in **Lebensmittel** und **Nahrungsmittel**. Lebensmittel sind noch lebendig und für die Gesunderhaltung unentbehrlich. Nahrungsmittel dagegen sind mehr oder weniger „tot", sie reichen für die Gesunderhaltung nicht aus. Zu den **Lebensmitteln** zählen: unerhitztes Gemüse, rohes Obst, rohes Getreide, rohe Milch, Butter, sog. kaltgepresste Öle. Zu den **Nahrungsmitteln** gehören: gekochtes Obst und Gemüse, erhitztes und gebratenes Fleisch, pasteurisierte Milch, Brot, Gebäcke. Am wertvollsten für die menschliche Ernährung sind die **ganz natürlichen Lebensmittel**, die unverändert genossen werden können, wie frisches Obst, rohes Gemüse, Frischkorngerichte, rohe Milch, Quellwasser.

Die nächste Gruppe sind die **mechanisch** veränderten Lebensmittel. Dazu gehören Schrot aus Getreide, Gemüse- und Obstsäfte, kaltgepresste Öle, Sahne, Butter. Die dritte Gruppe sind die so genannten **fermentativ** veränderten Lebensmittel wie Gärgemüse (Sauerkraut, Gärsäfte), Quark und Käse aus Rohmilch.

Auch unter den **Nahrungsmitteln**, die nicht mehr lebendig sind, kann man verschiedene Stufen unterscheiden.

Die Ordnung unserer Nahrung

nach Prof. Werner Kollath

	Lebensmittel			**Nahrungsmittel**		
	a) natürlich	**b) mechanisch** verändert	**c) fermentativ** verändert	**d) erhitzt**	**e) konserviert**	**f) präpariert**
Pflanzenreich	**Samen I** Ölsaaten Nüsse Mandeln Oliven	**Öle** zerkleinerte Ölsaaten	**Eigenfermente** Hefe Bakterien	**Gebäcke** aus Vollkorn	**Gebäcke** Dauerbackwaren auch aus Vollkornmehl	**Pflanzliche Präparate** **Fabrikfette** raffinierte Öle, Margarinen, Eiweiß **alle Fabrikzuckerarten** weißer u. brauner Zucker, Trauben-, Frucht-, Milch u. Malzzucker, Vollrohrzucker, Ur-Süße, Ur-Zucker, Sucanat, Rübensirup, Ahornsirup, Birnen- u. Apfeldicksaft, Maltodextrin, Melasse, Isomalt, Frutilose, Leucrose, Rapadura, Mascobado, Glucosesirup, Demerara u.a.m.
Pflanzenreich	**Samen II** Getreide	**Mahlprodukte** Vollkornmehl Schrote	**Breie** ungekocht aus Vollkorn	**Breie** gekocht aus Vollkorn		
Pflanzenreich	**Früchte** Honig	**Salate** aus Früchten Naturtrübe Säfte	**Gärsäfte**	**Früchte**	**Fruchtkonserven** Marmeladen	**Produkte aus Auszugsmehl** (Weißmehl, Graumehl) Stärke, Grieß, Nudeln, geschälter Reis
Pflanzenreich	**Gemüse**	**Salate** aus Gemüsen	**Gärgemüse** Sauerkraut	**Gemüse**	**Gemüse-konverven**	Aromastoffe, Vitamine, Wuchsstoffe, Fermente, Nährsalze
Tierreich	**Eier** **Milch**	**Blut** **Milchprodukte**	**Fleisch** Schabefleisch **Gärmilch** Quark, Käse	**Fleisch** Fisch **Gekochte Milch**	**Tierkonserven** **Milchkonserven** H-Milch	**Tierpräparate** **Milchpräparate** Säuglingsnahrung Trockenmilch
Getränke	**Quellwasser**	**Leitungswasser**	**Gärgetränke**	**Extrakte** Teearten Brühe	**Gemische** Kunstwein	**Destillate** Künstl. Mineralwasser Branntwein

Die erste Gruppe sind die durch **Hitze** veränderten Nahrungsmittel, also alle gekochten und gebratenen Speisen, sei es Obst, Gemüse, Kartoffeln oder Getreidegerichte, Fleisch; auch das Brot gehört hierher.

Die nächst schlechtere Gruppe sind die durch **Konservierung** veränderten Nahrungsmittel. Dazu gehören nicht nur die üblichen Gemüse-, Fleisch- und Milchkonserven, sondern auch Dauerbackwaren.

Am minderwertigsten sind die Nahrungsmittel aus der dritten Gruppe, die so genannten **Präparate**. Prof. Kollath, der „Die Ordnung unserer Nahrung" (Titel seines Buches) nach ihrem biologischen Wert aufgestellt hat, meint dazu, dass eigentlich diese Präparate nur in ein Labor, nicht aber auf eine Liste von **Nahrungsmitteln** gehören, die zum Essen bestimmt sind. Unter Präparaten versteht man alle in der Fabrik hergestellten, rein chemischen Stoffe, wie Fabrikzuckerarten, Auszugsmehlprodukte und Fabrikfette. Durch die industrielle Bearbeitung ursprünglicher **Lebensmittel** entstehen minderwertige **Nahrungsmittel**, die nicht mehr die notwendigen Vitalstoffe in ausreichender Menge und im richtigen Verhältnis enthalten.

Neuerdings haben wir es mit noch minderwertigerer Nahrung als den in Spalte 6 aufgeführten Präparaten zu tun, nämlich mit **Imitaten** und **genmanipulierten Produkten**.

Längsschnitt durch ein Weizenkorn

Der Getreidekeim (Embryo) und die Randschichten von außen nach innen:

Oberhaut, Fruchtschalen, Samenschale und **Aleuronschicht** sind reich an Eiweißen, Fetten, Mineralstoffen, Vitaminen, vor allem dem B-Komplex und Faserstoffen.

Im Mehlkern (Endosperm) sind Kohlenhydrate in Form von Stärkekörnern gespeichert, zusammen mit Eiweißpartikeln (Kleber).

Die Herstellung von Fabrikpräparaten ist die logische Folge der alten Ernährungslehre, die meinte, es sei besonders wichtig, dass der Mensch viel Eiweiß, Fett und Kohlenhydrate zu sich nehme. So wurden eben solche Nahrungsmittel, die die Nährstoffe in konzentrierter Form enthalten, für besonders wichtig angesehen. Dies führte dazu, dass eine mächtige Nahrungsmittelindustrie entstand, die eben solche konzentrierten, aber vitalstoffarmen Präparate herstellt.

Durch den Mangel an Vitalstoffen können aber die konzentrierten Nährstoffe im menschlichen Körper nicht richtig verwertet werden. So entstehen die zahlreichen oben genannten ernährungsbedingten Zivilisationskrankheiten, die es vor rund hundert Jahren kaum gab. Wer sich heute ernähren würde wie ein Bauer vor hundert Jahren, könnte keine ernährungsbedingte Zivilisationskrankheit bekommen.

Krankmachende Nahrungsmittel

1. Auszugsmehle
Neben den zahlreichen Fabrikzuckerarten sind die Auszugsmehle die hauptsächlichen Ursachen für die ernährungsbedingten Zivilisationskrankheiten. Unter Auszugsmehlen versteht man Mehle, bei denen vor dem eigentlichen Mahlvorgang die Randschichten und der Keim entfernt werden. Auszugsmehl vom Roggen heißt Graumehl, Auszugsmehl vom Weizen Weißmehl. Diesen Mehlen fehlen wichtige Vitalstoffe, vor allem das Vitamin B1, das bei der Beseitigung der Randschichten und des Keims mit entfernt wird. Ursprünglich wurde jedes Mehl aus dem ganzen Getreidekorn hergestellt, gleichgültig, ob dies Weizen, Roggen, Hafer, Gerste oder Hirse war. Da der Keim ölhaltig ist, ist ein solches Vollkornmehl nicht haltbar; es wird ranzig.

Es schien daher ein großer technischer Fortschritt zu sein, als man endlich Mehle herstellen konnte, die nicht mehr die Randschichten, sondern nur noch den Stärkekern enthalten und deshalb unbegrenzt haltbar sind. Erst später, als die Bedeutung der dabei verloren gehenden Vitalstoffe allmählich erkannt wurde, ließen sich viele Krankheiten erklären, deren eigentliche Ursachen lange nicht erkannt waren. Der Hauptgrund lag darin, dass es Jahrzehnte dauert, bis eine Krankheit sich so weit entwickelt hat, dass sie Beschwerden hervorruft. Dieser lange Zeitraum verschleiert den Zusammenhang zwischen Ursache und Wirkung.

2. Fabrikzuckerarten
Unter Fabrikzucker versteht man alle industriell hergestellten Zuckerarten: weißer Zucker, brauner Zucker, Fruchtzucker, Traubenzucker, Milchzucker, Malzzucker, sog. Vollrohrzucker, Sucanat, Ur-Süße, Ur-Zucker, Rapadura, Sirup, Apfeldicksaft, Birnendicksaft, andere Dicksäfte, Ahornsirup, Melasse, Frutilose, Maltodextrin u. a. m. Alle diese Fabrikzuckerarten sind reine, künstliche Konzentrate, frei von Vitalstoffen. Man nennt sie auch leere Kalorien.

Auszugsmehle und Fabrikzucker werden als raffinierte Kohlenhydrate zusammengefasst. Heute wissen wir, dass der Vitalstoffmangel dieser raffinierten Kohlenhydrate die Hauptursache der bereits erwähnten Krankheiten ist.
Man kann diese deshalb auch als chronische Vitalstoffmangelkrankheiten bezeichnen.

3. Fabrikfette
Damit sind Fette gemeint, die durch Raffinationsprozesse gewonnen werden, z. B. Öle, die nicht mehr kalt gepresst sind, sondern durch chemische Extraktion (Auszug von Stoffen) hergestellt wurden. Um aus Ölen streichfähige Fette, Margarinen, herzustellen, sind Hydrierungsprozesse notwendig, bei denen die fettlöslichen Vitamine zerstört und die ungesättigten Fettsäuren gesättigt werden, also ihre Eigenschaft als biologische Wirkstoffe verlieren. Wer über die Herstellungsweise der Fabrikfette ausführlich informiert werden möchte, sollte „Cholesterin – der lebensnotwendige Stoff" (emu-Verlag, Lahnstein) lesen.

Fett macht nicht fett (Fett)

Solange auf Grund der alten Ernährungslehre nicht erkannt war, dass die Krankheiten durch chronischen Mangel an Vitalstoffen (infolge fabrikatorischer Bearbeitung der Lebensmittel) entstehen, nahm man irrtümlich an, die Zivilisationskrankheiten entstünden durch zu viel Fett und zu fettes Essen. Deshalb wird z. B. den Übergewichtigen immer noch vorgeredet, sie seien zu dick, weil sie zu viel und zu fett äßen. In Wirklichkeit ist die

Fettsucht eine Stoffwechselkrankheit, die dadurch entsteht, dass statt natürlicher Lebensmittel in der Fabrik hergestellte Nährstoffe gegessen werden. Neben den Auszugsmehlen und den Fabrikzuckerarten spielen hier „tote“ Fette wie Margarinen und raffinierte Öle eine Rolle. Wenn man weiß, dass man die große Menge von rund 500 Gramm Zuckerrüben essen müsste, um 100 Gramm Zucker* zu bekommen, wird verständlich, dass man mit solchen konzentrierten Nährstoffen, die in der Natur nicht vorkommen, Fettsucht erzeugen kann, ohne dass man große Mengen isst. Die 100 Gramm Fabrikzucker können unsichtbar und unmerklich in den Speisen „versteckt“ werden.

Natürliche Lebensmittel kann auch der Dicke in unbegrenzter Menge verzehren, da sie die einzelnen Nährstoffe nie in konzentrierter Menge enthalten und zugleich alle Vitalstoffe vorhanden sind, die für eine ungestörte Verarbeitung im Organismus benötigt werden.

Es ist auch sehr wichtig zu wissen, dass das überschüssige Fett beim zu Dicken nicht aus dem Fett stammt, das er gegessen hat. Der Mensch hat ja einen Stoffwechsel, in dem die Nahrung verändert und abgebaut wird. Aus Fett wird genauso wenig Fett, wie Spinat im Körper zu Spinat wird.
Ein Haarloser kann seine Glatze nicht durch Essen von Haaren beseitigen, weil eben die Kopfhaare ebenso wenig aus Haaren entstehen wie Körperfett aus dem in der Nahrung zugeführten Fett.

Der Ratschlag, dass der zu Dicke wenig Fett essen soll, ist also falsch. Er muss, was den Fettanteil betrifft, genügend naturbelassene Fette essen, da nur sie ausreichend fettlösliche Vitamine und ungesättigte Fettsäuren enthalten, die für den reibungslosen Abbau des gegessenen Fettes zu den Endprodukten Kohlendioxid und Wasser notwendig sind.

In der Behandlung der Fettsucht ist daher der Verzehr naturbelassener Fette wichtig, d. h. von Butter und kalt gepressten Ölen. Die durch Raffination gewonnenen Fette, wie die üblichen Handelsöle, Margarinen und Kunstfette, müssen genauso streng gemieden werden wie die raffinierten Kohlenhydrate.

* Früher enthielten Zuckerrüben ca. 8 % Zucker, zur Zeit 18 – 20 %.

Kein Herzinfarkt durch cholesterinhaltiges Fett

Was für die Fettsucht als Beispiel gilt, gilt grundsätzlich auch für die Verhütung und Behandlung der anderen ernährungsbedingten Zivilisationskrankheiten, besonders für den Herzinfarkt. Er kommt nicht, wie man früher irrtümlich annahm (so genannte Fett-Theorie), durch den Verzehr cholesterinhaltiger Nahrungsmittel zustande. Cholesterin ist im Gegenteil ein so lebensnotwendiger Stoff, dass der Organismus ihn selbst herstellt. Der Mensch ist also auf die Zufuhr von Cholesterin durch die Nahrung gar nicht angewiesen. Wird aber in der Nahrung viel Cholesterin zugeführt, erzeugt der Körper selbst eben weniger. Die krankhafte Ablagerung von Cholesterin bei der Arteriosklerose und dem Herzinfarkt hat genauso wenig mit dem Cholesteringehalt der Nahrung zu tun, wie etwa eine krankhafte Kalkablagerung im Gewebe mit dem Kalkgehalt der Nahrung. Die krankhaften Ablagerungen sind die Folge von chronischem Vitalstoffmangel durch den Verzehr von Fabriknahrungsmitteln und von zu hohem Verzehr von tierischem Eiweiß. Wollte man aus Unkenntnis trotzdem Nahrungsmittel meiden, die das lebenswichtige Cholesterin enthalten, so könnte dieser Zweck nicht durch Vermeidung von Butter erreicht werden, da mit Fleisch und Eiern weit mehr Cholesterin zugeführt wird als mit Butter, denn von ihr isst man wesentlich kleinere Mengen als von Fleisch.

Krank durch falsche Nahrung

Krank wird man durch falsche Nahrung. Man hört unentwegt, dass die Menschen einfach durch zu viel Essen krank würden. Gegen diese Annahme spricht allein die einfache Überlegung, dass die Menschen schon immer gerne gegessen haben. Dazu haben wir von der Natur den Hunger und den Appetit bekommen. Es ist grotesk anzunehmen, dass die Menschen in den zivilisierten Völkern erst vor kurzem die Freude am Essen entdeckt haben und nun plötzlich alle zu viel essen. Nein, die Menschen haben schon immer gerne ihre Urtriebe Hunger, Durst und Sexualität gestillt. Dies ist keine neue Entdeckung und kann deshalb auch keine Erklärung für Krankheiten sein. Der Unterschied gegen früher ist lediglich der, dass es heute möglich ist, durch industrielle Verarbeitung Nährstoffkonzentrate herzustellen, die es bisher nie gab. Sie sind schuld an diesen Krankheiten, nicht die Menge des Essens.

Pflanzliches Eiweiß ist vollwertig

Die alte Ernährungslehre trägt die Schuld an noch weiteren Gesundheitsschäden. Denn sie stellte die These auf, der Mensch könne ohne tierisches Eiweiß nicht leben. Diese Irrlehre beruht auf den veralteten und längst widerlegten Vorstellungen, dass die pflanzlichen Lebensmittel nicht vollwertig seien, weil sie angeblich nicht alle lebensnotwendigen Aminosäuren enthalten.

Eiweiße bestehen aus Aminosäuren

Man bezeichnet Eiweiß als vollwertig, wenn es alle notwendigen (essentiellen) Aminosäuren enthält. Die Zusammensetzung der Eiweiße aus den verschiedenen Aminosäuren ist aber bei den einzelnen eiweißhaltigen Lebensmitteln sehr unterschiedlich. Da man jedoch nicht nur von einem Lebensmittel lebt, ergänzen sich die einzelnen Aminosäuren in hervorragender Weise. Besonders die Kombination von Getreideeiweiß mit Gemüseeiweiß hat sich bewährt. Sie garantiert eine ausreichende Eiweißversorgung. Voraussetzung ist allerdings, dass ein bestimmter Anteil in roher Form genossen wird.

Obwohl schon lange durch gründliche chemische Untersuchungen die Vollwertigkeit pflanzlichen Eiweißes erwiesen ist, wird immer noch die gegenteilige Behauptung verbreitet. Dies erklärt sich mit der bekannten Tatsache, dass es mehr als ein Menschenalter braucht, bis sich neue Erkenntnisse gegen eine frühere falsche Lehre durchgesetzt haben. Man muss also festhalten, dass pflanzliches Eiweiß genauso vollwertig wie tierisches ist.

Tierisches Eiweiß ist unnötig

Heute essen die Menschen in der Bundesrepublik ca. achtmal mehr Fleisch als vor hundert Jahren. Im Jahr 1890 betrug der jährliche Pro-Kopf-Verbrauch an Fleisch noch 12 kg, im Jahre 1990 aber bereits 107 Kilogramm. Diese Eiweißüberfütterung trägt eine wesentliche Mitschuld an der starken Zunahme der Erkrankungen der Bewegungsorgane (Arthritis, Arthrose, Bandscheibenschäden, Wirbelsäule, Gelenke). In der Bundesrepublik werden heute mehr als 20 Millionen Rheumakranke gezählt. Rheuma ist damit zu einer Volksseuche geworden.

Auch für die Zunahme der allergischen Erkrankungen ist der zu hohe Verzehr von Fleisch, Fisch und Wurst verantwortlich. Ebenfalls ist die Infektanfälligkeit durch den Verzicht auf tierisches Eiweiß zu beheben. Die Milch ist dabei an erster Stelle zu nennen.

Erhitztes Eiweiß verliert an Wert

Wir verdanken vor allem den epochemachenden Forschungen Prof. Kollaths die wichtige Erkenntnis, dass Eiweiß durch Erhitzung seine natürliche Beschaffenheit verliert. Es wird „denaturiert". Es muss daher täglich auch etwas unerhitztes (natives) Eiweiß gegessen werden. Dies geschieht am besten durch den Frischkostanteil.

Ein Blick in das Tierreich zeigt die interessante Tatsache, dass alle im Freien lebenden Tiere, seien es Fleisch- oder Pflanzenfresser, ihre Nahrung unerhitzt zu sich nehmen und dass sie zugrunde gehen, wenn sie mit erhitzter Nahrung gefüttert werden. Früher hat man geglaubt, dies beruhe darauf, dass durch die Erhitzung die Vitamine zerstört werden. Seit den Forschungen Kollaths weiß man aber, dass der Grund in der Denaturierung des Eiweißes liegt.

Der Mensch ist von Haus aus nicht geschaffen, die Tiere roh zu verzehren. Er brät und kocht das Fleisch, was aber infolge der Denaturierung seinen Wert mindert. Die meisten halten heute noch das Fleisch und überhaupt tierisches Eiweiß für eine „kräftige" Nahrung. Zum tierischen Eiweiß rechnen außer Fleisch auch Fisch, Wurst, Eier, Quark, Milch (Joghurt) und Käse.

Um genügend lebendiges, natürliches, so genanntes natives Eiweiß zu bekommen, ist es nötig, täglich etwas Unerhitztes aus dem Pflanzenreich, das heißt Gemüse, Obst und Getreide, in roher Form zu essen. Dann braucht man sich um die Deckung des Eiweißbedarfs überhaupt nicht zu kümmern. Wichtig ist zu wissen, dass der Mensch sehr viel weniger Eiweiß braucht, als allgemein bisher angenommen wurde, nämlich nur etwa 2 Prozent. Wenn man aber die Nahrung der Menschen im Durchschnitt auf den Eiweißgehalt prüft, so kommt man in nicht wenigen Fällen auf das Mehrfache des Notwendigen.

Ein einfacher Maßstab für die benötigte Eiweißmenge ist die Muttermilch. Sie ist so zusammengesetzt, dass der Säugling in weniger als einem Jahr sein Gewicht verdoppelt. Dies ist ein sicheres Zeichen, dass die Muttermilch ein vollendetes Lebensmittel ist und alles enthält, was zum Wachstum und zur Entfaltung nötig ist. Die Muttermilch enthält aber nur ca. 2 Prozent Eiweiß. Man kann daher mit Recht annehmen, dass ein fertiger Erwachsener, der nicht mehr wächst und nur noch einen Erhaltungsstoffwechsel hat, mit weniger als 2 Prozent Eiweiß auskommt. Es darf allerdings nicht durch Erhitzung denaturiert sein und muss deshalb aus dem Pflanzenreich stammen.

Die pasteurisierte Milch, die zur Abtötung von Bakterien kurz auf 70 bis 80 °C erhitzt wird, hat daher nicht mehr den vollen Wert wie Rohmilch. Die heute weit verbreitete H-Milch wird auf 150 °C erhitzt. Es ist nicht nur das Eiweiß denaturiert, sondern es kommt auch zu einem erheblichen Vitaminverlust, sodass von ihrem Gebrauch dringend abzuraten ist. Sie ist genauso gesundheitsschädlich wie Fabriknahrungsmittel.

Durst bestimmt die Trinkmenge

Wie die Essmenge durch den Hunger, so wird die Trinkmenge durch den Durst bestimmt. Diese Vorgänge sind wunderbar durch den Instinkt geregelt. Man tut also gut daran, nur so viel zu trinken, wie Durst vorhanden ist. In letzter Zeit wird allenthalben der falsche Rat gegeben, möglichst täglich 2–3 Liter Flüssigkeit zu sich zu nehmen. Dieser Rat bringt nur Nachteile. Mit der Nahrung, die ja zu 70 – 80 Prozent aus Flüssigkeit besteht, nimmt der Mensch bereits 1 1/2 bis 2 Liter zu sich. Eine zusätzliche Menge, die ohne Durst getrunken wird, ist eine Belastung für die Niere, das Herz, den Kreislauf und die Leber. Die Niere ist kein Sieb, durch das die Flüssigkeit einfach durchläuft; man kann deshalb die Niere nicht, wie gesagt wird, „durchspülen". Jedes Tröpfchen muss von der Niere durch aktive Arbeit ausgeschieden werden. Bei Nierensteinen führt vieles Trinken zu einer Verdünnung der so genannten Schutzkolloide, welche die Bildung von Nierensteinen eigentlich verhüten.

Tipps für die richtige Ernährung

Eine gesunderhaltende Ernährung lässt sich in folgenden Punkten kurz zusammenfassen:

Vier Dinge sind zu meiden und vier andere sollten täglich gegessen werden.

Die vier zu meidenden Speisen sind:

1. Auszugsmehlprodukte
2. alle Fabrikzuckerarten
3. alle raffinierten Fette (Margarinen, gewöhnliche Öle)
4. für Magen-, Darm-, Leber- und Gallenempfindliche: alle Säfte aus Obst und Gemüse, gleichgültig, ob selbst hergestellt oder gekauft, gekochtes Obst, Trockenfrüchte.

Die Speisen, die täglich gegessen werden sollten, sind:

1. Vollkornbrote, möglichst viele verschiedene Sorten
2. täglich 3 Esslöffel Getreide in Form eines Frischkorngerichts (siehe Rezept Seite 150)
3. eine Frischkostbeilage, bestehend aus rohen Gemüsen und rohem Obst (z. B. als Salat)
4. naturbelassene Fette, das heißt Butter, Sahne und unraffinierte, kaltgepresste Öle.

Bei bestimmten Erkrankungen ist die Vermeidung bzw. Einschränkung von Tiereiweiß empfehlenswert. Alle übrigen nicht erwähnten Speisen können täglich genossen werden.

Frischkornbrei

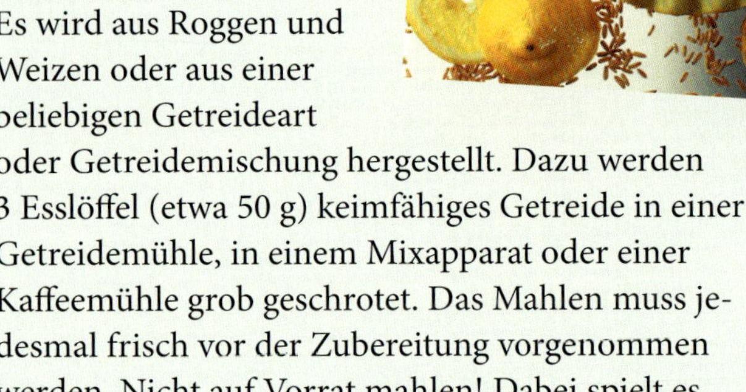

Hier ist das Standardrezept, bei dem es keine Verträglichkeitsprobleme gibt: Es wird aus Roggen und Weizen oder aus einer beliebigen Getreideart oder Getreidemischung hergestellt. Dazu werden 3 Esslöffel (etwa 50 g) keimfähiges Getreide in einer Getreidemühle, in einem Mixapparat oder einer Kaffeemühle grob geschrotet. Das Mahlen muss jedesmal frisch vor der Zubereitung vorgenommen werden. Nicht auf Vorrat mahlen! Dabei spielt es keine Rolle, ob die Getreidemühle mit Mahlsteinen oder einem Stahlmahlwerk arbeitet.

Das gemahlene Getreide wird mit ungekochtem, kaltem Leitungswasser zu einem Brei gerührt und 5 – 12 Stunden stehen gelassen. Die Wassermenge ist so berechnet, dass nach Quellung nichts weggegossen zu werden braucht. Nach 5 – 12 Stunden wird dieser Brei tischfertig gemacht durch Zusatz von frischem Obst, Zitronensaft, 1 – 2 Esslöffel Sahne und geriebenen Nüssen.

Solange verfügbar, sollte man immer einen Apfel hineinreiben und sogleich untermischen, bevor er braun wird. Der geriebene Apfel macht den Frischkornbrei luftig und wohlschmeckend.

Es ist ohne Belang, zu welcher Tageszeit dieses Gericht genossen wird.

„Gesund durch richtige Ernährung" hat eine interessante Geschichte

Es haben sich darum Vorgänge abgespielt, die schlaglichtartig offenkundig machen, dass hinter den Ernährungsfragen nicht so sehr medizinisch-ärztliche, sondern gesundheitspolitische und mehr noch wirtschaftliche Fragen stecken.

Ursprünglich wurde dieser Text als Broschüre von der Landesversicherungsanstalt (LVA) Berlin herausgegeben. Sie wurde von dem Ernährungswissenschaftler und Arzt Dr. M. O. Bruker aufgrund seiner jahrzehntelangen Erfahrung in Klinik, Praxis und Forschung verfasst.

Ihr Ziel war und ist eine intensive Aufklärung breiter Bevölkerungskreise über die Ursachen der ernährungsbedingten Zivilisationskrankheiten.

Der Leser erfährt, dass viel mehr Krankheiten, als er ahnt, durch langfristig krankmachende Ernährung entstehen.

Der Bürger soll ferner darüber informiert werden, dass es vorwiegend die industriell hergestellten Nahrungsmittel Fabrikzucker, Fabrikfette und Auszugsmehle sind, die diese Krankheiten verursachen. Diese Fehler der üblichen Kost beruhen allein auf einer veralteten und daher falschen Ernährungslehre, die sich fernab vom gesunden oder kranken Menschen theoretisch und einseitig an Laborwerten orientiert.

Das große Echo der ersten Auflage rief die Gegner auf den Plan. In Gutachten forderten sie, dass diese Schrift nicht mehr von der LVA vertrieben wird. Die Behauptung, sie sei infolge falscher Angaben sogar gesundheitsgefährdend, hatte ihre Wirkung.

Bei der zweiten Auflage griff man zu massiveren Mitteln. Die Deutsche Gesellschaft für Ernährung (DGE) drohte der Gesellschaft für Gesundheitsberatung (GGB) mit einer Klage. Im Jahr 2000 kam es deshalb zu einem Prozess, den die DGE verlor.

Es ist sicherlich kein Zufall, dass gegen die DGE wiederholt der Vorwurf erhoben wurde, sie bagatellisiere offenkundige Zusammenhänge aus der Erfahrungsmedizin zwischen falscher Ernährung und bestimmten Krankheiten.

Der Vorwurf Dr. M. O. Brukers, die DGE sei das Sprachrohr der Nahrungsmittelindustrie, wurde erhärtet durch das Verhalten des ehemaligen DGE-Präsidenten Pudel (1944 – 2009), der sich nicht scheute, für McDonalds und H-Milch Werbung zu machen.

Die Gesellschaft für Gesundheitsberatung GGB e.V. sieht ihre Aufgabe in einer umfassenden Gesundheitsaufklärung der Bevölkerung.

In diesem Sinne verbreiten wir die ehemalige „LVA-Schrift". Sie kann beim emu-Verlag Lahnstein angefordert werden.

WER IST DIE GGB?

Die Gesellschaft für Gesundheitsberatung GGB e.V. besteht seit 1978 und ist seitdem im Sinne einer ganzheitlichen Gesundheitsaufklärung als gemeinnütziger Verein tätig.

Sie wurde von dem Arzt und Ernährungspionier Dr. med. Max Otto Bruker (1909 – 2001) gegründet. Themen aus den Bereichen Medizin, Ernährung, Umwelt und Lebensberatung liegen uns besonders am Herzen.

Die GGB ist politisch und konfessionell neutral, erhält keinerlei finanzielle Unterstützung von staatlicher oder Lobby-Seite, sondern finanziert sich ausschließlich durch Seminar- und Mitgliedsbeiträge sowie Spenden.

Dr. med. Max Otto Bruker hatte nicht nur die Idee einer unabhängigen Institution, sondern setzte sie auch im Jahre 1978 um. Der Gründung der GGB waren jahrzehntelange Erfahrungen des Arztes in Klinik und Praxis vorausgegangen. Seine Vision: Die GGB soll durch umfassende Informationen über die wahren Ursachen von Krankheiten aufklären.

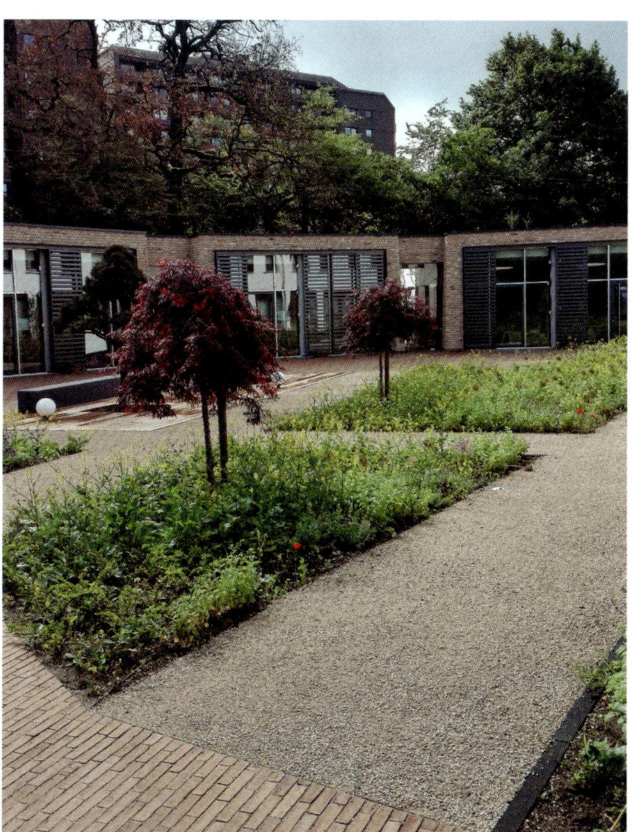

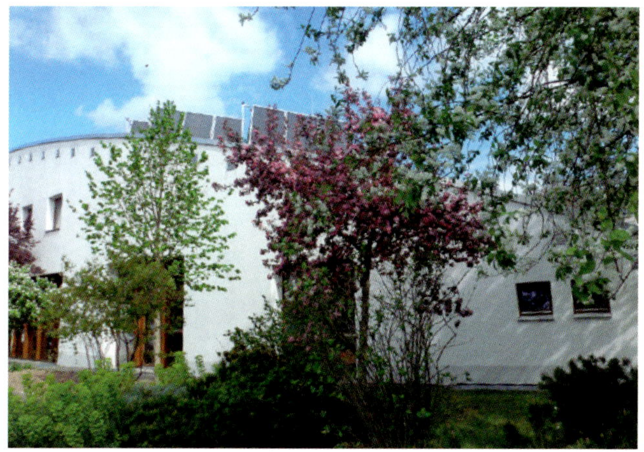

Gesundheit ist ein Informationsproblem! In Form von Vorträgen und Seminaren werden an Gesundheitsfragen interessierte Menschen aufgeklärt. Wollen Sie sich nicht länger mit einer symptomatischen Linderungsbehandlung zufrieden geben? Suchen Sie nach wirklich unabhängigen Informationen zum Thema Gesundheit?

Schauen Sie doch einfach mal bei uns vorbei und hören Sie einen der kostenlosen Vorträge an.
Wir beraten Sie gerne und freuen uns auf Ihr Kommen!

Wir bieten:

Ausbildung zum/zur ärztlich geprüften Gesundheitsberater/in GGB / Fortbildungsveranstaltungen für Ärzte, Apotheker, Lehrer, Gesundheitsberater GGB, Köche und andere Berufsgruppen in Fragen der Ernährung, Medizin, Umwelt:

- Tagesseminare
- Wochenendseminare
- Selbsterfahrungsgruppen
- Einzelberatung
- zweimal jährlich GGB-Tagungen für alle Interessierten in der Stadthalle Lahnstein mit hochkarätigen Referenten zu aktuellen Themen
- eigene Lehrküche mit vitalstoffreicher Vollwertkost
- Praxis-Seminare Vollwerternährung
- Ärztlicher Rat aus ganzheitlicher Sicht
- Schwerpunkte und Information:
  Aufzeigen von Krankheitsursachen, Wege im Bereich der Prophylaxe bei ernährungsbedingten Zivilisationskrankheiten, lebensbedingten Krankheiten, umweltbedingten Krankheiten.

Inhaltsverzeichnis

Einleitung

Wichtige Informationen vor dem Start

Unterrichtseinheiten

REZEPTE VON A – Z

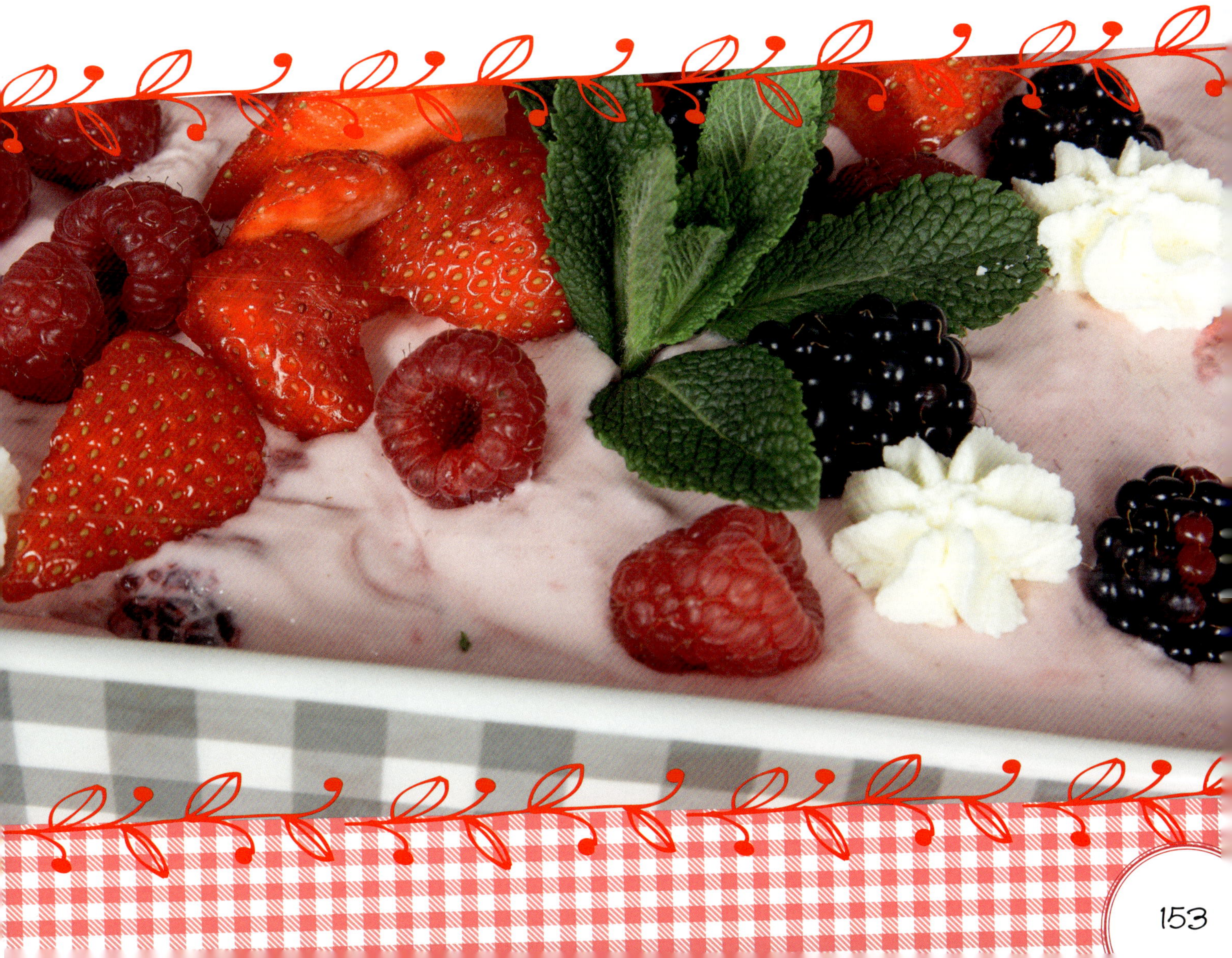

STICHWORTVERZEICHNIS

*QUELLENNACHWEIS

[1] Zeitschrift DER GESUNDHEITSBERATER, Mai 2016, S. 4 „Die Vermüllung der Meere“

[2] Grimm, Hans Ulrich: Die Ernährungsfalle, Heyne 2010, Seite 167 ff

[3] Bruker, Max Otto: Unsere Nahrung – unser Schicksal, emu-Verlag

[4] Deutsches Lebensmittelbuch: https://www.bmel.de/DE/Ernaehrung/Kennzeichnung/Lebensmittelbuch/DeutschesLebensmittelbuch.html;nn=5769682

[5] Fruchtsaftverordnung: www.gesetze-im-interne.de/bundesrecht/frsaftv_2004/gesamt.Pdf

[6] Bruker, Max Otto: Zucker, Zucker, emu-Verlag

[7] Grimm, Hans Ulrich: Die Ernährungsfalle, Heyne 2010, S. 485 f

[8] Bruker, Max Otto: Ärztlicher Rat aus ganzheitlicher Sicht, emu-Verlag

[9] Bruker, Max Otto: Kleinschrift über Vitamin B12, emu-Verlag

[10] Der Getreide-Max wird hergestellt von Annette Heimroth, Dr.-August-Weber-Weg 4, 36088 Hünfeld, Tel.-Nr. 06652/74618

[11] Becker, Waltraud: Korngesund, emu-Verlag

Zeitschrift DER GESUNDHEITSBERATER, Juli 2012, „Die Verdauungsleukozytose“

Bruker, Max Otto, Vom Kaffee und seinen Wirkungen, emu-Verlag

Kollath, Werner: Die Ordnung unserer Nahrung, Haug-Verlag, Original über den emu-Verlag zu beziehen.

Die Kollath-Tabelle auf Seite 132 gibt es beim emu-Verlag auch als Tisch-Set. Gestaltet hat sie Andrea Dornisch, Gesundheitsberaterin GGB.

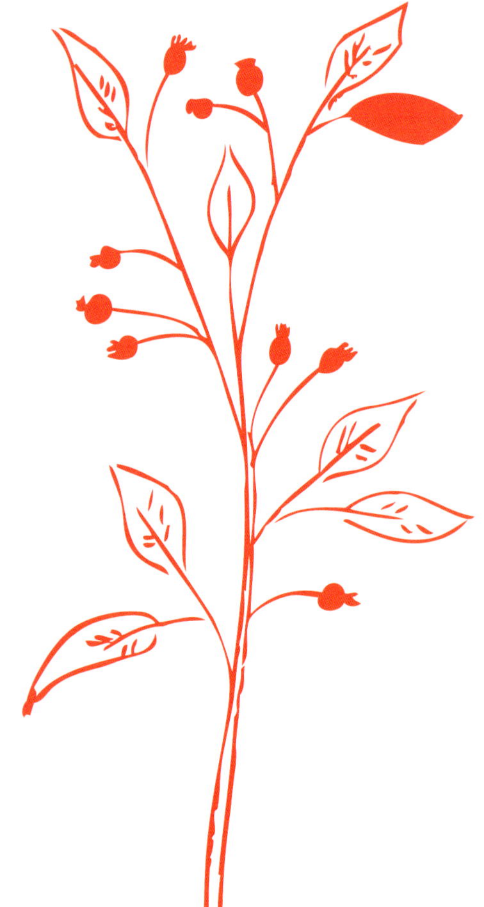

NOCH FRAGEN?

Nehmen Sie Kontakt zu mir auf!

Wenn Sie vor dem Arbeitsbeginn noch Fragen haben, könen Sie mich gerne kontaktieren. Wir werden sie gemeinsam lösen.

Telefon: 02621/91 70 15
Mail: a.lohaus@ggb-lahnstein.de

Mein Tipp:

Bilden Sie sich weiter, so dass Sie sich vor dem Arbeitsantritt sicher fühlen. Besuchen Sie den kostenlosen GGB-Arbeitskreis Schule im Gesundheitszentrum Dr.-Max-Otto-Bruker-Haus in Lahnstein. Der Austausch mit Gleichgesinnten ist wichtig.

Gesellschaft für Gesundheitsberatung GGB e.V.
Dr.-Max-Otto-Bruker-Straße 3
56112 Lahnstein
E-Mail: gesundheitsberater@ggb-lahnstein.de

Interessiert an Gesundheitsfragen?

Fordern Sie einfach bei der GGB kostenlose Exemplare der Zeitschrift Der Gesundheitsberater an. Besuchen Sie uns auf unserer Internetseite www.ggb-lahnstein.de.

Sie finden uns auch bei Facebook:
Gesellschaft für Gesundheitsberatung GGB e.V.

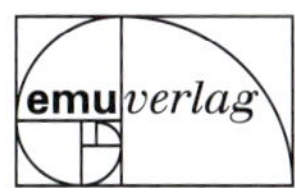

emu-Verlags und Vertriebs-GmbH
Dr.-Max-Otto-Bruker-Str. 3
56112 Lahnstein
Tel.: 0 26 21/91 70 10
Fax.: 0 26 21/91 70 33
www.emu-verlag.de
info@emu-verlag.de

LITERATUR-TIPPS

für Leser, die sich eingehender mit dem Thema beschäftigen möchten und Anregungen für die praktische Durchführung der Vollwerternährung suchen:

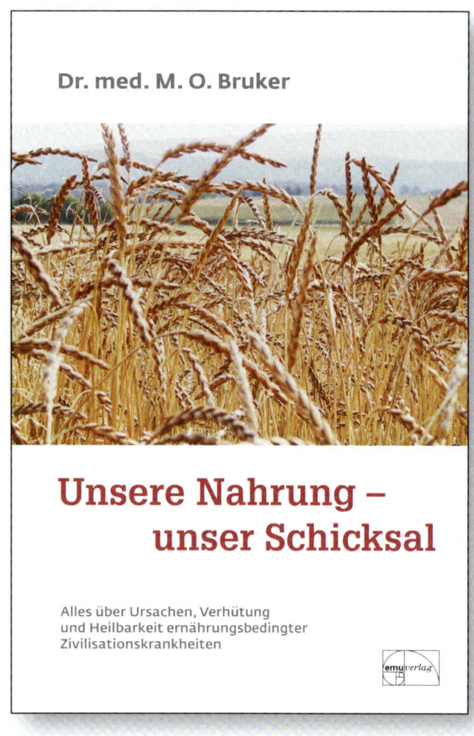

Dr. M. O. Bruker:
Unsere Nahrung – unser Schicksal

Mit diesem Buch schuf Dr. Bruker ein Standardwerk der modernen Ernährungswissenschaft nach Bircher-Benner und Kollath. Während der größte Teil der Ernährungsliteratur auf chemisch-analytischer Betrachtungsweise aufbaut und theoretisches Wissen vermittelt, schöpft Dr. Bruker als praktizierender Arzt und ehemaliger ärztlicher Leiter eines überregionalen Zentrums für Ganzheitsmedizin aus seiner umfangreichen jahrzehntelangen Erfahrung am Menschen und führt jeden Leser zum Verständnis der wahren Ursachen der ernährungsbedingten Zivilisationskrankheiten. Er hat den Begriff „Vitalstoffreiche Vollwertkost" geprägt. Auch als Hörbuch erhältlich!

Gb., 459 S.,
€ 19,80,
Best.-Nr. 01018

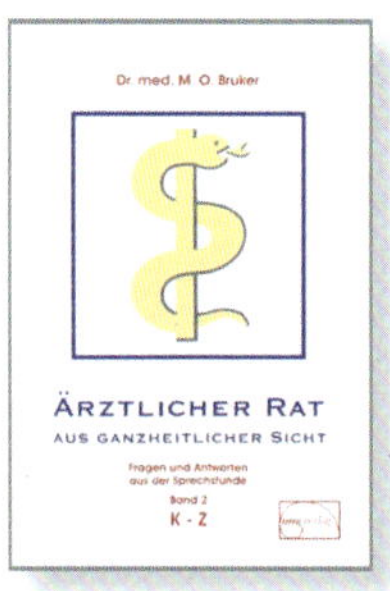

Dr. M. O. Bruker:
Ärztlicher Rat aus ganzheitlicher Sicht

Dieser ärztliche Ratgeber von Dr. M. O. Bruker gibt Antworten auf über 1000 Fragen.

Überarbeitete, stark erweiterte Auflage,
2 Bände, Br., 816 S.,
€ 27,50,
Best.-Nr. 01180

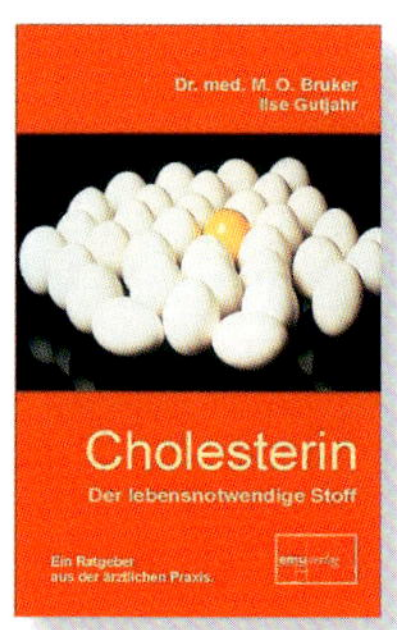

Dr. med. M. O. Bruker/ Ilse Gutjahr:
Cholesterin – der lebensnotwendige Stoff

Cholesterin ist kein krankmachender, sondern ein lebensnotwendiger Stoff. Wird durch die Nahrung keine ausreichende Menge zugeführt, produziert der Organismus das Cholesterin selbst. Der Cholesterinrummel und seine Hintergründe werden in diesem Buch umfassend abgehandelt.

Gb., 141 S.,
€ 15,80,
Best.-Nr. 01198

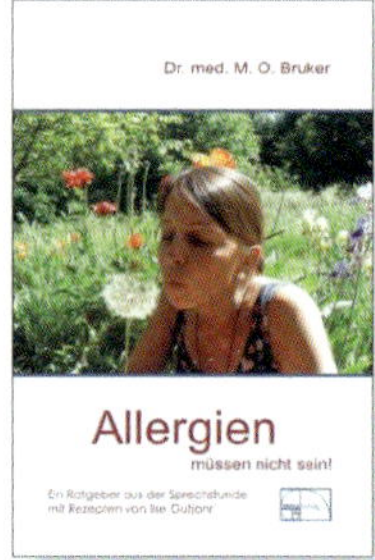

Dr. M. O. Bruker:
Allergien müssen nicht sein

Der Titel des Buches signalisiert bereits, dass der Patient sich mit seinem Leiden nicht abfinden muss. Jede Allergie ist heilbar! Dies belegt der bekannte Arzt Dr. med. M. O. Bruker aus 60jähriger Erfahrung in Klinik und Praxis an Hand ausführlicher Patientenfallbeispiele.

Gb., 248 S.,
€ 17,80,
Best.-Nr. 01118

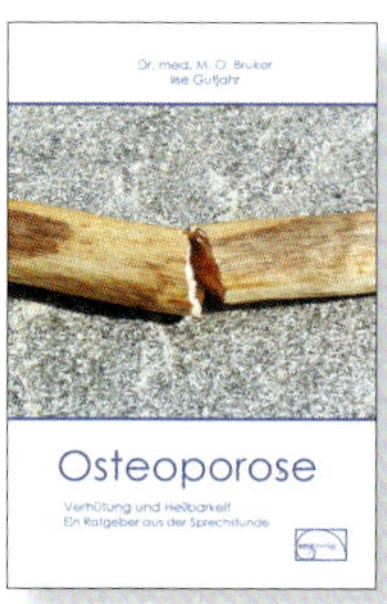

Dr. M. O. Bruker:
Osteoporose – Verhütung und Heilbarkeit

So gut wie alles, was man über Osteoporose hört und liest, ist falsch. Dies fängt schon bei der Bezeichnung an. Bruker geht – wie immer – den Falschaussagen nach, stellt richtig, erklärt.

Gb., 140 S.,
€ 15,80,
Best.-Nr. 01218

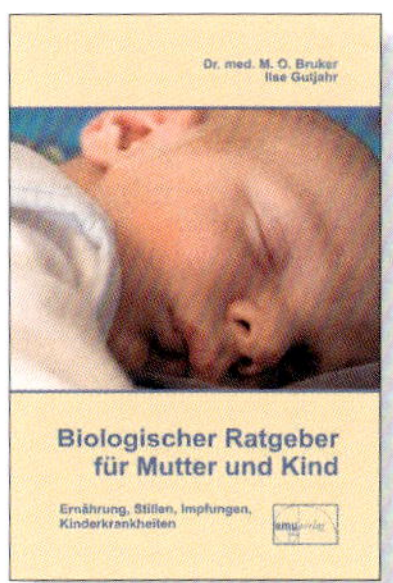

Dr. M. O. Bruker / Ilse Gutjahr:
Biologischer Ratgeber für Mutter und Kind

Wenn Sie vorhaben, eine Familie zu gründen oder schon eine Familie sind, finden Sie in diesem Buch alle Informationen, wie Ihr Kind von Anfang an gesund aufwachsen kann.
Auch zu folgenden Themen nehmen die Autoren Stellung: Impfungen, Zahnkrankheiten, Allergien.

Gb., 352 S.,
€ 17,80,
Best.-Nr. 01098

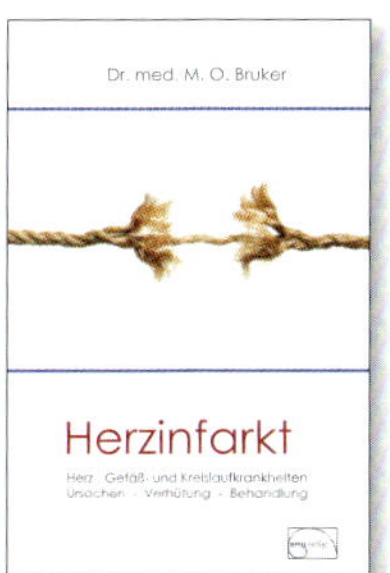

Dr. med. M. O. Bruker
Herzinfarkt

Herz-, Gefäß- und Kreislauferkrankungen – Ursachen, Verhütung, Behandlung

Band 5
177 Seiten, gebunden
16,80 € (D)
ISBN 978-3-89189-007-3

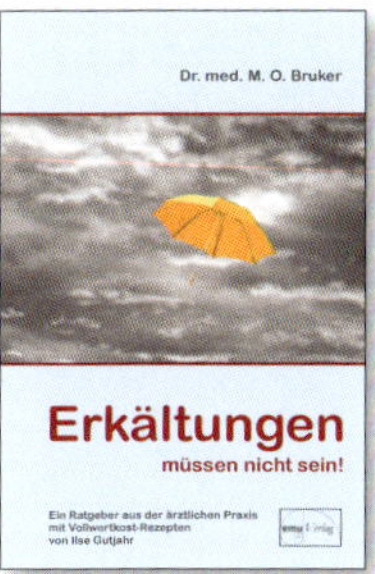

Dr. med. M. O. Bruker
Erkältungen müssen nicht sein

Ein Ratgeber aus der ärztlichen Praxis mit Rezepten von Ilse Gutjahr

Band 7
165 Seiten, gebunden
16,80 € (D)
ISBN 978-3-89189-009-7

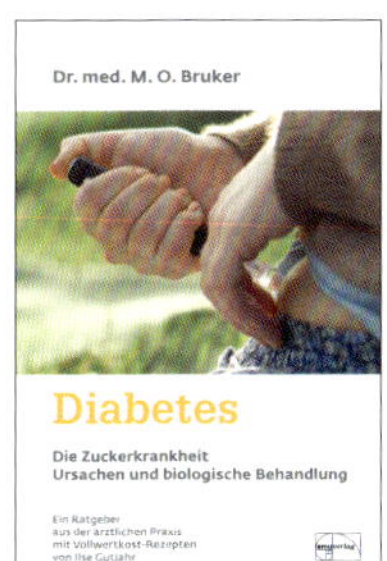

Dr. med. M. O. Bruker
Diabetes

Die Zuckerkrankheit – Ursachen und biologische Behandlung – Mit Rezepten von Ilse Gutjahr

Band 10
132 Seiten, gebunden
14,80 € (D)
ISBN 978-3-89189-012-7

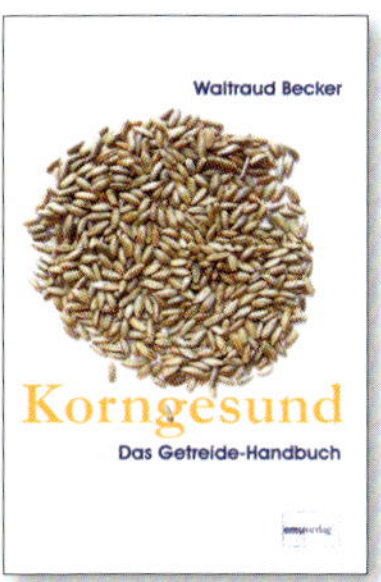

Waltraud Becker
Korngesund – Das Getreide-Handbuch

124 Seiten, Klappenbroschur
17,80 € (D)
ISBN 978-3-89189-105-6

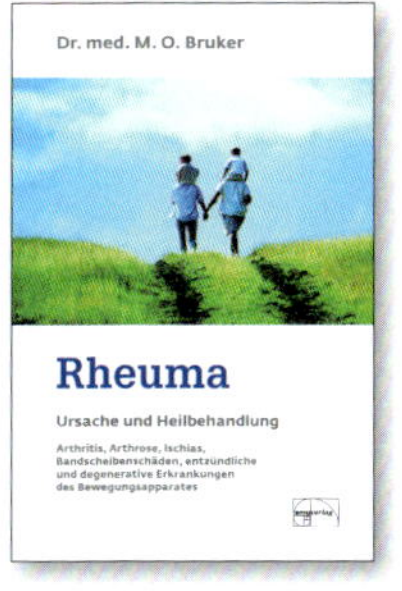

Dr. med. M. O. Bruker
Rheuma – Ursache und Heilbehandlung

Arthritis, Arthrose, Ischias, Bandscheibenschäden, entzündliche und degenerative Erkrankungen des Bewegungsapparates

Band 8
176 Seiten, gebunden
16,80 € (D)
ISBN 978-3-89189-010-3

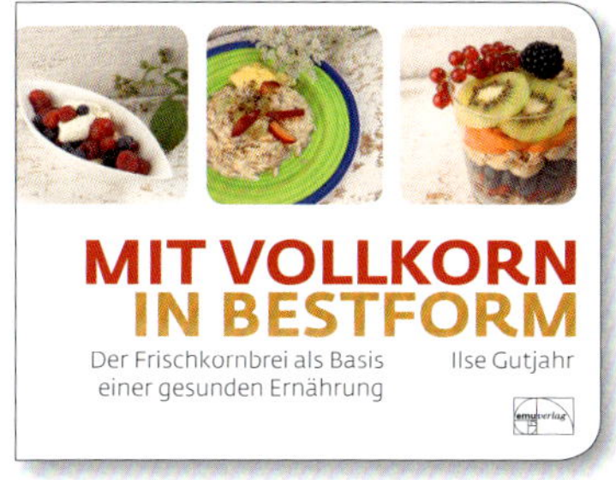

Ilse Gutjahr
Mit Vollkorn in Bestform

Der Frischkornbrei als Basis einer gesunden Ernährung

196 Seiten, flexibel gebunden
12,80 € (D)
ISBN 978-3-89189-203-9

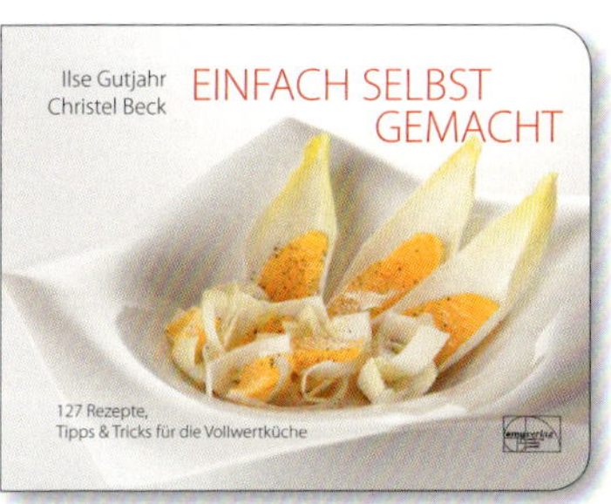

Ilse Gutjahr/Christel Beck
Einfach selbst gemacht

127 Rezepte, Tipps & Tricks für die Vollwertküche

135 Seiten, flexibel gebunden
12,80 € (D)
ISBN 978-3-89189-206-0

EIN VERLAG, EIN HAUS, EINE PHILOSOPHIE

Millionen Bundesbürger kennen den kämpferischen Ganzheitsarzt Dr. Max Otto Bruker (1909 – 2001) aus dem Fernsehen, aus Vorträgen, durch den „Mundfunk" überzeugter Patienten. Vor allem lesen sie aber die rund 30 Bücher des schwäbischen Humanisten und Seelenarztes. Mit einer Gesamtauflage von mehreren Millionen Exemplaren ist Max Otto Bruker der wohl bedeutendste medizinische Erfolgsautor im deutschsprachigen Raum. Der – in der Nachfolge des Schweizer Reformarztes Bircher-Benner scherzhaft „Deutschlands Vollwertpapst" genannte – Massenaufklärer, langjährige Klinikchef und Ernährungsspezialist lehrt zwei fundamentale Erkenntnisse Patienten wie Gesunden: Der Mensch wird krank, weil er sich falsch ernährt. Der Mensch wird krank, weil er falsch lebt.

Hinter den Erfolgstiteln des emu-Verlages steht ein bedeutender Forscher und Arzt, eine Bewegung, ein Haus und tausende Schülerinnen und Schüler. 1994 wurde das „Dr.-Max-Otto-Bruker-Haus", das Zentrum für Gesundheit und ganzheitliche Lebensweise, auf der Lahnhöhe in Lahnstein bei Koblenz bezogen. Es stellt die äußere Krönung des Brukerschen Lebenswerkes dar: Der lichte Bau mit seinem Grasdach, den Sonnenkollektoren, seinen Seminarräumen, dem Foyer mit der Glaskuppel, 18 biologischen Gäste-Appartements, dem wunderschönen Brukergarten mit Kneippanlage, Raum der Stille, Naturwald und Lehrpfad sind als Treffpunkt für all jene konzipiert, denen körperliche und seelische Gesundheit, ökologische und spirituelle Harmonie Herzensbedürfnis und Sehnsucht sind.

Hinter dem eleganten Halbmondkorpus mit dem markanten Grasdach verbirgt sich eine Begegnungsstätte für Gesundheitsbewusste, Seminarteilnehmer, Trost-, Ruhe- und Anregungsbedürftige.

Feste Termine:

Jeden Montag, 19.00 Uhr: Gesprächskreis Lebenskrisen mit Hassan El Khomri, Dipl.-Psych./Psychotherapeut

Jeden Dienstag, 18.30 Uhr: Vortrag Dr. phil. Mathias Jung (Lebenshilfe und Philosophie)

Jeden Mittwoch, 10.30 Uhr: Fragestunde mit Dr. med. Birmanns (Ärztlicher Rat aus ganzheitlicher Sicht)

Ausbildung Gesundheitsberater/in GGB Lebensberatung/Frauen-, Männer- und Paargruppen

Die vitalstoffreiche Vollwertkost hat ihre Verbreitung, auch im klinischen Bereich, durch die unermüdliche Information und praktische Durchführung von Dr. M. O. Bruker gefunden. Um die Erkenntnisse gesunder Lebensführung und die durch falsche Ernährung provozierte Krankheitslawine ins öffentliche Bewusstsein zu rücken, bildet die von ihm 1978 gegründete „Gesellschaft für Gesundheitsberatung GGB e.V." ärztlich geprüfte Gesundheitsberaterinnen und Gesundheitsberater GGB aus. Über 5000 Frauen und Männer haben bislang die berufsbegleitende Ausbildung bestanden und wirken in Volkshochschulen, Bioläden, Lehrküchen, Krankenhäusern, ärztlichen Praxen, Krankenversicherungen und ähnlichen Bereichen.

Auf der Lahnhöhe erhalten sie durch das GGB-Expertenteam nicht nur eine sorgfältige Grundlagenausbildung über die vitalstoffreiche Vollwerternährung und den Krankmacher der „entnatürlichten" (denaturierten) Zivilisationsernährung (raffinierter Fabrikzucker, Auszugsmehle, fabrikatorische Öle und Fette, tierisches Eiweiß usw.), sondern gewinnen auch Einblick in die leibseelischen Zusammenhänge der Krankheiten.

Anfragen zur Gesundheitsberater-Ausbildung wie zu den Selbsterfahrungsgruppen, Lebensberatung, Paartherapie und Psychotherapie bei Dr. Mathias Jung und Hassan El Khomri sowie weiteren Tages- und Wochenendseminaren sowie Einzelberatung sind zu richten an die Gesellschaft für Gesundheitsberatung GGB e.V., Dr.-Max-Otto-Bruker-Str. 3, 56112 Lahnstein (Tel.: 0 26 21/91 70 10, 91 70 17, 91 70 18, Fax: 0 26 21/91 70 33).

E-Mail: seminare@ggb-lahnstein.de

Internet: www.ggb-lahnstein.de

Fordern Sie ebenfalls ein kostenloses Probe-Exemplar der Zeitschrift „Der Gesundheitsberater" an.

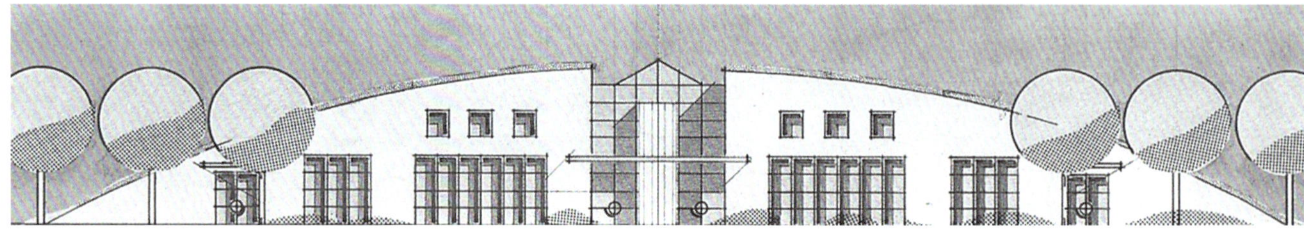

Das Dr.-Max-Otto-Bruker-Haus